DIE INSTRUMENTELLE PERFORATION DES GRAVIDEN UTERUS UND IHRE VERHÜTUNG

VON

PROFESSOR **H. v. PEHAM**   UND   PRIVATDOZENT **H. KATZ**

VORSTAND DER I. UNIVERSITÄTS-
FRAUENKLINIK IN WIEN

ASSISTENT DER I. UNIVERSITÄTS-
FRAUENKLINIK IN WIEN

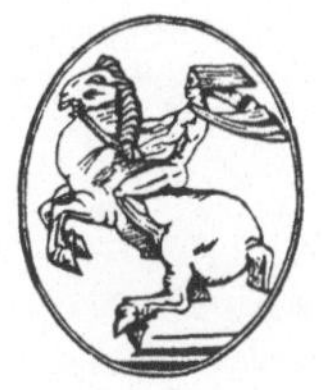

WIEN

VERLAG VON JULIUS SPRINGER

1926

ISBN-13: 978-3-7091-9639-7   e-ISBN-13: 978-3-7091-9886-5
DOI: 10.1007/978-3-7091-9886-5

Vorwort

Durch das liebenswürdige Entgegenkommen des Vorstandes des Gerichtlich-Medizinischen Institutes in Wien, Herrn Hofrat Prof. A. HABERDA, sind wir in die Lage gekommen, ein Material von Uterusperforationen zu verwerten, das sowohl an Größe wie an Prägnanz und Anschaulichkeit der pathologisch-anatomischen Befunde bisher unerreicht ist.

Es zeigt die erschreckende Häufigkeit von Unglücksfällen, die sich bei der instrumentellen Behandlung der Fehlgeburten ereignen.

Wenn man an einer großen Klinik und als Gutachter in foro immer und immer wieder diese traurigen Vorkommnisse erlebt, denen ungeahnt viele Menschenleben in der Blüte der Jahre zum Opfer fallen, so fühlt man es als unwiderstehliche Pflicht, seine warnende Stimme zur Beseitigung dieser unhaltbaren, tief betrübenden Zustände zu erheben.

In diesem Sinne übergeben wir den engeren Fachkollegen und allen praktizierenden Ärzten diese Abhandlung.

Wien, im März 1926

Die Verfasser

Inhaltsverzeichnis

Einleitung

Seit es eine mechanische Fruchtabtreibung gibt, gibt es auch Uterusperforationen. Diese unabänderliche Tatsache ist durch Zeugnisse aus allen Zeiten und aller Herren Länder beglaubigt. Das wissen wir aus der Gegenwart ebenso wie aus den uns überkommenen Schriften des griechischen Altertums; und ein gleiches ist aus dem Rom der Kaiserzeit bekannt. Dort war der „Fruchtmörder" (Embryosphaktes), ein sondenartig gebautes Instrument, ein von den viel beschäftigten Abtreiberinnen der Hauptstadt mit Vorliebe zur Schwangerschaftsunterbrechung benütztes Werkzeug. Manch eine Frau ist damit durch Kindbettfieber oder Uterusperforation ums Leben gebracht worden. Ein solcher Ausgang war nichts Ungewöhnliches und auch den Laienkreisen durchaus geläufig. Dafür legt eine Stelle aus Ovid (Amor. II. 14) beredtes Zeugnis ab. Sie lautet:

Vestra quid effoditis subjecta viscera telis ?
. . . .
Et tenerae faciunt, sed non impune puellae
saepe suos utero quae necat, ipsa perit[1]).

Das Altertum und das früheste Mittelalter hat neben der kriminellen Fruchtabtreibung auch die Einleitung des künstlichen Abortus gekannt und AETIUS (um 540 p. ch.) erwähnt den künstlichen Abortus, um gewissen Gefahren des Gebärens bei vorgerückter Schwangerschaft vorzubeugen. Mögen um diese Zeit auch bei solchen berechtigten Einleitungen der Fehlgeburt üble Zufälle im Sinne der Uterusperforation sich ereignet haben, so kommt für die folgenden Jahrhunderte bis hinein in das 17. und 18. Jahrhundert für die Uterusperforation eigentlich nur die kriminelle Fruchtabtreibung ursächlich in Betracht. Es hatte ja unter dem Einfluß der christlichen Lehren der künstliche Abortus vollkommen an Boden verloren — RHAZES und AVICENNA sprechen im 10. Jahrhundert zum letzten Male davon. Erst um die Mitte des 17. Jahrhunderts hat die SIEGEMUNDIN bei Placenta praevia die Einleitung der künstlichen Fehlgeburt empfohlen und COOPER in England hat 1771 dauernd den künstlichen Abortus in die wissenschaftliche Geburtshilfe

---

[1]) Was grabt Ihr euch die Eingeweide heraus, mit eingeführten Werkzeugen ?. . . . . Doch zarte Mädchen tun es, aber sie tun s nicht ungestraft, denn oft geht die, die in ihrem Schoß die Ihrigen mordet, selbst zugrunde.

eingeführt. Von Scheel, Mende, Foderé, Dubois, in neuerer Zeit von Kiwisch und Scanzoni warm befürwortet, namentlich bei hochgradigen Beckenverengerungen, ist die Operation des künstlichen Abortus Gemeingut der Frauenheilkunde geworden. Es ist begreiflich, daß es nicht an vielfachen Versuchen gefehlt hat, eine möglichst einfache, ungefährliche und sicher wirkende Methode der Einleitung der Fehlgeburt zu finden. Scheel hat 1799 den Eihautstich angegeben, Schöller 1842 die Tamponade der Vagina, Kiwisch einen konstanten Wasserstrom in der Temperatur von 26 bis 28 Grad Reaumur in die Scheide einströmen lassen, um die Wehentätigkeit anzuregen. 1853 hat Kohen einen elastischen Katheter möglichst hoch in die Uterushöhle eingeführt und durch diesen mittels Spritze warmes Wasser in die Gebärmutter eingeleitet, wodurch die Eihäute in weitem Umfang abgelöst und nach wenigen Stunden die Wehentätigkeit recht konstant erzeugt werden kann. Zwei Jahre später hat Krause das Einführen und Liegenlassen eines elastischen Katheters zwischen Eihäuten und Uteruswand als Methode der Einleitung der künstlichen Fehlgeburt empfohlen. Sie ist nur eine Verbesserung jener, die Lehmann 1848 angab, der eine Bougie in die Uterushöhle einführte, ohne sie aber darin liegen zu lassen. Alle diese Methoden bieten bei einigermaßen vorsichtiger Handhabung hinsichtlich der Uterusperforation nur geringe Gefahren. Sie erfordern auch keineswegs profunde anatomische und geburtshilfliche Kenntnisse. Darum wurden sie von den Fruchtabtreiberinnen, meist Hebammen, übernommen und von diesen Methoden jene mit Vorliebe angewendet, die bei verhältnismäßig promptem Erfolge möglichst ungefährlich sind. Die Fruchtabtreiberinnen haben die heißen Scheidenspülungen als zu unsicher und zu langwierig fast gänzlich verlassen, sie haben den Eihautstich aus ihrer Praxis als zu gefährlich und auch zu unsicher gestrichen und sind hauptsächlich bei zwei Methoden, nämlich bei der Einspritzung von Flüssigkeit in die Gebärmutter und bei Krauses Katheterismus des Uterus geblieben (Haberda). Da sie durch üble Zufälle bei Einspritzungen gewitzigt wurden (Luftembolie, Vergiftung durch Einfließen der mit giftigen Zusätzen versehenen Spülflüssigkeit auf dem Wege der Eileiter), haben sie sich nach den hiesigen Erfahrungen fast gänzlich auf die Einführung des Katheters und das Liegenlassen desselben bis zum Eintritt der Blutung beschränkt. Mit dieser heute in der wissenschaftlichen Geburtshilfe verlassenen Einleitungsart der Fehlgeburt haben die Hebammen nur in seltenen Fällen Uterusperforationen veranlaßt. Und sie haben bis heute keinen Grund, diese Methode zu verlassen, die ihren Zweck — die Einleitung des Abortus — vollauf erfüllt. Als jene Verfahren der Einleitung des Abortus Eingang in die schulmäßige Geburtshilfe fanden, die in einer instrumentellen Erweiterung der Cervix oder gar in einer Ausräumung der Gebärmutter mit entsprechenden Werkzeugen bestehen, haben die gewerbsmäßigen Fruchtabtreiberinnen mit der Nach-ahmung dieser Methode haltgemacht, und sie — mitsamt der Uterusperforation — den Ärzten überlassen. Bis um diese Zeit ist die Uterusperforation ein ungemein seltenes Ereignis, das entweder auf Selbstabtreibung oder auf ungeschickter Handhabung irgend eines stumpfspitzen, zum Zweck der Abtreibung in die Gebärmutter eingeführten Gegenstandes durch Gelegenheits- seltener durch professionelle Abtreiberinnen beruht. Wer die alten Lehrbücher der Geburtshilfe zu Beginn, ja bis über die Mitte des 19. Jahrhunderts durchblättert, wird vergeblich nach Uterusperforationen fahnden.

Georg Wilhelm Stein weiß in seiner Einleitung zur Geburtshilfe (Marburg 1800) von diesem Ereignis ebensowenig wie 20 Jahre nach ihm Justus Heinrich Wigand in seiner Geburt des Menschen (Berlin 1820). Auch die 7 Bücher unseres Boer über die ,,Natürliche Geburtshilfe'' (Wien 1834) geben darüber keinerlei Aufschluß. ,,Die Klinik der Geburtshilfe und Gynäkologie'' von Chiari, Braun und Späth (Erlangen 1855) und Späths ,,Kompendium'' (Erlangen 1857) enthalten nichts über die Uterusperforation. Späth weiß nur von einer digitalen Ausräumung des Abortus, wo eine solche überhaupt notwendig ist und von Scanzonis 1867 in vierter Auflage erschienenes ,,Lehrbuch der Geburtshilfe'' widmet der Fehlgeburt zwar ein breites Kapitel, erwähnt aber nicht einmal unter den Ursachen die mechanische Einführung irgend welcher Instrumente in den Uterus zum Zweck der Fruchtabtreibung, geschweige denn, daß es der Uterusperforation Erwähnung täte. Es war eine Zeit, in der die Ärzte noch wußten, daß Mutter Natur eine Fehlgeburt selbst ebenso gut oder besser als unsere Hände oder gar Werkzeuge bewerkstelligen könne. Es war eine Zeit, in der der kriminelle Abortus seltener geübt und von Ärzten nur ganz ausnahmsweise vorgenommen wurde. Wohl gab es auch in dieser Zeit bereits Instrumente zur Erledigung der Fehlgeburt, wie die Abortuszange eines Levret, die nach Art einer Geburtszange gebaute Abortuszange von Hohl, das Instrument von Simpson, Radfort, Hüter und andere, aber erfahrene Männer wie Hermann Nägele erkannten sie als überflüssig und weniger sicher als den Finger, wiewohl zur damaligen Zeit jene Ärzte, die solche Werkzeuge handhabten, ungleich geschickter und vorsichtiger zu Werke gegangen sind; denn Verletzungen durch dieselben gehörten zu den größten Ausnahmen, vor allem, weil diese Männer so gut wie niemals bei ungenügend erweitertem Halskanal eine Fehlgeburt erledigten. Man könnte meinen, daß die Uterusperforation im Beginne des 19. Jahrhunderts und um die Mitte desselben zwar in der wissenschaftlichen Geburtshilfe so gut wie unbekannt, dafür aber in dem Schrifttum der gerichtlichen Medizin häufig vertreten sei. Weit gefehlt! Was sich in den Lehr- und Handbüchern der gerichtlichen Medizin aus diesen Zeiten über Uterusperforation findet, ist äußerst spärlich. Fälle von Selbstabtreibung von verzweifelten Schwangeren, oft mit den abenteuerlichsten Instrumenten erzeugt und manchmal zu schauderhaften Verletzungen führend, Mitteilungen über gelegentliche Abtreibungen durch den Liebhaber der Schwangeren und endlich Fälle von Uterusperforation oder wenigstens von Verletzung der Geschlechtswege überhaupt bei Abtreibungen durch gewerbsmäßige Abtreiberinnen. Das ist alles, was darüber im forensischen Schrifttum niedergelegt ist. Kriminelle Fruchtabtreibungen durch Ärzte mit

Uterusperforation, Uterusperforationen bei wissenschaftlich berechtigter
Einleitung der Fehlgeburt sind selbst bis in die 90er Jahre des
vorigen Jahrhunderts die größten Seltenheiten. Von SAEXINGER, der
in MASCHKAS Handbuch der gerichtlichen Medizin die kriminelle Fruchtabtreibung bearbeitet hat, wußte im Jahre 1882 trotz ausgedehnter
praktischer Tätigkeit als Lehrer der Geburtshilfe in Jena und trotz
reicher Erfahrungen auf dem Gebiete der forensischen Geburtshilfe nur
von einer einzigen Perforation durch einen Wundarzt mit einem blasen-
sprengerartigen Instrument. Wie selten auch noch in den 80er Jahren
die Fruchtabtreibung durch Ärzte gewesen sein muß und wie sehr sie
allem ethischen Empfinden der zeitgenössischen Ärzte zuwiderlief, geht
aus einer Äußerung SAEXINGERs hervor, die hier niedergelegt zu werden
verdient:

> Von Amts wegen beauftragt, einen Fall fraglicher Fruchtabtreibung
> durch einen Arzt zu begutachten, erwähnt er am Eingang der diesbezüglichen
> Mitteilung, daß ihm dieser Arzt ganz unbekannt war, weshalb er und der
> zweite Gutachter „gar nicht in die Lage kamen, darüber nachzudenken, ob
> sie dem Arzt nach seinem Vorleben und nach seinem persönlichen Eindruck
> ein so schreckliches Vergehen, gegen Entgelt eine Fruchtabtreibung vor-
> zunehmen, zutrauen konnten oder nicht".

Nun, die Zeiten haben sich geändert. Die Abortus haben in un-
geahnter Weise zugenommen, die Behandlung der Fehlgeburt, ursprünglich zuwartend und im Notfalle meist in der digitalen Ausräumung
bestehend, ist der instrumentellen Behandlung fast auf der ganzen Linie
gewichen. Schlecht ausgebildete, dafür aber um so mutigere, oder richtiger
gesagt gewissenlose Ärzte handhaben die Instrumente zur Ausräumung
der Gebärmutter bei geschlossenem oder kaum eröffnetem Muttermund,
ja die Lehre von der schonenderen instrumentellen Ausräumung der
Gebärmutter ist so in das Fleisch und Blut der Ärzte übergegangen, daß
auch bei vollkommen erweitertem Halskanal ohne Fingerkontrolle vielfach
instrumentell ausgeräumt wird und auch unter diesen Verhältnissen schwere
Verletzungen gesetzt werden. Ein getreues Spiegelbild dieser Zustände gibt
uns unsere Fachzeitschrift, das „Zentralblatt für Gynäkologie". Schlägt
man die ersten Bände dieser Zeitschrift nach, so sucht man im Sachregister vergeblich unter der Spitzmarke „Uterusperforation". Vom
Gründungsjahre des Zentralblattes 1877 bis zum Jahre 1886 sind Fälle
von Perforation des graviden Uterus nicht mitgeteilt. 1886 stellt WINTER
in der Berliner gynäkologischen Gesellschaft einen Fall von Uterusgangrän mit Perforation nach kriminellem Abort vor und der gerichtliche
Mediziner LESSER findet um dieselbe Zeit in seiner forensischen Praxis
in 7jähriger gerichtsärztlicher Tätigkeit nur 9 Fälle von Verletzungen
überhaupt bei kriminellem Abortus.

In den 90er Jahren aber beginnt in der Uterusperforation eine
neue Ära. Im Jahre 1894 stellt ALBERTI in der gynäkologischen Gesellschaft
zu Berlin einen Fall von Uterusperforation durch einen Arzt mit Vorziehen
des Darmes in die Scheide vor. Es erhebt sich eine lebhafte Wechsel-
rede zwischen den Anhängern der digitalen Ausräumung des Uterus,

wie von VEITH, OLSHAUSEN, GUSSEROW und den Verfechtern der instrumentellen, A. MARTIN, ORTHMANN u. a. Im selben Jahre berichtet in Wien FLEISCHMANN, angeregt durch die Mitteilung ALBERTIS in der Berliner Gynäkologischen Gesellschaft, über eine Uterusperforation mit Polypenzange durch einen erfahrenen Kollegen, ein Fall, in dem BILLROTH die Darmresektion vornehmen mußte. Von diesem Jahre an ist die Uterusperforation, und zwar die durch Ärzte erzeugte Uterusperforation, ein Gegenstand ständiger Besprechung und Beratung in allen gelehrten Gesellschaften. Das Schlagwort „Uterusperforation" taucht im Sachregister des Zentralblattes nun so gut wie ständig auf und unter dieser Spitzmarke finden sich von nun an bis heute eine Unzahl von Mitteilungen über Uterusperforation, meist vergesellschaftet mit schwerer Verletzung der Nachbarorgane. Das Zentralblatt wird schließlich mit derartigen Mitteilungen so überhäuft, daß es eine eigene Rubrik unter dem Titel „Uterusruptur und Uterusperforation" einführt.

Die von Jahr zu Jahr wachsende Gefahr der ärztlichen Uterusperforation für die betroffenen Frauen und nicht zuletzt auch für die Ärzte, wirft auch ihre Schatten in die gangbaren Lehrbücher unseres Faches. Man vergleiche z. B. ein Lehrbuch vom Ausgang der 80er Jahre, etwa das von v. WINCKEL, mit einem von der Jahrhundertwende, beispielsweise mit dem von FRITSCH, und diese wieder mit dem STOECKELschen Lehrbuch. WINCKEL erwähnt die instrumentelle Uterusperforation im Jahre 1889 überhaupt nicht in seinem Lehrbuch, während FRITSCH 1904 in seinem Lehrbuch einiges an recht drastischen Beispielen vorbringt, was er 1889 in MÜLLERS Handbuch der Geburtshilfe vorzubringen noch nicht für nötig hielt. Und gar erst STOECKEL. Seinen allerdings unnachahmlich geschriebenen Abschnitt über die Uterusperforation könnte man sich aus dem Buche überhaupt nicht wegdenken, ohne ihn bliebe es für unsere heutigen Begriffe unvollständig.

Was ein unausgesprochenes Geheimnis zwischen den Ärzten schon längst war, nämlich daß die Uterusperforation in den letzten Jahrzehnten bei der instrumentellen Ausräumung der Gebärmutter meistens von den Fachgenossen erzeugt wird, ja so gut wie einzig und allein nur von den Fachgenossen in den Fällen von Verletzung der Nachbarorgane, das hat BUMM mit schönem Freimut in einem Vortrag in der Berliner Gynäkologischen Gesellschaft im Jahre 1921 ausgesprochen. Und er hat darin die Hebammen, die sich mit Fruchtabtreibung befassen, als die Klügeren und die ungefährlicheren Vermittler der Aborteinleitung bezeichnen müssen. Niemand kann an der Richtigkeit seiner Worte zweifeln, niemand aber auch ohne Beschämung für den ärztlichen Stand diese traurige Tatsache hinnehmen.

Das beängstigende Anwachsen der Zahl ärztlicher Uterusperforationen wird weiter aus der Mitteilung SCHWEITZERS klar, der aus den Jahren 1910 bis 1915 nicht weniger als 105 durch ärztliche Hand bewirkte Uterusperforationen zusammenstellen konnte.

ENGELMANN (Dortmund) hat durch eine Umfrage bei den Mitgliedern der Niederrheinisch-westphälischen Gesellschaft f. Geb. u. Gyn.

von 95 Kollegen über 357 Gebärmutterverletzungen Bericht erhalten,
von denen mehr als ein Viertel (99) tödlich geendet haben. Es hat sich
auch gezeigt, daß die Zahl der Perforationen nach dem Kriege erheblich,
und zwar im letzten Jahrfünft um etwa die Hälfte zugenommen hat.
ENGELMANN selbst sah in den letzten 5 Jahren vor dem Kriege 16 und
in den ersten 5 Jahren nach demselben 26 Fälle!

Wie weit wir es mit der Uterusperforation gebracht haben, mag sie
nun bei wissenschaftlich berechtigter Einleitung, bei krimineller Fruchtabtreibung durch Ärzte oder bei der notwendigen Behandlung der unvollständigen Fehlgeburt erzeugt werden, das kennzeichnen am besten
die Worte SELLHEIMS auf der letzten Tagung der deutschen Gesellschaft
für Gynäkologie in Wien (1925): Er wies unter der allgemeinen Zustimmung der zahlreichen Teilnehmer das Phantom eines perforierten
abortierenden Uterus vor, um so den Studierenden die „übliche" Uterusperforation, wie er sich ausdrückte, als warnendes Beispiel jederzeit
zeigen zu können!

Nach all dem ist es keine Übertreibung, von der Uterusperforation
durch Ärzte als einem Zustandsbilde der letzten 30 Jahre etwa zu sprechen,
das namentlich im Hinblick auf die schweren und lebensgefährlichen,
ja oft tödlichen Verletzungen der Nachbarorgane von Jahr zu Jahr an
Bedeutung zugenommen hat.

Es mag einem angst und bange werden, wenn man immer und immer
wieder von neuen Uterusperforationen hört und liest oder selbst solche
zu begutachten Gelegenheit hat. Die Hoffnung, hierin eine Wendung zum
Besseren zu schaffen, ist angesichts dieser Tatsachen gering. Trotzdem
versuchen alljährlich hervorragende, auf vielfältige Erfahrung zurück-
blickende Männer unseres Faches durch ihre warnende Stimme diesem
schrecklichen Unfug der ärztlichen Uterusperforation Einhalt zu tun.
Vielleicht kann eine zusammenfassende Darstellung der Uterusperforation
dann, wenn sie auf einer Fülle von Beobachtungen beruht, wie sie bis
heute noch nicht beigebracht sind, doch zur Umkehr und Einkehr in der
verfahrenen Behandlung des Abortus beitragen. An hundert genau
beschriebenen Fällen das Unheil aufzuzeigen, das die instrumentelle
Uterusausräumung anzurichten vermag, gleichzeitig aber zu beweisen,
daß die Uterusperforation bei entsprechender sorgsamer Technik in der
Aborteinleitung sowohl wie in der Behandlung des im Gang befindlichen
Abortus vermeidbar ist, soll unsere Aufgabe sein.

Um die Uterusperforation in ihrer ganzen Bedeutung richtig würdigen
zu können, bedarf es einer breiten Grundlage von gut beobachteten
Fällen. Nun liegen allerdings in unserer Literatur zerstreut mehr als
genug solche Beobachtungen vor.

STUMPF hat im Jahre 1907 bereits 178 Fälle von Uterusperforationen,
darunter 71 von perforatio uteri post abortum oder in puerperio zusammengestellt. Aus der FROMMELschen Statistik hat PUPPE, an STUMPF an-
knüpfend, aus den Jahren 1907 bis 1910 weitere 87 Fälle sammeln lassen,
sodaß PUPPE 1912 bereits 264 Fälle der neueren Literatur auffinden konnte.
Indem FROMME die Statistik von STUMPF-PUPPE bis zum Jahre 1914 er-

gänzte, konnte er in diesem Jahre bereits auf 322 einschlägige Fälle hinweisen. Außer der schon erwähnten Zusammenstellung Schweitzers von 105 Fällen aus den Jahren 1910 bis 1915 liegt eine weitere Sammlung von Uterusperforationen von Liepmann und Wels (1922) vor; sie verfügen, mit dem Jahre 1907 beginnend, also ebenfalls die Sammlung Stumpfs fortsetzend, über 266 einschlägige Beobachtungen. Endlich hat Heynemann im Jahre 1925 durch Zusammenfassung der ihm aus der Literatur vom Jahre 1907 bis 1913 bekanntgewordenen Fälle mit den durch seine Umfrage in Hamburg vom Jahre 1910 an ermittelten Uterusperforationen im ganzen über 405 Fälle berichten können. Daß auch diese Zahl nur ein Bruchteil aller sich ereignenden Uterusperforationen ist, ist uns im Gegensatz zu Uthmöller sicher. Dieser Autor meint, daß die Zahl aller veröffentlichten Fälle von Uterusperforationen einen hohen Prozentsatz aller Uterusperforationen überhaupt ausmache und dadurch zur Überschätzung dieses Ereignisses führe. Aber unsere eigenen Beobachtungen zeigen, daß diese Annahme wenigstens für Wien nicht zu Recht besteht. Die an der I. Frauenklinik beobachteten Uterusperforationen sind nur zum Teil in der Wiener Gesellschaft für Geburtshilfe und Gynäkologie von Schauta und Thaler demonstriert, ausführlich aber ist nur ein einziger Fall (Beobachtung 11 in unserer Abhandlung) von Jul. Richter mitgeteilt worden.

Die im Schrifttum niedergelegten Beobachtungen aber ermangeln einer einheitlichen Bearbeitung, die auf Grund der Literaturberichte meistens nicht durchführbar ist. Denn die Fälle sind zum großen Teil nur in kurzen Referaten wiedergegeben. Jene Arbeiten aber, welche auf Grund von breit dargestellten Fällen sich zu dem Thema äußern, ermangeln wieder der notwendigen Fülle des Materials. Denn eine Klinik ist selbst in der Großstadt auch heute noch glücklicherweise nicht in der Lage, ein Material von etwa 100 Fällen von Uterusperforation auf Grund eigener Erfahrung zusammenzustellen. Diese Lücke können wir dadurch ausfüllen, daß wir die an der I. Universitäts-Frauenklinik beobachteten Uterusperforationen zusammen mit den auf dem Obduktionstische des Wiener gerichtlich-medizinischen Universitätsinstitutes beobachteten verwerten. Indem wir einen 20jährigen Zeitraum (die Jahre 1906 bis 1925) in den Krankengeschichten der Klinik und in den Obduktionsbefunden des Gerichtlich-medizinischen Institutes durchforschten, konnten wir in diesem Zeitraume nicht weniger als 100 einschlägige Fälle auffinden. Diese Beobachtungen enthalten mit wenigen Ausnahmen alles Wissenswerte über die Umstände der Entstehung der Uterusperforation, über die Veranlassung zum Eingriff, über die an der Perforation beteiligten Personen, über die Motive etwaiger Fruchtabtreibung. Es ist an diesen Fällen ferner möglich, der Anatomie und Pathologie der Uterusperforation genauest nachzugehen, aus ihr die wesentlichen therapeutischen Richtlinien nach erfolgter Uterusperforation zu folgern und schließlich auch die forensische Bedeutung der Uterusperforation nach Gebühr zu würdigen. Um auf alle diese Momente eingehen zu können, würden die 24 an der I. Wiener Universitäts-Frauenklinik seit dem Jahre 1906 beobachteten

Fälle von Uterusperforation nicht hinreichen. Die breite Grundlage
verschaffen uns erst die Obduktionsbefunde aus dem Gerichtlich-medizinischen Universitätsinstitut. Es sind ihrer nicht weniger als 84 Fälle
von Uterusperforation, die in den Jahren 1906 bis 1925 in diesem Institute
zur gerichtlichen Leichenöffnung gekommen sind, einschließlich jener
8 Fälle der I. Frauenklinik, die ebenfalls gerichtlich obduziert wurden[1]).
Die gerichtlich-medizinischen Befunde sind bis in die kleinsten Einzel-
heiten getreue Beschreibungen jedweder Veränderungen an der Leiche
und darum wie kein anderes Material geeignet, ein ungemein anschau-
liches Bild der in Rede stehenden Verletzung und ihrer anatomischen
Folgen zu zeichnen. Die gerichtlichen Obduktionsbefunde sind von dem
seinerzeitigen Vorstand des Institutes, weiland Professor KOLISKO, dem
jetzigen Vorstand des Institutes, Professor HABERDA, dem Vorstande
des Institutes für Gerichtliche Medizin in Graz, Professor REUTER, der
seinerzeit am Wiener Institute tätig war, von Professor MEIXNER und
Assistent WERKGARTNER verfaßt. Aus diesen Obduktionsbefunden haben
wir für unseren Zweck nur jene Punkte herausgenommen, die uns von
wesentlichster Bedeutung für das Verständnis des einzelnen Falles
schienen. Wir haben hauptsächlich nur die pathologisch-anatomischen
Veränderungen der Bauchorgane, insbesonders der Geschlechtswege
wiedergegeben und auch in der Beschreibung dieser manches weggelassen,
was für die Verwertung des Falles nicht unumgänglich notwendig schien,
da wir andernfalls zu ausführlich geworden wären und fürchten mußten,
daß man uns in der Lektüre nur unwillig folgt. Wo die amtlichen
Erhebungen Wissenswertes über die Veranlassung zur Operation,
über die Motive zu einer allfälligen Fruchtabtreibung und die Umstände, unter denen sie geschah, enthielten, haben wir in der Geschichts-
erzählung des einzelnen Falles diese Mitteilungen berücksichtigt. Fälle,
die sich in Spitalspflege befanden, wurden durch die dem Akt meist
beigelegene oder wenigstens im Auszug mitgeteilte Krankengeschichte
ergänzt, um so nach Tunlichkeit alle in Betracht kommenden Fragen
an möglichst zahlreichen Beispielen beantworten zu können.

Unsere 100 Beobachtungen von Uterusperforation teilen wir im
Anhange zu dieser Schrift in fortlaufender Reihenfolge mit. Im Texte
ist auf die einzelnen Fälle dort unter Angabe der Nummer verwiesen,
wo ein solcher Hinweis nötig oder erwünscht schien.

Da in der Literatur eine ganze Reihe ausgezeichneter, meist nach·
frischen Verletzungen hergestellter Abbildungen von Uterusperforation
vorliegt, glauben wir füglich auf Abbildungen verzichten zu können.
Wir verweisen auf die schönen Bilder bei STOECKEL, auf die lehr-
reiche bildliche Darstellung der Uterusperforation von LIEPMANN und
endlich auf zahlreiche durch Bilder besonders anschaulich gemachte
kasuistische Beiträge. (STOECKEL, SIGWART, FEHIM, PETZOLD, NÜRN-
BERGER, FRANKL, H. H. SCHMID u. A.).

---

[1]) Zwei weitere, ebenfalls tödlich verlaufene Fälle, die an der I. Frauenklinik beobachtet wurden, sind pathologisch-anatomisch obduziert worden.

Allgemeines über die Perforatio uteri gravidi
Die Häufigkeit der Uterusperforation

Eine genaue Feststellung der Zahl aller Uterusperforationen, die sich in einer Stadt, in einem Landbezirk oder gar in einem Staatswesen alljährlich ereignen, ist unmöglich. Will man die Häufigkeit der Uterusperforation zahlenmäßig erfassen, so ist man auf Schätzungen angewiesen. Der erste, der unseres Wissens eine solche Schätzung unternommen hat, die den wahren Zahlen am nächsten kommt, ist HEYNEMANN in Hamburg. Seine dankenswerte Zusammenstellung fußt auf einer genauen Umfrage nach der Zahl der beobachteten Uterusperforationen an allen staatlichen gynäkologischen und chirurgischen Abteilungen, bei allen Gynäkologen und allen Privatkliniken Hamburgs. Diese Umfrage hat ergeben, daß in Hamburg die Zahl der festgestellten Uterusperforationen vor dem Kriege etwa 5 bis 8 betrug, im Kriege auf 2 bis 3 jährlich absank, während sie nach dem Kriege auf etwa 15 stieg und im Jahre 1923 für die Stadt Hamburg die enorme Höhe von 33 Uterusperforationen erreichte! Hiezu kommt noch, daß die Zahl, wie HEYNEMANN richtig bemerkt, nur eine Mindestzahl ist, da alle Uterusperforationen sich niemals erfassen lassen. Demnach haben sich in Hamburg vom Jahre 1910 bis 1923 etwa 133 Uterusperforationen ereignet. Das würde alljährlich etwa 10 Uterusperforationen und 3 Todesfälle, für das Jahr 1923 sogar 16 Uterusperforationen und 4 bis 5 Todesfälle bedeuten. In Hamburg wird nach HEYNEMANNs begründetem Ausspruch mindestens die Hälfte aller Abortausräumungen instrumentell durchgeführt. Nun betrug für die Jahre 1921 und 1923 die Zahl der Abortus in Hamburg nach den Schätzungen von SCHOTTELIUS und HEYNEMANN 12.000 bzw. 14.000. Unter der Voraussetzung, daß diese Schätzung richtig ist, berechnet HEYNEMANN auf etwa 200 instrumentelle Ausräumungen eine Uterusperforation und auf etwa 700 Ausräumungen einen Todesfall durch Uterusperforation. Und in diesem Zusammenhang bemerkt HEYNEMANN, der zu den Anhängern der instrumentellen Abortbehandlung zu zählen ist, daß sich bei der digitalen Ausräumung diese Vorkommnisse hätten wahrscheinlich vermeiden lassen, und daß eine Uterusperforation auf 200 bzw. ein Todesfall auf 700 instrumentelle Ausräumungen Zahlen sind, die ganz gewiß Beachtung verdienen. Unter Zugrundelegung der erwähnten Schätzung der Abortus in Hamburg kommt HEYNEMANN für Hamburg zu einer Häufigkeit der Uterusperforation von 0,35% für das Jahr 1921 und 0,69% für das Jahr 1923. Diese Zahlen geben in der Tat zu denken, denn was HEYNEMANN errechnet, gilt nur für eine einzige Großstadt Deutschlands, und in den anderen großen Städten Deutschlands und Österreichs, namentlich in Wien, sind die Verhältnisse hinsichtlich der enormen Häufigkeit der Aborte und der Technik ihrer Durchführung kaum andere. Für Rußland hat KAKUSCHKIN (nach WEIGEL) die Häufigkeit der Uterusperforation mit 0,6% aller Ausschabungen angegeben. Wir sind leider nicht in der Lage, die Zahl der in Wien alljährlich vorkommenden Uterusperforationen mitzuteilen. Eine Umfrage, wie sie HEYNEMANN angestellt hat, haben wir nicht veranstaltet; dafür aber sind wir wenigstens einigermaßen imstande, die Zahl der tödlich verlaufenen Uterusperforationen festzustellen. Wir sind uns wohl bewußt, daß auch nicht alle tödlich verlaufenen Uterusperforationen zur Kenntnis der Behörden und damit zur gerichtlichen Obduktion kommen. Immerhin aber wird die größte Mehrzahl aller Uterusperforationen, die tödlich endigen, doch der gerichtlichen Obduktion zugeführt. In den Prosekturen der Wiener Spitäler gilt es als Regel, alle jene Fälle von Puerperalprozeß post abortum, in denen eine Verletzung des Uterus gefunden wird, der Behörde anzuzeigen, worauf die gerichtliche Obduktion angeordnet wird. Und auch jene Fälle, die in Privatheilanstalten sterben oder welche zu Hause einem Puerperalprozeß erliegen, werden durch die Amtsärzte, die die Totenbeschau üben, bei einigermaßen verdächtigen Umständen in der Mehrzahl der Fälle zur Anzeige gebracht. Deswegen können wir annehmen, daß jene Zahlen, welche wir im folgenden über die tödlich verlaufenen Uterusperforationen, die sich in Wien in den Jahren 1906 bis 1925 ereignet haben, annähernd wenigstens, wenn auch als Mindestzahlen, die Uterusperforation mit unglücklichem Ausgang erfassen.

Im Wiener gerichtlich-medizinischen Universitätsinstitut wurden

im Jahre 1906	4 Fälle von Uterusperforation obduziert		
,, ,, 1907	4 ,, ,,	,,	,,
,, ,, 1908	3 ,, ,,	,,	,,
,, ,, 1909	7 ,, ,,	,,	,,
,, ,, 1910	7 ,, ,,	,,	,,
,, ,, 1911	5 ,, ,,	,,	,,
,, ,, 1912	3 ,, ,,	,,	,,
,, ,, 1913	8 ,, ,,	,,	,,
,, ,, 1914	6 ,, ,,	,,	,,
,, ,, 1915	6 ,, ,,	,,	,,
,, ,, 1916	4 ,, ,,	,,	,,
,, ,, 1917	4 ,, ,,	,,	,,
,, ,, 1918	4 ,, ,,	,,	,,
,, ,, 1919	3 ,, ,,	,,	,,
,, ,, 1920	1 ,, ,,	,,	,,
,, ,, 1921	5[1] ,, ,,	,,	,,
,, ,, 1922	3 ,, ,,	,,	,,
,, ,, 1923	5 ,, ,,	,,	,,
,, ,, 1924	2 ,, ,,	,,	,,
,, ,, 1925	2[2] ,, ,,	,,	,,

Aus dieser Zusammenstellung ergibt sich, daß in 20 Jahren 86 Fälle von tödlich verlaufener Uterusperforation durch gerichtliche Obduktion

---

[1] Einer dieser 5 Fälle wird nicht abgehandelt, da wegen Fäulnis der Leiche die Befunde nicht klar deutbar sind.

[2] Ein Fall aus dem Jahre 1925 kann hier nicht ausführlich mitgeteilt werden, da das Gerichtsverfahren noch nicht abgeschlossen ist.

zur öffentlichen Kenntnis gekommen sind[1]). Wie groß die Zahl jener tödlich verlaufenen Uterusperforationen ist, die der Behörde entgangen sind, vermögen wir nicht zu sagen. Und die Zahl jener Uterusperforationen festzustellen, die ein mehr minder glückliches Ende nehmen, entzieht sich gänzlich der Möglichkeit einer richtigen Beurteilung. Soviel steht fest, daß in Wien also etwa 4 Frauen — geringst gerechnet, sicherlich sind es mehr — durch eine Uterusperforation jährlich sterben. Das würde sich etwa mit jenen Zahlen decken, die HEYNEMANN für Hamburg errechnet hat, der annähernd 3 Todesfälle pro Jahr an Uterusperforation, hervorgerufen durch instrumentelle Ausräumung, annimmt. Eine besonders auffällige Steigerung der Uterusperforationen in der Nachkriegszeit, wie sie Hamburg und auch andere deutsche Städte aufweisen, können wir an den Zahlen der tödlich verlaufenen Uterusperforationen nicht finden, bemerken aber hiezu, daß gerade in der Nachkriegszeit, wie uns scheint, die behördliche Fahndung und die Anordnung der gerichtlichen Obduktion in verdächtigen Fällen nicht mehr so streng gehandhabt wird wie vor dem Kriege. Auch dadurch kann der eine oder andere Fall von tödlich verlaufener Uterusperforation der Zählung entgehen. Fälle, die mit dem Leben davonkommen, werden so gut wie niemals angezeigt, aus begreiflichen Gründen, die wir schon im Interesse der betroffenen Frau völlig verstehen können.

Es ist recht merkwürdig, daß trotz des großen Interesses, das die Frage der Abortusbehandlung gerade in jüngster Zeit unter allen Gynäkologen gefunden hat, die Anhänger der instrumentellen Abortusausräumung nur ganz vereinzelt die Zahlen der in ihren Anstalten geschehenen Perforationen veröffentlicht haben. Dieser Umstand gibt uns zu denken und legt die Vermutung nahe, daß die so viel gepriesene schonende Ausräumung mit Instrumenten auch in Anstalten ihre Achillesferse hat, wie wir in unserem Material noch beweisen werden. In SCHOTTMÜLLERS Anstalt ereignete sich bei 3200 Behandlungen von Fehlgeburten mit der Kürette allerdings nur eine einzige Uterusperforation, die glücklich ausging. Derartig günstige Ergebnisse der instrumentellen Abortusbehandlung sind aber auch in gut geleiteten Anstalten ganz gewiß Ausnahmen und es scheint uns fraglich, ob sich bei dem ständigen Wechsel an unterschiedlich begabten Ärzten dauernd Perforationen auf ein solches Mindestmaß beschränken lassen. HALBAN hat mitgeteilt, daß er unter der stattlichen Anzahl von 6025 kürettierten Fehlgeburten, die an seiner Anstalt Aufnahme fanden, 9 Perforationen erlebte. Von diesen ist nur eine tödlich ausgegangen. Gewiß ist der Prozentsatz an Uterusperforationen gering, er macht kaum 1,5$^0/_{00}$ aus, aber 9 Perforationen sind, für sich genommen, immerhin eine Zahl, mit der man rechnen muß. Bedenkt man, daß andere Spitäler wahrscheinlich mindestens ebenso viele Perforationen aufweisen werden, möglicherweise vielleicht sogar mehr, so bekommt man

---

[1]) Fälle von Spättod nach Uterusperforation werden gelegentlich der pathologischen Obduktion zugeführt (s. die beiden an der Klinik beobachteten Fälle 9 und 24).

erst eine Vorstellung von der Häufigkeit der Uterusperforation. Von deutschen Autoren hat ferner UTHMÖLLER berichtet, daß er unter rund 1500 mit Kürette und Abortlöffel behandelten Fällen selbst 4 Perforationen mit der Kürette erzeugt hat, von denen keiner gestorben und einer durch Totalexstirpation geheilt worden ist. Diese Zahl ist bereits höher als die bei HALBAN. Wie eingangs erwähnt, wird man alle Uterusperforationen zahlenmäßig niemals feststellen können, denn begreiflicherweise „ist das Material, das in überreichem Maße vorhanden ist, noch nicht publiziert und schlummert, um mit STOECKEL zu reden, in den Geheimarchiven der Ärzte".

Vielleicht mag der eine oder andere 4 oder 5 Todesfälle im Jahre auf Kosten instrumenteller Ausräumung des Uterus für eine Zweimillionenstadt wie Wien als bescheidene Zahl bezeichnen. Einer solchen Ansicht, die man äußern hört, muß mit allem Nachdruck entschiedenst widersprochen werden. Denn man darf nicht vergessen, daß es sich durchwegs um mitten im Leben stehende, vollkommen gesunde Menschenleben handelt, deren jäher Abschluß keine Naturnotwendigkeit, sondern die meistens vermeidbare Folge einer Behandlung des Abortus ist, soferne es sich um Perforationen durch ärztliche Hand dreht, die leider erwiesenermaßen den Löwenanteil der Uterusperforation und ganz besonders der tödlich verlaufenden stellen.

Die von der Uterusperforation betroffenen Frauen nach Alter, Stand und Geburtenzahl

Unsere 100 Beobachtungen von Uterusperforation erstrecken sich auf Frauen vom Beginne der Pubertät bis in die Jahre der nahenden Klimax. Die 16jährige findet sich darunter ebenso verzeichnet wie die Frau mit 46 Jahren, der ihre letzte verspätete Gravidität ebenso das Leben kostet wie der 16jährigen, welche die Schande einer frühen Schwangerschaft nicht ertragen zu können vermeint. Nicht weniger als

11 Frauen waren jünger als 20 Jahre,
17 zwischen 20 und 25 Jahren,
19 zwischen 26 und 30 Jahren,
24 zwischen 31 und 35 Jahren,
22 zwischen 36 und 40 Jahren,
6 zwischen 41 und 45 Jahren und
1 hatte bereits das 46. Lebensjahr überschritten.

Das vierte Lebensjahrzehnt also stellt mit 46 Fällen weitaus die meisten Beobachtungen. Es sind die Jahre, in denen die verheiratete Frau, meist mit einer Reihe von Kindern gesegnet, einen weiteren Zuwachs der Familie vermeiden will und die ungewollte Schwangerschaft beseitigen läßt. Zum kleineren Teil sind es Ledige, die in späten Jahren schwanger werden und die Abtreibung ihrer Leibesfrucht anstreben. Mit dieser Feststellung ist schon ausgedrückt, daß ein Großteil der Uterusperforationen in kriminellen Handlungen veranlaßt ist.

Wie man schon lange aus der Forschung über den kriminellen Abortus weiß (M. HIRSCH, v. WEINZIERL u. a.), stellen keineswegs die Ledigen die Mehrzahl jener Frauen dar, die zwecks Beseitigung ihrer Schwangerschaft auf die Abtreibung ihrer Frucht verfallen. Die Mehrheit vielmehr sind verheiratete Frauen. Auch unter unseren 100 Beobachtungen finden wir doppelt soviele verheiratete Frauen als ledige, an denen eine Uterusperforation gesetzt wird. Es waren nämlich 33 Frauen ledig, 66 verheiratet, 1 verwitwet.

Es liegt in der Natur der Sache, daß von den ledigen Frauen die große Mehrzahl in ihrer ersten Schwängerung sich zu einem mechanischen Eingriff versteht, um der Leibesfrucht ledig zu werden. Demnach waren auch von unseren 33 ledigen Frauen 18 zum erstenmal schwanger, als sie sich zum Eingriff entschlossen und nur 7 hatten bereits einmal oder mehrmals am normalen Ende geboren, während von 6 Frauen nicht mit Sicherheit zu erheben war, ob sie bereits geboren hatten.

Ganz anders steht es in dieser Hinsicht mit den verheirateten Frauen. Nur 3 von 66 aus dieser Gruppe erlitten in ihrer ersten Schwangerschaft eine Uterusperforation, 3 verheiratete Frauen müssen wir hinsichtlich vorausgegangener Schwangerschaften aus unserer Berechnung mangels verläßlicher Angaben ausscheiden, der Rest von 59 aber waren mehrgebärende Frauen. Wir finden unter diesen 59 verheirateten Frauen 4 II., 5 III., 3 IV., 3 V., 1 VI., 3 VII., 1 VIII., 1 IX., 1 X., 1 XV. geschwängerte und 32 Frauen, die jedenfalls zur Zeit des Eingriffes mindestens einmal geboren hatten. Auch die verwitwete Frau hatte bereits geboren. Faßt man ohne Rücksicht auf den Stand die Zahl der Erstgeschwängerten zusammen, so ergeben sich 27 zur Zeit des Eingriffes erstgeschwängerte Frauen, 67 mehrgeschwängerte und 3 Frauen, bei denen es dahingestellt bleiben muß, ob sie bereits am normalen Ende geboren hatten oder nicht, 3 Frauen waren weder zur Zeit des Eingriffes noch jemals zuvor gravid. Die Gegenüberstellung der Zahlen der Primigravidae und der Plurigravidae ist aber im Hinblick auf die Folgen der Uterusperforation bedeutungsvoll. Zeigen sie doch, daß durch den tödlichen Ausgang der Uterusperforation nicht allein ein Menschenleben frühzeitig gewaltsam abgeschlossen, sondern auch in der Mehrzahl der Fälle den Kindern die Mutter genommen und eine Familie zerstört ist.

Berücksichtigt man Alter und Geburtenanzahl der verheirateten Frauen vom 30. Lebensjahr angefangen, so findet man folgende Verhältnisse:

0 grav. 1; I grav. 2; II grav. 1; III grav. 1; IV grav. 1; V grav. 1; VI grav. 1; VII grav. 3; VIII grav. 2; IX grav. 1; X grav. 1; XV grav. 1; Pluriparae 26; unbekannt 2. Zusammen 43.

Man findet also unter den 43 Frauen, die das 30. Jahr überschritten hatten, 40 Pluriparae mit 3 bis 15 vorangegangenen Schwangerschaften und kann daraus die ganze Tragik der Folgen einer unzweckmäßigen Abortusbehandlung ermessen.

In unseren Beobachtungen verfügen wir über 6 Fälle, in denen die Frauen sich zur Zeit des Eingriffes für schwanger hielten, ohne es tatsächlich auch zu sein. Davon waren 3 Frauen überhaupt nie schwanger, eine hatte 3, eine 8 Graviditäten hinter sich, war aber zur Zeit der Uterusperforation nicht schwanger, ebenso wie eine dritte mit mehreren vorangegangenen Schwangerschaften. Endlich finden sich noch 2 Frauen, bei denen es fraglich bleibt, ob sie zur kritischen Zeit schwanger waren oder nicht. Beide hatten schon geboren.

Über die Veranlassung zu den Eingriffen, die zu einer Uterusperforation geführt haben

Die häufigste Veranlassung zu einem Eingriff, der mit einer Uterusperforation endete, war der Wunsch nach Beseitigung einer ungewollten Schwangerschaft. Wir zählen nicht weniger als 32 solcher Fälle, in denen bei zweifellos ungestörter Schwangerschaft der Uterus durch einen kriminellen mechanischen Eingriff perforiert wurde.

An diese Gruppe schließen sich jene kriminellen Fälle naturgemäß an, in denen unter dem Deckmantel einer das Leben oder zumindest die Gesundheit bedrohenden Erkrankung der Mutter, also auf Grund der sattsam bekannten Scheinindikation die Fehlgeburt eingeleitet oder einzuleiten versucht, dabei aber perforiert wurde. Wir zählen — sehr gering gerechnet — 6 solcher Uterusperforationen, veranlaßt auf dem Boden einer Scheinindikation.

Fünfmal mußte die Tuberkulose und einmal der Befund eines Herzfehlers und einer Tuberkulose als Anzeige für die angebliche Notwendigkeit der Aborteinleitung herhalten. Der Eingriff hat zwar allen 6 Frauen das Leben gekostet, die Obduktion aber hat nichts Krankhaftes, weder an den Lungen, noch am Herzen ergeben.

Von den medizinisch berechtigten Anzeigen zur künstlichen Einleitung der Fehlgeburt stand die Tbc. pulmonum mit 6 Fällen obenan. An sie reihen wir einen zugehörigen Fall von Spondylitis tuberculosa. Weiter gaben zwei Herzfehler und schließlich eine Nephritis die Anzeige zum Eingriff ab, bei dem perforiert wurde. Von den 9 Fällen, die im guten Glauben wegen Tuberkulose zur künstlichen Einleitung kamen, hatten mindestens 2, wie die Obduktion gezeigt hat, überhaupt keine Tuberkulose. Die Diagnose war im Spital irrtümlich gestellt worden.

Von den zwei Herzfehlern erwies sich nur einer als tatsächlich vorhanden (Spitalsbeobachtung). Der zweite Fall hatte zwar keinen Herzfehler, wohl aber eine Struma mit Trachealkompression, die zu Herzerscheinungen geführt haben konnte. Die Frau endlich, die wegen Nephritis eingeleitet wurde, hatte vollkommen gesunde Nieren, wohl aber eine Lungentuberkulose, die den Ärzten allerdings entgangen war.

Die restlichen 49 Fälle sind gestörte Schwangerschaften. Unter ihnen hat 26mal eine angeblich bestehende Blutung, 7mal Blutung und Fieber die Veranlassung zum Eingriff gegeben. In 2 Fällen soll nach vorausgegangenem Abortus die Blutung weiterbestanden haben. Daß natürlich von diesen Frauen, die wegen Blutung in ihrer Schwangerschaft den Arzt aufsuchten, der größte Teil wieder kriminelle Aborte sind, ist ja hinlänglich bekannt. Hat sich doch in diesen Fällen 15 mal durch die Erhebungen ein vorausgegangener krimineller Eingriff als wahrscheinlich herausgestellt. Nur selten — in unseren Beobachtungen hoch gerechnet in 4 Fällen — hat eine Blutung bei fingerdurchgängigem Halskanal die Anzeige zum Eingriff gebildet. Diese Feststellung muß ganz besonders betont werden, denn sie zeigt, daß die Anzeige zur operativen Ausräumung ungemein leicht gestellt wird, in der überwiegendsten Mehrzahl aller Fälle bereits zu einer Zeit, in der der Halskanal noch nicht eröffnet, geschweige denn für den Finger durchgängig ist. Aus unseren Beobachtungen geht ja überhaupt hervor, daß jede Blutung, und sei sie auch noch so gering und noch so kurz dauernd, Arzt und Patientin in schöner Harmonie in dem Wunsche vereinigt, die Schwangerschaft auf dem kürzesten Wege zu beseitigen. Wie recht wir mit unserer Feststellung haben, daß schon die geringste Blutung leichtfertig als unaufhaltsamer Abort hingenommen wird, geht daraus hervor, daß in unseren Beobachtungen auch nicht ein einziges Mal von einer lebensbedrohlichen, ja auch nur von einer sehr schweren Blutung die Rede ist, die ein sofortiges Eingreifen unbedingt erfordert hätte. Läge ein solcher Fall vor, so wäre von jenem Arzte, der bei der Ausräumung einer dem Verblutungstode nahen Frau oder einer auch nur sehr stark blutenden Frau perforiert hätte, anläßlich seiner amtlichen Vernehmung mit vollstem Recht auf diesen Umstand besonders hingewiesen worden.

Bedenkt man, daß eine nicht zu vernachlässigende Zahl von Frauen der Uterusperforation auf Grund einer Scheinindikation erlegen ist, daß weiter eine große Zahl von Frauen ohne zwingende Notwendigkeit sofort oder alsbald nach Beginn einer Blutung ausgeräumt worden ist, so erfaßt man die Summe des angerichteten Unheils. Jene Fälle zählen wir hier gar nicht mit, in denen Ärzte nach einem ihnen unbekannt gebliebenen kriminellen Eingriff die Abortusblutung instrumentell erledigen und dabei die Frau perforieren. In unseren Befunden sind 15 derartige Fälle verzeichnet, darunter 4, wo wahrscheinlich schon durch die Hebamme eine Verletzung, allenfalls sogar eine Perforation gesetzt wurde.

Die Urheber der Perforation und ihr Schauplatz

Indem wir Alter und Stand der von einer Uterusperforation betroffenen Frauen darstellten, warfen wir dadurch auch einiges Licht auf die Motive der Abtreibung, denn die größte Mehrzahl aller Uterusperforationen geht ja aus kriminellen Abtreibungen hervor. Und wenn wir weiter die Veranlassung zur Operation gegliedert wiedergaben, so fanden wir wieder obenan den kriminellen Eingriff als auslösende Ursache der Uterusperforation. Daneben waren Uterusperforationen bei der Behandlung eines Spontanabortus oder bei der Einleitung einer Fehlgeburt auf wirklich medizinisch begründeter Basis rare Ausnahmen. Wenn wir jetzt daran gehen, die Perforateure als die Urheber dieses Unglücks zahlenmäßig anzuführen, stellt sich, wie nicht anders zu erwarten war, heraus, daß die große Mehrzahl aller Perforationen in den Ärzten ihre Urheber hat. In unseren 100 Fällen sind in nicht weniger als 71 Ärzte mit Instrumenten beteiligt gewesen. In einem Fall (18) ist es wohl sicher, daß die Perforation schon von anderer Hand gesetzt war, als die Patientin in ärztliche Behandlung kam, wahrscheinlich war eine Selbstabtreibung vorausgegangen. Ebenso sicher aber ist es, daß der in Unkenntnis der schon bestehenden Perforation instrumentell ausräumende Arzt den Darm verletzte. In drei weiteren Fällen (50, 79, 85) ist es möglich, daß schon eine Perforation bestand, als der Arzt instrumentell eingriff.

HEYNEMANN verzeichnet unter seinen 134 ausgeforschten Perforationen als Urheber 93 Ärzte = rund 78%, 22 Frauen selbst = 18% und 5 Abtreiber = 4%. Diese Zahlen HEYNEMANNs übersteigen hinsichtlich der Beteiligung der Ärzte an der Uterusperforation unsere eigenen. Sie werfen ein wahrhaft trauriges Licht auf die in der Abortusbehandlung heutzutage herrschenden Verhältnisse.

In 11 von den 71 Fällen unserer Abhandlung war wahrscheinlich oder möglicherweise ein krimineller Eingriff von einer anderen Hand der durch den Arzt bewirkten Uterusperforation vorangegangen, was hauptsächlich daraus zu schließen ist, daß Fieber und gelegentlich auch bereits septische Erscheinungen zur Zeit des Eingriffes durch den Arzt bestanden. Ausdrücklich sei aber betont, daß in diesen 11 Fällen durch den vorangegangenen kriminellen Eingriff keine Perforation, ja nicht einmal sicher irgend eine Verletzung gesetzt wurde. Diese Fälle unterscheiden sich in nichts von jenen, wie sie uns tagtäglich in die Anstalt blutend eingeliefert werden und mit denen wir eben fertig werden müssen, ohne zu perforieren. Haben wir somit 67, ja vielleicht 70 Fälle von Uterusperforation durch ärztliche Hand unter 100 Beobachtungen, so fällt für die restlichen 30, bzw. 33 Fälle die Schuld an der Perforation einmal sicher, dreimal vielleicht der Frau selbst zu, einmal einem Abtreiber, einem Agenten, der es gewerbsmäßig zu betreiben schien. In den weiteren 28 Fällen waren es wahrscheinlich in der Mehrzahl Hebammen, die den Eingriff und damit die Perforation verübten, wenngleich sich amtlich die Perforationen, als durch gewerbsmäßige Abtreiberinnen (Hebammen) erzeugt, oftmals nicht erweisen ließen. Gerade dieser Umstand zeigt wieder deutlich, wie schwierig, ja oftmals unmöglich es auch in Fällen tödlicher Fruchtabtreibung wird, der schuldigen Personen habhaft zu werden, da die Frauen meistens ihr Geheimnis ins Grab mitnehmen. Die Hebammen, die gewerbsmäßig die Fruchtabtreibung üben, arbeiten meist in ihrer Wohnung und führen, wie ja bekannt, unter recht primitiven Verhältnissen ihre Eingriffe aus, und demnach ist auch in unseren Fällen, in denen Hebammen nachgewiesenermaßen eine Perforation erzeugten, der Schauplatz dieser Perforation meist die Wohnung der Hebamme gewesen. Dies nimmt uns nicht wunder und daran wird sich auch nichts ändern. Ganz anders aber ist es in jenen Fällen, in denen in der Wohnung des Arztes der operative Eingriff vorgenommen wurde. Ein für allemal muß gesagt werden, daß der Arzt, welcher in seiner Wohnung ambulant eine schwangere Frau intrauterin behandelt, mag er eine Blutung instrumentell beendigen wollen oder gar einen Abortus einleiten, sich von vorneherein in eine Lage begibt, in der auch der wohlwollendste und mildeste Beurteiler des Falles geradezu zwangsläufig gegen die ehrlichen Absichten eines solchen Arztes berechtigteste Zweifel hegen muß.

Was STOECKEL von der Kürettage überhaupt in der Sprechstunde sagt, das gilt ganz besonders von der Kürettage im weitesten Sinne an der Schwangeren im Ordinationsraum des Arztes. „Kürettagen in der Sprechstunde," sagt STOECKEL, „nach denen die aus der Narkose erwachte Patientin zu Fuß sich nach Hause begibt, sind gröbster und gefährlichster Unfug." Von den 9 Fällen, in denen erwiesenermaßen Ärzte in ihrer Sprechstunde eine Abortusbehandlung durchführten, hält höchstens einer einer ernsten Kritik hinsichtlich der Berechtigung des Eingreifens Stand, einige Fälle sind aufgelegte Abtreibungen.

Waren also 9 ärztliche Perforationen in der Sprechstunde erzeugt, so waren weitere 33 durch ärztliche Hand in der Wohnung der Frau gesetzt worden. Es hieße die Bedürfnisse der Praxis und die Verhältnisse derselben verkennen, wollte man aus dieser Zahl gleichsam den Schluß ableiten, daß in der Wohnung ein Abortus nicht ausführbar ist oder auf große Gefahren stößt. Jedenfalls aber ist es richtig, daß unter den Umständen, die eine Perforation begünstigen, auch das Privathaus eine Rolle spielt, die nicht zu unterschätzen ist. Davon wird alsbald noch zu reden sein, wenn der Hergang dieses unglücklichen Ereignisses geschildert wird. Daß auch die Behelfe von Privatanstalten (Sanatorien) bei unzweckmäßigem Vorgehen natürlich nicht vor der Perforation feihen, ergibt sich daraus, daß unter unseren Beobachtungen 7 Fälle in Privatanstalten perforiert wurden.

Von der größten Wichtigkeit aber ist die Feststellung, daß unter unseren 67, bzw. 70 Perforationen durch Ärzte sich nicht weniger als 11 in Spitälern erzeugte Perforationen befinden. In diese 11 Spitalsperforationen teilen sich 3 chirurgische und 8 gynäkologische Abteilungen. An der I. Wiener Universitäts-Frauenklinik sind nicht weniger als 5 Uterusperforationen vorgekommen, und zwar hat sich dieses Ereignis seit dem Jahre 1907 unter dem Direktorate SCHAUTAS viermal und unter PEHAMS Leitung (seit 1921) einmal ereignet. In diesem Zusammenhang sei sofort darauf verwiesen, daß die Perforation, die unter das Direktorat PEHAMS fällt, zu einer Zeit geschah, als PEHAM kaum die Leitung ergriffen hatte und ein Assistent mit einem Hilfsarzt entgegen den von PEHAM gleich anfangs festgelegten Richtlinien instrumentell und noch dazu unzweckmäßig ausräumte (Fall 19). Dieses Ereignis, so beklagenswert es ist, da es für die Frau den Verlust des Uterus bedeutete, hat wenigstens das eine Gute gezeitigt, daß PEHAMS mit Strafentlassung ausgesprochenes Verbot der instrumentellen Uterusausräumung (siehe die Prophylaxe der Uterusperforation) die Uterusperforation aus unserer Klinik seit jenem Tage bis heute vollkommen gebannt hat. Von den 11 im Spital erzeugten Uterusperforationen, von denen unsere Arbeit Kenntnis hat, sind 7 gestorben. Ein Fall betrifft die Klinik SCHAUTA, die übrigen 6 Fälle andere Spitäler.

In den restlichen, durch Ärzte erzeugten Perforationen ist nicht zu erweisen gewesen, ob sie in der Wohnung des Arztes oder im Haus der Patientin geschehen sind.

Der gewöhnliche Hergang der Uterusperforation

CHROBAK hat die Uterusperforationen in solche getrennt, die bei der Wegsammachung des Halskanales entstehen, und solche, die, nachdem der Halskanal erweitert ist, bei der eigentlichen Ausräumung sich ereignen. Es wird gut sein, diese sinngemäße Einteilung, die den Mechanismus der Entstehung wesentlich berücksichtigt, unserem Material zugrunde zu legen. Vorbereitende Perforationen, also solche, die bei der Dilatation des Halskanals entstehen, finden wir in unseren 100 Beobachtungen folgende: 3 Fälle, in denen der Hegarstift allein verwendet wurde und demnach auch perforiert haben muß. Sodann 9 Fälle, in denen zwar neben dem Hegarstift auch andere Instrumente (Abortuszangen und Küretten) verwendet wurden, trotzdem aber nach allem die Perforation wahrscheinlich durch den Hegarstift gesetzt wurde. Eine Reihe von Fällen (10) läßt sich nicht dahin klären, ob bereits bei dem vorbereitenden Eingriff die Perforation erzeugt oder ob erst die zur Ausräumung verwendeten Werkzeuge dieselbe verursachten. Demnach können wir mit mindestens 12 vorbereitenden Perforationen rechnen. Es ist richtig, mit HEYNEMANN anzunehmen, daß in Sammelstatistiken die Zahl der durch Dilatatoren erzeugten Perforationen geringer ist als der tatsächlichen Zahl entspricht, da mit Vorliebe von den Autoren jene Fälle veröffentlicht werden, in denen schwere Verletzungen der Nachbarorgane der Gebärmutter erzeugt werden. Sie geschehen aber ausnahmslos mit jenen Faßinstrumenten, mit denen das Schwangerschaftsprodukt entfernt wird. Unsere Zusammenstellung sucht perzentuell den Anteil der Dilatationsinstrumente auf die Uterusperforation möglichst genau und vollkommen unvoreingenommen zu erfassen und läßt lieber nicht sicher entscheidbare Fälle in dubio. Wir hören schon die Anhänger der instrumentellen Ausräumung sagen: „Die großen Zahlen von vorbereitenden Uterusperforationen beweisen, daß die Anhänger der digitalen Ausräumung im Unrecht sind, wenn sie diese als Methode hinstellen, der keine Gefahren hinsichtlich der Uterusperforation anhaften, denn niemand kann einen Uterus mit dem Finger ausräumen, der nicht gut fingerdurchgängig ist; ja, wird mancher noch hinzufügen, eine Dilatation bis zu hohen Nummern kann erst recht eine Uterusperforation bedingen, die bei einer Dilatation bis etwa Nr. 12 und nachfolgender Kürettage mit kleiner Kürette vermieden worden wäre." Diese Schlüsse sind natürlich ganz unrichtig. Wir wagen getrost zu behaupten, daß vorbereitende Perforationen in der größten Mehrzahl der Fälle durchaus vermeidbar sind. Sie entstehen einmal bei mangelhafter oder auch gar nicht durchgeführter bimanueller Untersuchung vor der Erweiterung des Halskanals. Sie ereignen sich weiter bei Unterlassung der Sondierung. Die Sonde möchten wir trotz gegenteiliger Behauptungen als durchaus brauchbares, ja notwendiges Instrument vor einer Abort-

einleitung bezeichnen. Es kann zart zwischen Daumen und Zeige-
finger gehalten und auf den leisesten Widerstand Rücksicht nehmend,
auch am schwangeren Uterus kaum einen Schaden stiften. Dafür aber
klärt es über Richtung und Verlauf des Halskanals den Operateur auf und
gibt ihm die Möglichkeit, die dünnen Dilatatoren, mit denen er zu beginnen
hat, ohne Verletzung über den inneren Muttermund hinaufzubringen.
Die Sonde kann noch, wenn der Arzt es vergessen haben sollte, bimanuell
untersucht zu haben oder wenn ihm Lageanomalien des Uterus entgangen
sein sollten, ein letztes Warnungssignal dafür sein, die Hegarstifte oder die
Laminaria in einer falschen Richtung vorschieben zu wollen. Drittens
wird manche Perforation bei der Dilatation dadurch begünstigt, daß
meistens die **halben** Nummern der Hegarstifte, deren Verwendung allein
eine schonende Dehnung des Halskanals gewährleistet, nicht angewendet
werden. Dadurch kommt es, wie jedermann weiß, aber trotzdem nicht
jedermann beachtet, zum Aufplatzen der Cervix in der Längsrichtung
besonders dann, wenn die Dilatation vom geschlossenen Zervikalkanal bis
zu hohen Nummern der Dilatatoren in einer Sitzung getrieben wird. Eine
Platzwunde der Cervix schafft aber nur zu leicht den Beginn des falschen
Weges. Und dieser einmal begonnene falsche Weg wird durch die nachfolgenden Hegarstifte vertieft, bis schließlich die Wand durchstoßen ist.
**Dieses einzeitige Vorgehen ist in der Entstehung der Perfo-
ration des Uterus, soferne sie bei der Dilatation geschieht,
das Punctum saliens.** Es ist darüber so viel gesprochen und noch
mehr geschrieben worden, daß es einem schwer wird, noch weiter
Worte darüber zu verlieren. Wir wollen lieber durch Zahlen beweisen, daß bislang wenigstens alles Reden und alle Warnungen gerade
im Hinblick auf die einzeitige Erweiterung des Halskanals vergeblich
sind.

Von den 71 Uterusperforationen, an denen Ärzte beteiligt waren, war
der Halskanal nur 4 mal für den Finger durchgängig, als die Frauen in die
ärztliche Behandlung kamen. Von den restlichen 67 Fällen wurde 40 mal
der Versuch einer Erweiterung des Halskanals gemacht. Wir sagen der
Versuch, denn es blieb in 34 Fällen bei der einzeitigen Dilatation, obwohl
so gut wie immer bei geschlossener oder kaum eröffneter Cervix zu
dilatieren begonnen wurde. Eine wirklich zweizeitige Dilatation wurde
in 6 Fällen versucht, doch brachte man es nur in den zwei Spitalsfällen zur
Fingerdurchgängigkeit. Die übrigen Fälle sind ganz ungenügende Versuche einer Erweiterung, wie aus der im Anhange beigebrachten
reichen Kasuistik eindeutig hervorgeht.

Eine weitere Quelle der Perforation bei der Erweiterung des Halskanals ist das oft gerügte, aber immer wieder geübte Vorschieben der
Erweiterungsinstrumente bis zum Fundus uteri, der gelegentlich dadurch
durchstoßen wird. Es ist eine ganze Reihe von Modifikationen der ur-
sprünglichen Dilatatoren angegeben worden, die es praktisch unmöglich
machen, das Instrument bis zum Fundus vorzuschieben. Sei es, daß
ein Metallplättchen, ein allzu weites Einführen mechanisch verhindert
(DÖDERLEIN für Metalldilatatoren, STOLZ für Laminaria), sei es, daß

eine Marke, eine Zentimetereinteilung optisch die Warnung gibt. Dasselbe hat ja CHROBAK schon vor langen Jahren damit erreicht, daß er
einfach einen Gummiring, den man sich aus jedem Drainrohr schneiden
kann, auf den Hegarstift anzubringen rät, welcher Gummiring die Grenze
bedeutet, bis zu der der Dilatator eingeführt werden darf. Wer solcher
Hilfsmittel nicht entraten kann, möge sie ruhig gebrauchen, wer aber
langsam, stets die halben Nummern benützend, mit Vorsicht den inneren
Muttermund passiert, nachdem er über die Länge des Uteruscavums
völlig im klaren ist, braucht die Marken nicht. Es mag vielleicht überflüssig erscheinen, eine solche Grundregel wie die eben erwähnte überhaupt
zu besprechen. Es muß aber geschehen, im Hinblick auf Abhandlungen,
wie sie in jüngster Zeit über die Abortbehandlung erschienen sind. Es
fordert ja S. WEISSENBERG, ein Arzt aus der Ukraine, im Zentralblatt
dazu auf, bei der Einleitung des Abortus einzelne Hegarstifte gerade
über den inneren Muttermund hinaus, andere aber wieder bis
zum Fundus zu führen, um sich zu vergewissern, ob man nicht
perforiert habe.

Daß natürlich bei den vorbereitenden Perforationen Nebenumstände
eine begünstigende Rolle spielen, ist für diese ebenso wie für die Perforation, die bei der Ausräumung geschieht, begreiflich und bekannt.
Wer in seinem Ordinationszimmer dilatiert, wer dies in aller Heimlichkeit
machen zu müssen glaubt, weil er das Licht zu scheuen hat, der wird
namentlich dann, wenn er technisch nicht auf der Höhe ist, besonders
leicht perforieren. Die Angst, das Bewußtsein mangelnden technischen
Könnens, die Unruhe der Patientin, die der Arzt, der selbst nicht sicher
ist, nur zu leicht auf sie überträgt, ein schlechtes Licht, keine oder eine
ungeschulte Assistenz, das sind so die Umstände, unter denen derartige
Dinge am leichtesten sich ereignen.

Für die Uterusperforationen, die bei der instrumentellen Ausräumung sich ereignen, werden eine große Reihe von Umständen entschuldigend ins Treffen geführt, vor allem die abnorme Weichheit des
schwangeren Uterus. Abgesehen von pathologischen Zuständen
des Uterus, von denen noch die Rede sein wird, muß die Weichheit des
Uterus, ja selbst seine Zerreißlichkeit, bedingt durch die wässerige Durchtränkung der Gewebe und ihre Blutfülle nicht als abnorme, sondern als
eine physiologisch gegebene Größe betrachtet werden. Über sie kommt
man nicht hinweg. Diese Weichheit des Uterus hat für den, der bei
fingerdurchgängigem Halskanal mit dem Finger ausräumt, nichts Gefährliches an sich, und jene Fälle, in denen mit dem Finger Perforationen
ausgeführt wurden, sind Vorkommnisse, die auf ganz brutaler Gewalt be-
ruhen. (Mitteilungen von LOVRICH, KELLER, ALBRECHT, ASCH, ORTH-
MANN, ROEMI-BOESCH u. a.) Es handelt sich in diesen, gegenüber der
instrumentellen Uterusperforation verschwindend seltenen Fällen so gut
wie immer um Ausreißungen oder weitgehende Zerreißung des Uterus,
wie solche auch bei der manuellen Plazentalösung vorgekommen sind
und leider vorkommen werden (siehe die Mitteilungen und Gutachten
von OSWALD, ROEMER, v. ROSTHORN, v. FRANQUÉ). Wenn von den An-

hängern der instrumentellen Abortbehandlung immer wieder betont wird, daß auch Fingerperforationen vorkommen, so kann man solche Einwände gegen die digitale Ausräumung am schlagendsten mit den Feststellungen FROMMEs zurückweisen, der berechnet hat, daß unter 322 Uterusperforationen 97,2% durch Instrumente und nur 2,8% durch den Finger verschuldet waren! Zu diesen Zahlen erübrigt sich ein Kommentar! Es ist bezeichnend, daß in unserem Material überhaupt keine einzige Fingerperforation vorkommt und ebenso charakteristisch für die Art der Technik ist es, daß überhaupt nur ein einzigesmal in den Erhebungen davon die Rede ist, daß der Arzt mit dem Finger in den Uterus einging (Fall 72), aber dann mit der Kürette die Gebärmutter durchstieß. Dieser Fall ist neben fünf weiteren einer von jenen wenigen, in denen der Halskanal fingerdurchgängig war oder passierbar gemacht wurde, als die Uterusperforation geschah. Hierin, in dieser mangelhaften Erweiterung des Halskanals liegt die Ursache der Uterusperforation bei der Ausräumung. Und weil die Instrumente (Kürette, Abortuszangen und Kornzangen) auch bei nicht durchgängigem Halskanal eine — allerdings oft unvollständige — Entfernung der Eiteile gestatten, so werden sie eben unter dem Mantel des schonenderen Vorgehens immer wieder benützt. Man würde sich über das Zurückgehen der Morbidität und Mortalität der Uterusperforation wundern, wenn plötzlich jedwede instrumentelle Ausräumung verboten wäre! Bedenkt man noch, daß das Vorgehen bei der Uterusausräumung nicht nur in frühen Monaten der Schwangerschaft (1. bis 2.), sondern auch in den späteren Monaten, ja bis in den 6. Monat hinein, oft einzeitig und instrumentell geübt wird, so muß man eigentlich staunen, daß nicht mehr Uteri perforiert werden.

Hier ist der Ort, wo die Dauer der Schwangerschaft in ihrer Beziehung zum Eingriff zahlenmäßig festgestellt werden muß.

Im ersten Monat finden sich . . . . . . 2 Fälle
     ärztlicher Uterusperforation.

Im ersten bis zweiten Monat . . . . . . 1 Fall
im zweiten Monat . . . . 17 Fälle
im zweiten bis dritten Monat . . . . . . 6 ,,
im dritten Monat . . . . 11 ,,
im dritten bis vierten Monat . . . . . . 10 ,,
im vierten Monat . . . . 11 ,,
im vierten bis fünften Monat . . . . . 1 Fall
im fünften nicht weniger als . . . . . . 5 Fälle
und endlich im sechsten Monat noch. . . 1 Fall,

in dem instrumentell ausgeräumt und perforiert wurde. Von diesen Fällen waren nur 9, 17, 19, 40, 42, 78, im ganzen nur 6 zweizeitig und von diesen wieder nur 2 bis zur Fingerdurchgängigkeit behandelt worden, in den übrigen war man einzeitig vorgegangen! Läßt sich das einzeitige Vorgehen bis zum dritten Monat etwa noch einigermaßen begreiflich finden (wir sind auch in diesen Stadien der Schwangerschaft Gegner dieser Methode), so sind sich die erfahrensten und gewissenhaftesten Lehrer der Geburtshilfe darüber einig, daß vom dritten Monat an das einzeitige Vorgehen bei der Aborteinleitung oder was auf dasselbe hinausläuft, das Ausräumen eines blutenden Uterus bei nicht eröffnetem Halskanal in einer Sitzung unbedingt fehlerhaft und verwerflich ist. Ja einige Autoren, wir nennen an dieser Stelle von FRANQUÉ, gehen so weit, ein solches Vorgehen vom dritten Monat an als Kunstfehler zu bezeichnen, worauf wir noch zurückkommen werden. Es gibt nun gewisse, immer wiederkehrende Umstände, bei denen sich die Perforation ereignet. Ein nicht zu unterschätzendes Vorkommnis ist das Suchen des Kopfes, der schließlich von dem stückweise entfernten Rumpf abreißt und nun frei im Cavum uteri und schwer zugänglich daselbst liegt. Dieses Fischen nach dem Kopf, über dessen Lage bei nichtdurchgängigem Halskanal eine Gefühlskontrolle nicht möglich ist, führt auch in Anstalten (siehe die Fälle 9, 19) zur Perforation der Gebärmutter. Sie ist in diesen gewöhnlich recht böse, da der Operateur in der Meinung, einen festen, harten Körper zerquetschen zu müssen, mit der Schultzezange die Muskulatur des Uterus erfassen und umfänglich einreißen, ja den Uterus geradezu zerreißen kann.

Ferner wird die Perforation bei der Ausräumung auch dadurch begünstigt, daß der instrumentell arbeitende Operateur die unebene Plazentaransatzstelle mit seinen Werkzeugen so lange bearbeitet, bis er perforiert hat, da er sich im falschen Glauben befindet, noch festhaftende Eiteile entfernen zu müssen. Dieses Ereignis ist an unseren anatomischen Befunden oft und oft abzulesen und für die instrumentelle Ausräumung recht bezeichnend. Der tastende Finger indessen vermag sehr wohl zwischen der rauhen Eiansatzstelle und zurückgebliebenen Eiresten zu unterscheiden; das gefühllose Instrument nicht. Daß einer von den Ärzten, die außerhalb von Anstalten perforiert haben, auch nur einmal versucht hätte, das Ei wirklich digital zu lösen, und die gelösten Eireste oder das Ei mit der Abortuszange zu entfernen, kommt in unserem Material überhaupt nicht vor. Wie weit also sind die Ärzte von den Schulregeln der Abortusbehandlung abgewichen, für deren tragischen Ausgang sie aber eine volle Entschuldigung durch Gerichtsärzte und Geburtshelfer fordern! Daß eine instrumentelle Ausräumung vom dritten Monat an technisch ungemein schwierig ist, ganz abgesehen von ihrer Gefährlichkeit, scheint vielen Ärzten unbekannt zu sein. Sie würden sonst schon aus Scheu vor der meist unvollständigen Ausräumung die Hände von solchen Fällen lassen. Wie zahlreich unvollständige instrumentelle Ausräumungen sind, weiß man aus klinischer Erfahrung von jenen Patientinnen, die instrumentell anoperiert schließlich in unsere Behandlung kommen. Aus dem dieser Abhandlung zugrunde liegenden Material kann man diese Behauptung natürlich nicht beweisen, da die Fälle ja oft in Spitalsbehandlung kamen, nachdem die Perforation erkannt und deswegen sofort die Ausräumung abgebrochen wurde. Aber man kann es aus jenen Fällen ahnen, in denen vom Arzte die Ausräumung in Unkenntnis der gesetzten Perforation vermeintlich vollendet, das Ei aber teilweise erhalten war, als die Perforation, sei es am Operationstisch, sei es an der Leiche, erkannt wurde.

So ist denn das einzeitige Vorgehen bei der Abortausräumung vom vierten Monat ab beim ungenügend eröffneten Halskanal von vorneherein zu einem Mißerfolg verurteilt. Man kann nur staunen, daß dasselbe Vorgehen von Ärzten unter ganz unzulänglichen Begleitumständen, gelegentlich sogar ambulatorisch bei Schwangerschaften geübt wird, die bereits fünf Monate dauern, wofür wir auch Beispiele bringen. Hier noch von einem Unglück zu reden, das jedem passieren kann, ist unseres Erachtens nach unbedingt unrichtig, ein solches Vorgehen ist fahrlässig.

Wenn man also die Art und Weise erwägt, in der sich bei der instrumentellen Ausräumung der Gebärmutter die Uterusperforationen zutragen, so kann man kurz sagen, daß einmal viel zu weit vorgeschrittene Schwangerschaften instrumentell ausgeräumt werden und daß die Vorbereitungen hiezu durchaus ungenügende sind, so daß dann das Eintreten des folgenschweren Ereignisses der Uterusperforation eigentlich nur eine durchaus absehbare Folge einer unzweckmäßig begonnenen Maßnahme ist. Daß es natürlich bei einem solchen Vorgehen heftig blutet, und daß eine solche Blutung in einer Sprechstunde oder in der Wohnung der Patientin, aber auch in einer Anstalt dem Operateur auf die Nerven geht und sein weiteres Handeln ungünstig beeinflußt, ist wieder nur eine weitere Folge seines schlechten Beginnens. Daß dann die Schmerzen der meist nicht narkotisierten Patientin und ihre Unruhe die Situation weiter verschlechtern, bis schließlich der Arzt, in dem Bestreben um jeden Preis fertig zu werden, den Uterus gewaltsam ausräumt, ist ohne weiteres verständlich. Was dann geschieht, das hängt nur mehr von der Art der verwendeten Instrumente ab, deren Spielball der kopflose Arzt geworden ist. Die Faßinstrumente ziehen dann den Darm vor oder reißen große Gefäße an, zerreißen andere Organe der Bauchhöhle, während die Küretten sich auf Schindungen und Peritonealzerreißungen beschränken, aber kaum je Eröffnungen der Därme verschulden.

Die Perforationswerkzeuge

Stellt man zusammen, was in unserem Material von Instrumenten in der Abortbehandlung Verwendung gefunden hat, so kommen folgende Instrumente überhaupt zur Verwendung:

Von Ärzten sind folgende Instrumente benützt worden: Hegar, Laminaria, Kornzange, Schultzesche Abortuszange und Zangen anderer Modelle, Sonde, Kürette, Bougies. In zwei Fällen auch unbekannte Instrumente.

Perforiert wurde:

1. Mit dem Hegarstift als einzigem benützten Instrument 3 mal (Fall 7, 21, 94).

2. Mit der Kornzange allein 5mal (Fall 29, 30, 59, 85, 92). Im Fall 85 kann schon vorher durch eine andere Hand die Perforation erzeugt worden sein.

3. Mit der Schultzezange allein wurde nicht weniger als 5 mal perforiert (Fall 4, 35, 46, 64, 79, 80). Im Fall 79 kann allenfalls schon vorher von anderer Seite perforiert worden sein.

4. Mit der Kürette wurde 10mal perforiert (Fall 16, 26, 27, 38, 49, 56, 71, 74, 75). Im Falle 50 kann bereits eine Perforation vor Einführung der Kürette bestanden haben. Im Fall 71 ist ein Eihautstich mit beinerner Nadel vorausgegangen.

5. Mit der Sonde allein wurde von ärztlicher Hand einmal perforiert (Fall 97).

Die angeführten Fälle sind die einzigen, in denen das genannte Instrument allein in Verwendung stand. In den nunmehr folgenden, von ärztlicher Hand geschehenen Perforationen kommt das ganze Rüstzeug der instrumentellen Abortusbehandlung zur Verwendung. Darunter gibt es Fälle, wo vom Hegarstift, Bougies und Laminaria und Hineinstopfen von Gaze in den Zervikalkanal angefangen die Kürette, dann die Kornzange und schließlich noch die Abortuszange in Aktion tritt, von denen eines dann die Perforation verschuldet. Daß es in Fällen, wo mehrere Instrumente gebraucht worden sind, schwer ist, das schuldige Instrument immer einwandfrei herauszufinden, liegt auf der Hand. Wir haben uns bemüht, die Umstände, unter denen die Perforation geschah, genau zu prüfen und mit dem Sitz, dem Aussehen der Verletzung und ihren Symptomen in Einklang zu bringen. Indem wir so vorgingen, glauben wir in einer größeren Reihe von Fällen den Hergang der Verletzung und das die Verletzung erzeugende Instrument auch dort herausfinden zu können, wo ihrer mehrere verwendet wurden.

6. Hegar, Laminaria und Schultzezange wurden 2mal verwendet: Fall 42 wurde wahrscheinlich mit Hegar perforiert; Fall 43 mit Schultzezange.

7. Hegar und Kornzange 5mal: Fall 63 wurde wahrscheinlich mit Hegar perforiert; Fall 5, 11 mit Kornzange; Fall 1, 81 unbekannt mit welchem von beiden.

8. Hegar und Schultzezange 18mal: Fall 2, 12, 14, 23, 47 wurde wahrscheinlich mit Hegar perforiert; Fall 3, 6, 8, 9, 15, 19, 44, 54, 57, 61 mit Schultzezange; Fall 36, 52, 99 unbekannt mit welchem von beiden.

9. Hegar, Bougies und zangenartige Faßinstrumente 2mal: Fall 25 wurde mit Kornzange, Fall 78 mit Schultzezange perforiert.

10. Hegar und Kürette 3mal: Fall 65 wurde wahrscheinlich mit Hegar perforiert; Fall 17, 20 unbekannt mit welchem von beiden.

11. Hegar, Kürette und Kornzange 1mal: Fall 10 mit Kornzange.

12. Hegar, Kürette und Schultzezange 5mal: Fall 33 wurde wahrscheinlich mit Hegar perforiert; Fall 60 mit Schultzezange, außerdem noch Zervixtamponade, Fall 18 mit Schultzezange (Perforation offenbar durch Selbstabtreibung mit Katheter, Darmverletzung durch Schultzezange; Fall 66, 93 unbekannt mit welchem der verwendeten drei Instrumente.

13. Hegar und unbekannte Instrumente (vielleicht Kürette) 1mal: Fall 77 unbekannt mit welchem der verwendeten Instrumente.

14. Kolpeurynter und Kürette 1mal: Fall 40 mit Kürette.

15. Kürette und Schultzezange 3mal: Fall 22, 58, 62 unbekannt mit welchem der verwendeten Instrumente.

16. Kürette und zangenartiges Instrument 1mal: Fall 96 unbekannt mit welchem der verwendeten Instrumente.

17. Kürette und Sonde 1mal: Fall 68 unbekannt mit welchem der verwendeten Instrumente.

18. Finger und Kürette 1mal: Fall 72 sicher mit der Kürette perforiert.

19. Unbekannte von Ärzten geführte Instrumente: Fall 51 und 67.

Nimmt man nun die Instrumente der Gruppe 1 bis 5, in denen nur ein Werkzeug gebraucht wurde und daher auch perforiert haben muß, zusammen mit jenen Perforationsinstrumenten, die wir aus den Gruppen 6 bis 19 mit Wahrscheinlichkeit als solche erkannt haben, so finden wir:

Perforationen durch Hegarstift 12mal, durch zangenartige Instrumente 29mal, und zwar durch Kornzange 9mal, die restlichen 20 Fälle durch Schultzezange. Durch Kürette 12mal, durch unbekannte Instrumente 2mal, durch Sonde 1mal.

Zum Vergleich fügen wir nunmehr jene Instrumente an, die von anderen Autoren an der Perforation ursächlich beteiligt gefunden wurden:

Von den von STUMPF aus der neueren Literatur gesammelten 178 Perforationsfällen kamen

auf die Kürette 119 Perforationen $= 63,4\%$ mit 7 Todesfällen und 20 Fälle $= 17\%$ von Darm- oder Netzvorfall;

auf die Sonde 30 Perforationen $= 17,7\%$ ohne Darmvorfall;

auf die instrumentelle Dilatation des Cc. kamen 19 Perforationen, darunter 2 mit Darmvorfall.

Die Kornzange führte in 7 Fällen zur Perforation, und zwar 5mal zu Darmvorfall.

2 Perforationsfälle kommen auf digitale Ausräumung. Je einer durch Einführung eines Spülrohres in den Uterus und nach Anwendung der Atmokausis.

Von den 71 post abortum oder in puerperio durchbohrten Uteris treffen nach STUMPF (Handbuch von WINCKEL, 1907)

auf die Kürette . . . . . . 50 Fälle
,, ,, Sonde . . . . 8 ,,
,, ,, Kornzange . . . . . 6 ,,
,, Dilatatoren . . . . . . 5 ,,
digitale Ausräumung . . . 2 ,,

In der Sammelstatistik von LIEPMANN und WELS war die Uterusperforation bedingt:

In 47 Fällen durch die Abortzange
,, 42 ,, durch die Kürette
,, 27 ,, durch Hegar
,, 20 ,, durch Katheter
,, 13 ,, durch die Sonde
,, 4 ,, durch den Finger.

Wesentlich andere Zahlen ergibt die Zusammenstellung Heynemanns. Er findet unter den ärztlichen Perforationen:

durch die Kürette . . . . . 40 Fälle
„ Dilatatoren . . . . . 28 „
„ Abortzange u. Kornzange 19 „
„ Finger . . . . 5 (2 ?) Fälle

bedingt.

Heyn findet in 443 Uterusperforationen, die den Arbeiten Fr. Richters, Stumpfs, Puppes und Frommes entstammen, die Perforation

in 59,3 $^0/_0$ durch die Kürette
„ 16,0 $^0/_0$ „ Faßinstrumente
„ 10,6 $^0/_0$ „ Dilatationsinstrumente
und „ 2,9 $^0/_0$ „ den Finger verschuldet.

Sowohl bei Stumpf als bei Liepmann und Wels spielt demnach der Hegarstift doch nicht diese Rolle, wie sie ihm A. Heyn und Heynemann zuschreiben. Dieser nimmt, wie bereits erwähnt, an, daß weit mehr Uterusperforationen durch den Hegarstift entstehen, nur daß sie nicht veröffentlicht werden, da sie nicht interessant sind. Jener fand bei der Bearbeitung der Uterusperforationen sowohl in Berlin (Charité), als in Kiel den Hegarstift in den Fällen mit bekannter Ätiologie am häufigsten als das verletzende Werkzeug. Wir finden mit Liepmann durch zangenartige Instrumente die häufigsten Perforationen verursacht, die tödlich endigen, da sie oft und oft durch Verletzungen von Nachbarorganen kompliziert sind. Sie aber sind die allerschwerwiegendsten und zum Teil „ganz scheußlich", wie dies Fromme sehr richtig ausgedrückt hat. Sie werden durchaus nicht immer veröffentlicht, oft nur dann, wenn sie nach schwierigen Operationen durchgebracht worden sind.

Anhangsweise führen wir noch die Instrumente an, die von gewerbsmäßigen Abtreibern und Abtreiberinnen oder unkundiger Hand bei Selbstabtreibung verwendet worden sind:

So ergaben die Erhebungen als Perforationsinstrument:

Katheter 3mal, und zwar aus Glas (31), aus Metall (83), halbsteifer Katheter (88, in der Bauchhöhle bis zum Tode verblieben).

Stabförmige Instrumente 1mal (28).

Gläsernes, 20 cm langes Mutterrohr (Fall 91 in der Bauchhöhle bei der Laparotomie gefunden).

Schließlich erwähnen die Obduzenten 2mal (Fall 70, 82) Flüssigkeitseinspritzungen in die Gebärmutter als Ursache der zu umfänglicher Perforation führenden Wandnekrosen.

Unbekannt blieben auch durch die amtlichen Nachforschungen die zur Verwendung gekommenen und an der Perforation ursächlich beteiligten Instrumente in 22 Fällen.

Es sind dies typische kriminelle Fruchtabtreibungen, wie sie in der Großstadt alltäglich sind. Die hiezu gewöhnlich gebrauchten Instrumente sind nach den Erfahrungen HABERDAS in Wien schon seit den letzten 20 Jahren mit wenigen Ausnahmen, wie den bereits erwähnten, halbsteife männliche Harnröhrenkatheter, die sich zur Einleitung des Abortus sehr wohl eignen. Andere spitz-stumpfe Gegenstände stabförmiger Art sind in Wien wenigstens recht selten in Verwendung. Auch intrauterine Einspritzungen ereignen sich in Deutschland entschieden häufiger als hierzulande. Die halbsteifen Katheter machen nicht gerade oft Perforationen, doch vermag auch ein solches Werkzeug bei einiger Gewaltanwendung unschwer die Muskelwand des Uterus zu durchbohren. So waren unter 54 perforierenden Gebärmutterverletzungen aus der Literatur, in denen das Instrument in der Bauchhöhle zurückgeblieben war, 31mal solide Kautschukbougies und elastische Harnröhrenkatheter, die den Bougies recht ähnlich sind, beteiligt.

Wie jedermann weiß, sind die durch Abtreiberinnen gesetzten Perforationen so gut wie immer einfache Perforationen, wenn dieser Ausdruck gestattet ist, womit kurz gesagt sein soll, daß die Perforation des Uterus die einzige bei der Operation oder bei der Obduktion aufgefundene Verletzung gewesen ist[1]). Das Zwischenglied zwischen den Perforationen durch Abtreiberinnen und den Perforationen durch Ärzte bilden die Selbstabtreibungen, bei denen durch das oft grausame Wüten der Schwangeren in ihrem eigenen Körper Verletzungen der Nachbarorgane außer dem Uterus entstehen, wie in unserem Falle 85, wo die Blase angerissen wurde, der wohl auf Selbstabtreibung deutet. Dieser Fall ist aber ganz unbedeutend im Vergleich zu jenen, die in der Literatur niedergelegt sind, wie z. B. der einer Arztensfrau, die sich mit der Spange eines Regenschirmes das Zwerchfell durchstieß, und der von LEWIS mitgeteilt ist (s. auch bei HABERDA).

Pathologische Anatomie der Uterusperforation

Die Lokalisation der Uterusperforation und ihre Beziehung zum Perforationsinstrument

Wir unterscheiden die Verletzungen des Fundus, des Corpus und der Cervix uteri.

---

[1]) In unseren Beobachtungen ist ein einziger Fall verzeichnet, der von der Hand eines gewerbsmäßigen Abtreibers mit gläsernem Katheter ausgeführt, zu Serosadefekten am Dickdarm neben der Uterusperforation Veranlassung gegeben hatte (Fall 31). In allen übrigen Beobachtungen von krimineller Uterusperforation durch Hebammen war einzig und allein eine Uterusverletzung vorhanden. In der Literatur aber finden sich vereinzelte Mitteilungen von Darmverletzung bei Uterusperforation auch durch Abtreiberinnen. (PAVLOVSKY, v. WEINZIERL, MATHAEI.)

In unseren 100 Beobachtungen ist der Fundus uteri weitaus am häufigsten von der perforierenden Verletzung betroffen, nämlich nicht weniger als 57mal. Der Fundus, also die Kuppe der Gebärmutter selbst war 39mal verletzt, 6mal lag die Perforation am Fundus mehr nach vorn und 12mal nach hinten zu.

An zweiter Stelle stehen die Verletzungen des Corpus uteri. Wir zählen im ganzen ihrer 34. Davon entfallen 18 auf die Körpervorderwand, 14 auf die Hinterwand und 2 auf die Seitenkante des Corpus.

Auf die Cervix entfallen im ganzen 15 Perforationen. Sie liegen am häufigsten in der Seitenwand des Halskanales, in unserem Material 11mal, 1mal in der Vorder- und 3mal in der Hinterwand.

In nicht weniger als 8 Fällen wies die Gebärmutter mehrfache Perforationsöffnungen auf, und zwar war sie in 6 Fällen 2mal perforiert, in 2 Fällen sogar 4mal, worunter sich allerdings einer findet, der neben einer Scheidengewölbsperforation 4 Perforationsöffnungen des Körpers aufwies, die wenigstens zum Teil auf dem Boden der eitrigen Einschmelzung des Körpergewebes bei bestehender Gassepsis entstanden sein konnten (Fall 45). Unter diesen 8 Fällen mehrfacher Perforation sind auch 2 von Perforatio uteri deficiente graviditate, die einiges Licht auf die recht unzarte Führung der Instrumente durch die Ärzte werfen. Dasselbe gilt auch von der Beobachtung Fall 61, die eine instrumentelle Zerreißung — so drücken sich die Obduzenten aus — eines 5 Monate schwangeren Uterus betrifft.

Nicht minder wichtig ist eine weitere Gruppe von Beobachtungen von Uterusperforationen im Verein mit Verletzungen der Cervix, die zwar nicht die ganze Wand des Halskanals durchsetzen, aber immerhin seichtere oder tiefere Risse im Halskanal bedingen. Wir haben 9 solcher Fälle zu verzeichnen, in denen die Obduktion neben der Uterusperforation 6mal Verletzungen des Halskanals selbst in Form meist seitlicher Zervixrisse, 2mal Quetschungen der Gegend des inneren Muttermundes und einmal eine nichtperforierende Verletzung der Hinterwand aufdeckte. Sie sind als Ausdruck brüsker Dilatation des Halskanals zu werten, besonders dort wo sie umfänglicher sind wie in den Fällen 36, 52 und 99. Sie durchsetzen entweder seine ganze Länge oder reichen gar vom Scheidengewölbe bis ins Parametrium. Damit stimmt überein, daß es sich um durchwegs einzeitige, überstürzte Erweiterungen handelt.

Der Sitz der Verletzungen des Uterus ist von verschiedenen Umständen abhängig. Zunächst von den verletzenden Instrumenten, dann aber auch von der die Instrumente führenden Hand und weiter von der Lage des Uterus. Hat jemand ein Material von Uterusperforation, das sich aus kriminellen Fruchtabtreibungen zusammensetzt, deren Urheber Laien, allenfalls die geschwängerten Frauen selbst sind, so fällt der Sitz der Verletzung anders aus, als wenn wir es mit einem Material zu tun haben, in dem die Uterusperforation durch wissende Hebammen oder gar durch Ärzte bedingt ist. In seiner

klassischen Darstellung über die Fruchtabtreibung erörtert FRITSCH den
Sitz der Verletzung und seine Abhängigkeit von der Form des Instrumentes
und der Hand des Abtreibers und kann dabei zeigen, daß die gerade
Nadel oder überhaupt ein gerader Gegenstand, der von Laienhand geführt
ist, einfach geradeaus gestoßen wird, während die Hebamme, den Muttermund wohl kennend, den Halskanal passiert und das Instrument vorsichtig oder auch unvorsichtig nach oben schiebt. Es ist recht bezeichnend,
daß wir in unserem Material überhaupt nur eine einzige Verletzung vom
Scheidengewölbe aus finden, die in früherer Zeit zu den häufigeren Verletzungen gehörten (Fall 45). Für unsere Verhältnisse sind auch die Verletzungen im untersten Drittel des Zervikalkanals nicht häufig, da eben
Selbstabtreibungen und kriminelle Eingriffe durch gänzlich unkundige
Personen die Ausnahme bilden.

Da in unseren Beobachtungen der Löwenanteil der Uterusperforationen durch Ärzte verursacht ist und nächst diesen durch Hebammen,
so muß auch die große Mehrzahl der Verletzungen im Uteruskörper
gelegen sein, die durch alle in Gebrauch stehenden Instrumente hervorgerufen werden können.

Weitaus am häufigsten ist, wie bereits erwähnt, die Fundus-
perforation aufzufinden. An ihr sind der Hegarstift 2mal, die Kornzange 4mal, die Schultzezange 9mal, die Kürette 8mal, stabförmige
Instrumente 2mal, Katheter 1mal, unbekannte Instrumente 19mal,
Einspritzungen 2mal, beteiligt, in weiteren 10 Fällen lassen wir es un-
entschieden, ob die Perforation durch den Hegarstift, die Kornzange,
durch Küretten oder Faßinstrumente erzeugt wurde.

Die Korpusperforationen kommen durch alle Instrumente, die
wir erwähnt haben, vor: sie sind durch den Hegarstift 3mal bedingt,
durch die Kürette 2mal, Kornzange 4mal, durch die Schultzezange 9mal,
durch Sonde 1mal, Katheter 1mal. Einmal war es ein gläsernes Mutterrohr. 5mal läßt sich nicht erweisen, welches der verwendeten Instrumente das Corpus perforierte und 7mal waren es unbekannte Instrumente überhaupt, in denen meistens Abtreiberinnen das Corpus
perforiert haben.

Die ärztlichen Perforationen im Halskanal sind in der Mehrzahl
vorbereitende Perforationen und durch Erweiterungsinstrumente, in
unseren Beobachtungen Hegarstifte bedingt. Uns liegen zunächst 7 Cervix-
verletzungen als für die Hegarverletzungen typisch vor. Außer
diesen wurden aber auch 3 durch zangenartige Instrumente erzeugt. In
den restlichen 5 Fällen ist das perforierende Werkzeug nicht sicher
festzustellen gewesen.

Wie wir schon hervorgehoben haben, hat sich also der Sitz der Verletzungen seit den Zusammenstellungen aus früherer Zeit verschoben, er
ist fundalwärts gerückt, was eben mit der Handhabung der Instrumente
durch Ärzte und dem entschiedenen Zurücktreten der Fruchtabtreibung
durch unkundige Laien bedingt ist.

Begreiflicherweise haben wir uns bemüht, neben dem Sitz auch das
Aussehen der Verletzungen mit dem verwendeten Instrument zu ver-

gleichen. Daß das Aussehen der Uteruswunde nur ausnahmsweise einen Hinweis auf die Form des Werkzeuges gestattet, ist zu allgemein bekannt, als daß wir uns darüber verbreitern würden. Höchstens dann, wenn ein schmales stabförmiges Instrument — etwa eine Sonde, ein Katheter u. dgl. verwendet worden ist — und die Perforation, kurze Zeit nachdem sie geschehen ist, dem Operateur oder dem Obduzenten sichtbar wird, höchstens dann sagen wir, kann man aus der Kleinheit der Verletzung allenfalls bejahen, daß eine Sonde oder ein anderes dünnes Instrument die Verletzung erzeugt hat. Kommt es aber einmal zu Veränderungen an der Perforationsöffnung, zur Entzündung mit Schwellung der Wundränder, oder gar zur Jauchung, zu Gewebszerfall, so ist die Form der Verletzung so verändert, daß sie keinen Schluß mehr auf das verletzende Werkzeug gestattet.

Auf diese Weise kann sie, obwohl ursprünglich klein, an Umfang beträchtlich gewinnen, namentlich in jenen Fällen, in denen zwischen dem Zeitpunkt der entstandenen Verletzung und dem Tode ein längerer Zeitraum verstrichen ist, ohne daß die perforierende Verletzung chirurgisch behandelt worden wäre (s. Fälle 34, 37, 39, 70).

Für unser Material von Uterusperforationen, das sich in 70% auf ärztliche Perforationen erstreckt, sind hinsichtlich der Form der Verletzung, wenn überhaupt charakteristische Formen genannt werden können, solche in der Überzahl, die sich als große, umfängliche, oft für den Finger durchgängige, meistens mit fetzigen Rändern versehene Wunden darstellen.

Nur ganz ausnahmsweise finden sich perforierende Öffnungen in der Gebärmutter, welche vom Obduzenten, bzw. den Operateuren als Lücken, also als kleine Öffnungen beschrieben sind. Hierher gehört die einzige Sondenperforation (Fall 97) mit einer ganz kleinen Öffnung, ferner 3 Fälle von Perforation mit nicht mehr als 4 bis 5 mm im Durchmesser oder linsengroße Perforationen, und solche, die bereits in Verheilung begriffen waren. Bezeichnenderweise sind die kleinen Perforationen, abgesehen von den erwähnten Fällen der Sonde und einer linsengroßen Perforation mit . kleiner Kürette, von Hebammenhänden mit Kathetern, wie es ja in Wien üblich ist, ausgeführt.

Die großen zerfetzten Perforationsöffnungen, die mehrere Zentimeter im Durchmesser halten, öfter dreistrahlig sind, wiederholt 4 und 5 cm, ja mehr im Durchmesser aufweisen, oft für den Finger, manchmal sogar für den Daumen durchgängig sind, sind Erzeugnisse ärztlicher Instrumente. Man könnte glauben, daß eine spitze Kornzange schmälere Verletzungen setzen muß, als eine breitmaulige Abortuszange. Das trifft · aber nicht immer zu, da offenbar mit dem Werkzeug mehrmals zugefaßt und die Verletzung auf diese Weise vergrößert wird. Seltenheiten sind dann noch instrumentelle Zerreißungen der Gebärmutter, die so zahlreiche, ineinander übergreifende Risse aufweisen, daß der Hergang der Perforation und der Verlauf des Kanals auch am Leichentische nicht mehr feststellbar ist. Der Typus einer solchen, der Hand eines Operateurs gerade kein rühmliches Zeugnis ausstellenden Verletzung, ist der bereits erwähnte Fall 61.

Hegarperforationen zeigen, sofern sie den Halskanal perforieren, meist Längsschlitze oder Längsrisse, manchmal aber auch mehr rundliche Lücken — diese im Corpus — die bei höheren Nummern der Stifte beträchtliches Kaliber annehmen. So sind in unseren Beobachtungen bis für den Daumen durchgängige Hegarperforationen beschrieben. Schließlich können Hegarperforationen auch Längsrisse verursachen, die vom äußeren Muttermund bis ins Corpus hineinreichen, den Uterus also seitlich gleichsam aufklappen. Auch hiefür bringen wir Beispiele (Fälle 42 und 47).

Es liegt auf der Hand, daß, abgesehen von dem Sitze, auch die Form und die Größe der Uterusperforation für die Folgen bedeutungsvoll ist. Sitz und Größe können zunächst einmal durch ihre Lagebeziehung zu den großen Gefäßen (z. B. Seitenkante des Uterus) hinsichtlich der Gefahr der Blutung verhängnisvoll werden, große Perforationen werden naturgemäß auch bei Sitz im Corpus oder Fundus zur Eröffnung von mehr Blutgefäßen Anlaß geben und unebene, rissige Ränder werden ebenso wie große Perforationsöffnungen für die Ausbreitung von Infektionskeimen einen besonders günstigen Nährboden schaffen.

Bis jetzt war immer nur von der auf der Oberfläche des Uterus sichtbaren Verletzung die Rede und auch in den Beobachtungen aus dem Schrifttum dreht es sich meist nur um die Beschreibung der Perforationsöffnung. Wer unsere pathologisch-anatomischen Befunde aber genau verfolgt, dem muß auffallen, daß den Perforationsöffnungen vielfach zerrissene Gänge oder weitläufige Kanäle in der Uteruswand entsprechen. Es muß nicht immer in derartigen Fällen die Perforationsöffnung deswegen fetzig oder unregelmäßig gestaltet sein. Solche Kanäle aber mit ihren Winkeln und Buchten sind gefährliche Quellen der Infektion.

Natürlich wird durch diese Umstände auch die Therapie der Uterusperforation beeinflußt, worauf wir noch zurückkommen werden.

Die Uterusperforation ohne Nebenverletzungen

Von den 100 unserer Abhandlung zugrundeliegenden Fällen von Uterusperforationen sind 55 einfache Perforationen des Uterus ohne Nebenverletzungen irgendwelcher Art. Die restlichen 45 sind durch Nebenverletzungen kompliziert. Wie wir wiederholt ausgeführt haben, sind Ärzte 71 mal an der Uterusperforation beteiligt. 4 mal allerdings kann vorher eine Perforation von anderer Hand gesetzt worden sein, worauf dann ohne Kenntnis dieser allenfalls schon bestehenden Verletzung von den Ärzten mit Instrumenten ausgeräumt und dabei einmal durch den Arzt der Darm vorgezogen und verletzt wurde (Fall 18).

Rechnen wir füglich 3 Fälle ab, so bleiben mindestens 67 durch Ärzte gemachte Perforationen.

27 mal perforierten Ärzte ohne Nebenverletzung
40 ,,   ,,   ,, mit   ,,
26 ,,   ,,   kriminelle Abtreiber ohne Nebenverletzung
 3 ,,   ,,   ,,   ,, mit   ,,

Vergleicht man diese Zahlen hinsichtlich der Nebenverletzungen miteinander, so wird man erst der enormen Gefahren der instrumentellen, durch Ärzte bedingten Uterusperforation vollauf bewußt. Das Verhältnis der ohne Nebenverletzungen gesetzten ärztlichen Perforationen zu denen mit Nebenverletzungen durch Ärzte verhält sich wie 27 : 40, d. h. die Zahl der von Ärzten verursachten komplizierten Uterusperforationen ist ungleich größer als der einfachen Uterusperforationen durch ärztliche Hand. Wie anders dagegen gestaltet sich dasselbe Verhältnis bei den Abtreiberinnen einschließlich der Selbstabtreibungen, die doch sicherlich eine gewisse Gefahr hinsichtlich der Nebenverletzungen bedeuten. Hier ist es 3 : 26, d. h. auf 9 einfache Abtreibungen kommt eine einzige Nebenverletzung. Angesichts solcher Zahlen, die man den jungen Ärzten einprägen müßte, weil sie wirklich beweisend sind, können wir es wenigstens nicht verstehen, daß man allerorten der instrumentellen Abortbehandlung das Wort redet. Es ist traurig, daß die Worte eines Bumm in der Berliner gynäkologischen Gesellschaft im Jahre 1908 sozusagen tonlos verhallt sind, als er anläßlich der Mackenrodtschen Demonstration einer Uterusperforation mit Ausreißung von 2½ m Dickdarm durch zwei geübte praktische Ärzte sagte: „Die Ärzte sind die Opfer ihrer Instrumente geworden. Solche Verletzungen werden solange vorkommen, als erlaubt ist, mit einem zangenartigen Instrument in den Uterus einzugehen und blindlings zuzufassen. Und mag einer noch so geübt sein, wenn er solche Instrumente gebraucht, kann ihm jeden Tag ein Unglück passieren. Man sollte deshalb immer dringender lehren, beim Ausräumen von Abortresten erst immer einen Finger einzuführen und mit diesem erst alles loszulösen und herauszubefördern, die kleinen Reste, die mit einem Finger nicht gelöst werden können, lassen sich mit einer großen Kürette entfernen. Man kann auch mit der Kürette verletzen, aber dann, wenn sie genügend groß ist, nicht leicht und jedenfalls nicht in der Weise wie mit der Abortzange.“

Die Instrumente, mit denen einfache Uterusperforationen durch Abtreiber vorgekommen sind, sind der Natur der Sache nach zum großen Teil unbekannt. Die meisten der hieher gehörigen Verletzungen sind ja durch Abtreiberinnen bedingt, die sich in Wien wenigstens meist des halbsteifen männlichen Harnröhrenkatheters bedienen. Ein Glas-, ein Metallkatheter, ein Mutterrohr, das ist so ziemlich alles, was wir über die perforierenden Instrumente durch kriminelle Abtreiberinnen, bei Selbstabtreibung und allenfalls bei Gelegenheitsabtreiberinnen in Erfahrung bringen konnten.

Über die Instrumente, die von Ärzten gehandhabt wurden und unkomplizierte Verletzungen setzten, ist das Folgende zu berichten:

Bei den **einfachen** Perforationen wurden von den **Ärzten** folgende Instrumente verwendet:

Perforierendes Instrument	Außerdem verwendetes Instrument	Anzahl der einf. Perforationen	Anzahl der damit erzeugten Perforationen insgesamt
Hegar	—	3	3 Hegarperforationen (allein) insges.
Kürette.......	—	12	12 Kürettenperforationen insges.
Sonde	—.	1	1 Sondenperforation insges.
Schultze	—	2	6 Schultzeperforationen insges.
Kornzange	—.	1	5 Kornzangenperforationen insges.
Hegar	Schultze	4	5 Hegar-Schultzeperfor. insges.
Hegar	Kürette	1	1 Hegar-Küretteperforat. insges.
Schultze	Hegar	3	10 Schultze- Hegarperforat. insges.

Auf Grund dieser Zusammenstellung zeigt sich, wie nicht anders zu erwarten war, daß die Kürette und der Hegarstift am häufigsten an der einfachen Uterusperforation beteiligt sind. Man muß aber in Erwägung ziehen, daß diese Zahlen in hohem Maße davon abhängen, ob die Perforation, nachdem sie mit dem betreffenden Instrument, dem Hegarstift bzw. der Kürette geschehen war, gleich erkannt wurde oder nicht. Denn das Erkennen bedeutet in den allermeisten Fällen das Unterlassen jedweder weiteren instrumentellen Handlung am Uterus. Das Nichterkennen aber ist meist gleichzusetzen einer Verwendung von Faßzangen. Darum sind diese Zahlen Zufallszahlen; nur dort wären sie ein Anhaltspunkt für die Häufigkeit beispielsweise der Kürettenperforation, wo sie als einziges Instrument regelmäßig verwendet wird. Das ist aber in unseren Beobachtungen durchaus nicht der Fall. Wir haben vielmehr den Eindruck, daß in manchen der von uns berichteten Fälle jedes Instrument, das der Arzt überhaupt in seinem Instrumentarium hat, für die Ausräumung benützt wird, sozusagen unter der Devise, geht's mit dem nicht, geht's mit dem anderen.

Die durch Nebenverletzungen komplizierten Uterusperforationen

Unter den 67 zweifelsohne durch ärztliche Hand bewirkten Uterusperforationen sind nicht weniger als 40 Fälle aufzufinden, die von Verletzungen der Nachbarorgane des Uterus begleitet sind. Sie betreffen die **Gedärme**, deren **Gekröse**, das **große Netz**, das **Bauchfell** und allenfalls die unter ihm hinwegziehenden **Gefäße**, die **Anhänge** der **Gebärmutter** und den **uropoetischen Apparat**.

Die größte praktische Bedeutung kommt der besonders häufig sich ereignenden Verletzung des Darmrohres, sei es im Bereich des Dünndarms, sei es im Dickdarmabschnitt, zu.

Wir zählen nicht weniger als 21 Verletzungen des **Dünndarms**, von denen 3 sich auf Suffusionen, Gekröserisse und Serosa- bzw. Muskularis-

wunden beschränken, also prognostisch unvergleichlich weniger bedeutungsvoll sind, als die restlichen 17 schweren, ja schwersten Dünndarmverletzungen. Wir errechnen ferner nicht weniger als 18 Verletzungen des
Dickdarms, von denen 6 sich wieder auf oberflächliche Verletzungen
beschränken, womit aber immerhin die respektable Zahl von 12 den
Dickdarm eröffnenden, zum Teil unerhörten Verletzungen bleiben.

Von den Dünndarmverletzungen ist es, wie bekannt, meist das
untere Ileum, welches dem Faßinstrument zum Opfer fällt. Aber auch
mittleres Ileum und einmal Ileum und Jejunum sind in unseren Beobachtungen verletzt worden. Nicht weniger als viermal sind mehrfache
Zerreißungen des Ileums beschrieben, kleinere und größere kommen
ebenso vor, wie ganz gewaltige Verletzungen. Wir unterscheiden zwischen
Einreißung des Darmes mit Eröffnung des Darmlumens und Abreißungen
desselben vom Gekröse, verfügen jedoch über keinen Fall, in dem die Abreißung des Ileum nicht zugleich mit einer Eröffnung des Darmes verbunden gewesen wäre. Daß sehr beträchtliche Darmpartien funktionsun-
fähig werden, geht daraus hervor, daß wir

einmal   50 cm (8),
einmal   75 cm (64),
einmal 110 cm (1),
einmal 250 cm in 3 Partien (11),
einmal 270 cm (33)

Darm abgerissen bzw. reseziert finden.

Im Fall 11, der von RICHTER ausführlich mitgeteilt worden ist,
betrug die Länge des abgerissenen Dünndarmes — gemessen nach dem
resezierten, entfalteten, dünndarmlosen Gekröse — etwas mehr als
4 m! Der Dünndarm war von dem Arzt weit vorgezogen, für die
Nabelschnur gehalten (Grav. mens. III!) und mit der Schere abge-
schnitten worden.

Unsere eigenen Beobachtungen stehen aber durchaus nicht an der
Spitze hinsichtlich der Länge des resezierten Darmstückes. Sie werden
von jenen Fällen übertroffen, in denen $7^1/_2$ bis 5 m Dünndarm abgerissen worden waren. Einschlägige Mitteilungen stammen von MENGE,
A. MÜLLER, SELLHEIM, FIEDLER, MATHEI und SCHUGT. An diese reihen
sich — in einigem Abstand — die von ASCH und SSADOWSKI berichteten
Fälle, in denen die operative Entfernung von rund 3 m Dünndarm
nötig wurde.

Wiederholt finden wir den Darm in der Uteruswunde eingeklemmt,
eine Erscheinung, die sowohl am nichtschwangeren Organ, wie am
schwangeren Uterus vorkommt. Vielleicht ist der Tonus des nichtschwangeren Uterus dazu eher befähigt, den Darm zu inkarzerieren, eine
Ansicht, für die wir in der Literatur Stützen finden, wobei wir an zwei
einschlägige, von SIGWART und SCHMID mitgeteilte Fälle von perforatio
uteri deficiente graviditate erinnern, in denen der Darm eingeklemmt war.
Dieses Vorkommnis wird ja auch prognostisch insofern nicht ungünstig
gewertet, als mit der Einklemmung eine Ausstreifung des Darminhalts

verbunden ist und eine Verunreinigung der Bauchhöhle durch den Darminhalt vielleicht eher vermieden werden kann (EICHLAM).

Daß Gekröserisse sich wiederholt nebst den Zerreißungen und Abreißungen des Dünndarms finden, ist ohneweiters selbstverständlich, wird aber dort bedeutungsvoll, wo größere Gefäße verletzt werden, wie in dem Fall 11, in dem bei der Operation noch spritzende Mesenterialgefäße gefunden wurden, ein Vorkommnis, das den Tod durch Anämie beschleunigt hat.

Ob die Perforation des Uterus im Falle einer Darmverletzung nun mit dem Hegarstift geschehen ist, oder mit einem Faßinstrument, ist für die Verletzung des Darmes gleichgültig. Es kommt kein Fall vor, in dem eine perforierende Darmverletzung nicht durch ein Faßinstrument (Kornzange oder Schultzezange) erzeugt worden wäre. Wir halten die Verwendung der Kornzange ceteris paribus für weit gefährlicher als die der Schultzezange, bemerken aber, daß jene Art der Handhabung der Schultzezange oder der Winterschen Abortzange, wie sie in unseren Beobachtungen geübt wird, sich an Gefährlichkeit durchaus nicht von der Kornzange unterscheidet, ja daß sie vielleicht durch ihre größere Massigkeit sogar noch wüstere Verletzungen anstellen kann. In allen Fällen ist sie ja niemals zur Entfernung gelöster oder gar schon vor dem inneren Muttermund liegender Eiteile verwendet worden, sondern mit ihr wurden, wie man getrost behaupten kann, Foetus oder Placenta oder beide natürlich ohne vorherige Lösung herausgerissen. Ein einzigesmal wurde in den angezogenen Fällen nur mit einer Kürette und dem Hegarstift gearbeitet und trotzdem so schwere Quetschungen (aber nicht eröffnende Verletzungen) des Darmes gesetzt, daß reseziert werden mußte. Damit ist doch die geringere Gefährlichkeit der Kürette hinsichtlich der Nebenverletzungen erwiesen.

Genau der gleiche Hergang bezüglich der Darmverletzung gilt für den Dickdarm. Von einer Verletzung durch einen Katheter, bei dem die Serosa der S-Schlinge und die Muscularis bis auf die Schleimhaut zerwühlt wurde, abgesehen, sind nur Faßinstrumente ursächlich an der Dickdarmverletzung beteiligt. Am häufigsten betroffen ist die S-Schlinge, die bei Fundusperforationen und Perforationen der Hinterwand des Corpus leicht getroffen wird. Nächst der S-Schlinge ist es das Rectum, welches 3mal zerrissen wurde, während die S-Schlinge nicht weniger als 9mal verletzt erscheint. Das Coecum ist einmal in 7 cm Länge und 5 cm Breite zerfetzt, einmal der Processus vermiformis ausgerissen, einmal die Serosa des Wurmfortsatzes verletzt. Das Ausreißen des Processus vermiformis scheint übrigens eine ganz typische Perforationsfolge zu sein, wie aus mehrfachen Literaturberichten hervorgeht (PALM, BRAUDE). Von leichteren Verletzungen, die nur die Serosa und Muscularis betreffen, bzw. in Ausreißung einer Appendix epiploica bestehen, verzeichnen wir 6 Fälle. Geradezu charakteristisch für die Dickdarmverletzungen ist ihre unregelmäßige Zerreißung, die, wenn man die Obduktionsbefunde liest, es geradezu schwer macht, die Organgrenzen überhaupt zu erkennen. Ebenso bezeichnend sind

die queren Abreißungen des Rektums, die wir nicht weniger als dreimal in unserem Material finden. Ganz schrecklich liest sich Fall 54,
mit der queren Abreißung des Rektums und der Aushülsung des
Schleimhautrohres des absteigenden Dickdarms bis über die Flexura
lienalis hinaus. Der Darm war von zwei praktischen Ärzten durch die
5 Monate schwangere Gebärmutter hindurchgezogen worden und stellte
eine über 1 m lange inkarzerierte Schlinge dar. Bei der Laparotomie
fanden die Spitalsärzte den Foetus noch lebend an! Die Frau sollte wegen
Blutung (?) bei uneröffnetem Halskanal in einer Sitzung ausgeräumt werden,
doch waren die Ärzte über die Ausreißung einer fötalen Extremität nicht
hinausgekommen, als sie den Darm herauszogen! Dieser Fall findet ein
Seitenstück nur mehr in den von MACKENRODT und SCHWEITZER demon-
strierten Fällen mit Ausreißung von 2,24 m, bzw. fast 1 m Dickdarm,
gelegentlich einer Abortausräumung mit der Abortuszange. Im Falle
MACKENRODTs dürfte allerdings die ursprünglich herausgerissene Partie
der Darmschleimhaut kürzer gewesen sein, als in unserer Beobachtung,
denn MACKENRODT gibt an, daß das ursprünglich 30 cm lange Schleimhautrohr durch Ausziehen in die Länge und Verstreichen von Falten die
enorme Länge von 2,24 m erreicht hat. Dieses Ereignis war zwei geübten
praktischen Ärzten passiert. In dem von SCHWEITZER mitgeteilten Fall
war die Schleimhaut des S-Rom. als dünner Strang durch den Uterus zur
Vulva hinausgezogen und so bis zu einer Länge von fast 1 m ausgezerrt.
Besonders selten sind Verletzungen des Dünn- und Dickdarms zugleich. Derartige Beobachtungen sind von KOBLANCK, FEHIM (BUMMsche
Klinik) und SCHÄFER mitgeteilt worden.

Von den Verletzungen des Netzes, deren wir 6 zählen, ist hervorzuheben, daß die anzuschuldigenden Instrumente nur zweimal Faßzangen sind, während dreimal Küretten und einmal ein unbekanntes
Instrument verwendet wurden. Wieder sieht man hier die verhältnismäßige Gutartigkeit der Kürettenverletzungen, die sich auf Schindungen
und Quetschung des Netzes beschränken. Ganz eigentümlich ist Fall 10,
in dem fast das ganze Netz durch die Zervixverletzung hindurchgezogen
worden war. Daß dem Arzt nicht schon ein Netzzipfel für die Diagnose
Uterusperforation genügte, ist immerhin recht merkwürdig.

Die Verletzungen des Peritoneums werden am besten zugleich mit
den Verletzungen großer, gedeckt liegender, also retroperitonealer Gefäße besprochen. Eine Zerreißung des Peritoneums über der fossa iliaca
mit Abhebung der S-Schlinge hat nicht zur Verletzung größerer Gefäße
geführt. Im Fall 3 hatte der Operateur mit der Abortuszange nicht bloß
den Mastdarm zerrissen, sondern überdies noch das Peritoneum über dem
Sacrum zerfetzt, so daß im Grunde der handflächengroßen Wunde die
Bandscheibe des Promontoriums von blutig infiltriertem Zellgewebe bedeckt zutage lag!

In den übrigen Fällen sind venöse Gefäße angerissen worden. Etwas
ganz Seltenes stellt Fall 29 dar, mit einer hellerstückgroßen Eröffnung der
Vena iliaca, aus der die Verblutung erfolgte und eine ähnliche, ebenfalls
ein großes venöses Gefäß betreffende Verwundung ist in Beobachtung 42

verzeichnet, wo der zugezogene Chirurg bei der Laparotomie aus einer kleinfingerdicken Vene der Beckenwand das Blut fließen sah. Im Fall 93 war die mittlere Kreuzbeinvene zerrissen worden.

Das Fassen und Ausreißen des Ovariums, wie es in unserer Beobachtung 9 mit der Schulzezange geschah, steht nicht vereinzelt da. Haben doch STOECKEL und EBERHART derartige Beobachtungen mitgeteilt. Während die Erkennung des Ovariums leicht ist, kann die Erkennung der Tube insofern auf Schwierigkeiten stoßen, als sie mit der Appendix verwechselt werden kann. So war auch EBERHARTS Fall. Suffusionen der Adnexe haben wir in unseren Beobachtungen einmal zu verzeichnen, zugleich mit Suffusionen des Netzes, in welchem Falle diese Veränderungen offenbar durch die Spitalsärzte entstanden waren, die zwar vielleicht nicht perforiert, aber die allenfalls von anderer Hand gesetzte Perforation in ihrer Form verändert haben dürften. Ein recht seltenes Ereignis beleuchtet Fall 65, in welchem mit der Kürette eine Tuboovarialzyste kürettiert worden war, nachdem mit dem Hegarstift die Cervix durchstoßen wurde.

Eine kurze Sonderbesprechung verdienen die parametranen Hämatome als typische Folgen von seitlichen Perforationen der Cervix. Wir verfügen über zwei derartige Fälle (Fall 21 und 2). Beide waren durch Hegarstifte erzeugt. Fall 21 möchten wir ganz besonders hervorheben, da er zu den größten Seltenheiten zählen dürfte.

Bei der 3 Monate schwangeren Frau hatte sich nach der Perforation eine Geschwulst über der Symphyse gebildet und 5 Stunden später fand sich ein bis zur Nabelhöhe reichender Tumor, durch den der Uteruskörper bis unter den Rippenbogen hinaufgeschoben war! Diese Erscheinungen waren durch ein bis ins Nierenlager reichendes Hämatom bedingt. Im anderen Falle hielt sich das Hämatom im Ligamentum latum in jenen Grenzen, wie man sie gelegentlich eben sieht. Daß sich die Frucht oder Teile derselben in einem solchen Hämatom finden, ist zwar nichts Häufiges, aber wiederholt beobachtet. In unseren Fällen war es in der angezogenen Beobachtung 2 der Fall.

Daß eine solche Frucht, wenn sie zerstückelt ist, im Parametrium rasch faulen und deshalb bei einem unerfahrenen Obduzenten die Meinung erwecken kann, der Eingriff, bei dem die Perforation erfolgte, liege um Wochen zurück, sei nebenbei erwähnt. Ein Fall, den PEHAM und KATZ zu begutachten hatten, gab den Obduzenten einer Kleinstadt wegen des faulen Zustandes der Frucht zum Gutachten Veranlassung, der Eingriff müßte 2 bis 4 Wochen vorher geschehen sein, wiewohl er sich tatsächlich wenige Tage vor dem Tod ereignet hatte und von einem Mediziner ausgeführt worden war.

Eine verhältnismäßig geringe Rolle spielen unter unseren 100 Beobachtungen von Uterusperforationen solche mit Verletzungen des uropoetischen Apparates. Wir können nur zwei einschlägige Fälle mitteilen. Fall 42 stellt eine Zervixperforation durch den Hegarstift, vielleicht auch durch nachher eingelegte Laminaria dar, die zu tief in den Halskanal eingeschoben worden waren und erst nach Muttermundsdiszissionen von dem praktischen Arzt entfernt werden konnten. Die Perforation war verkannt und mit der Schultzezange der Ureter auf 27 cm Länge ausgerissen worden. Sogar diese Verletzung hätte durch die chirurgische Behandlung, die der Frau zuteil wurde, noch zu einem guten Ende führen können, wenn nicht gleichzeitig die Zerreißung eines großen Gefäßes an der Beckenwand den Verblutungstod nach sich gezogen hätte. Außer diesem Fall von Ureterausreißung durch einen Arzt ist nur noch ein weiterer durch den Bericht WERTHEIMS bekannt geworden.

Wir haben schon hervorgehoben, daß wir die zweite hiehergehörige Verletzung (Fall 85) eher als Selbstabtreibung oder als Eingriff durch eine Gelegenheitsabtreiberin auffassen, da Verletzungen des Blasenscheitels — derselbe war hier zweimal perforiert — durch Ärzte kaum vorkommen dürften. Solche Blasenverletzungen sind in älteren Mitteilungen über Uterusperforation bei kriminellen Eingriffen durch unkundige Hände nichts ganz seltenes, kommen aber auch heute noch vor, wie ein neuerdings von SALOMON mitgeteilter Fall von zahlreichen Blasen- und Mastdarmverletzungen durch Selbstabtreibung mit einer Stricknadel beweist, der übrigens offenbar infolge der Zartheit des Instrumentes ohne Fistelbildung bei konservativer Behandlung ausheilte. Ähnlich war es in dem von HORNUNG beschriebenen Fall.

Perforatio uteri deficiente graviditate beim Tentamen abortus provocandi

Unter unseren 100 Fällen von Uterusperforation finden sich nicht weniger als 6 Beobachtungen, in denen mit Sicherheit das Fehlen einer Schwangerschaft, sei es schon makroskopisch, sei es histologisch, entweder am exstirpierten Uterus oder am Obduktionstisch bewiesen werden konnte. Zwei weitere Fälle, die histologisch nicht untersucht wurden, lassen es zumindestens wahrscheinlich erscheinen, daß die betreffenden Frauen nicht gravid waren. Von diesen Frauen waren 3 ledig, 5 verheiratet. Mag die Ledigen die Furcht vor Schimpf und Schande wegen des unehelichen Kindes, die Verheirateten eine unerwünschte Vermehrung des Kindersegens oder eine zu spät gekommene Schwangerschaft zu einem Eingriff verleitet haben, item, in allen Fällen waren es wohl Störungen der Periode, auf die die Frauen so viel Gewicht legten, daß sie sich zu einem Eingriff entschlossen. Über das Tentamen abortus provocandi deficiente graviditate ist neuerdings viel in der Literatur geschrieben worden, seitdem besonders F. v. NEUGEBAUER, PERCHÉVAL, KERMAUNER, SPINNER auf die große Häufigkeit und Bedeutung dieser Erscheinung gebührend hingewiesen haben. Und erst in jüngster Zeit hat HOFSTÄTTER zu diesem Thema eine Studie geliefert. Für uns sind hauptsächlich jene Fälle von großem Interesse, in denen die Frau in der Meinung schwanger zu sein, den Versuch der Abtreibung einer gar nicht vorhandenen Frucht mit einer Uterusperforation bezahlt. Diese Sonderfälle aus dem Kapitel Tentamen abortus provocandi deficiente graviditate sind besonders tragisch. SPINNER hat aus der Literatur über 100 Fälle von Abtreibungshandlungen bei eingebildeter Schwangerschaft zusammengestellt, darunter auch solche mit Uterusperforation. Es sind auch Beobachtungen bekannt, in denen bei nichtgravidem Uterus der Darm vorgezogen und verletzt wird. So hat H. H. SCHMID zwei einschlägige interessante Fälle von Uterusperforation mit Darmverletzung aus der Prager deutschen Universitäts-Frauenklinik mitgeteilt. In dem einen Fall kam die Frau mit dem Leben davon, im zweiten erlag sie der schweren Verletzung. Auch SIGWART und SCHÄFER haben über solche schwere Verletzungen bei Uterusperforation ohne Bestand einer Schwangerschaft berichtet.

Besonders lehrreich ist der Fall von SIGWART, der eine 27jährige ledige Nullipara betrifft, die sich wegen einmaligen Ausbleibens der Periode bereits von einer dritten Person durch Sondierung und Einspritzung in den Uterus die vermeintliche Schwangerschaft beseitigen lassen wollte. Als sie blutete und wegen dieser Blutung den Arzt aufsuchte, passierte dem Operateur das Unglück, daß er den kleinen Uterus für die Cervix hielt und den Widerstand des Fundus für den des inneren Muttermundes nahm und so eine fundale Perforation setzte. Durch diese zog er, ohne digital nachzutasten, mit einer Abortzange über $^1/_2$ m Dünndarm heraus. SIGWART konnte die Frau durch Darmresektion, Uterusnaht und extraperitoneale Verlagerung des Uterus vor dem Tode erretten. Interessant ist, daß der Darm so fest in der Uteruswunde eingeklemmt war, daß er erst nach operativer Spaltung desselben beweglich wurde.

In dem zweiten von SIGWART mitgeteilten Fall waren die Verletzungen an dem nicht schwangeren Uterus ganz unerhörte. Außer 3 Perforationsöffnungen bis über Bleistiftdicke war der Uterus links und hinten fast bis zur Hälfte durchrissen und das Parametrium aufgeschlitzt. Der Stumpf der zerrissenen linken Arteria uterina wurde in den Trümmern des Parametriums spritzend gefaßt. Eine Ovarialzyste hatte zur Verwechslung mit einem Uterus gravidus geführt.

In unseren 6 bzw. vielleicht sogar 8 Fällen von Perforatio uteri deficiente graviditate war viermal die Fehldiagnose Schwangerschaft von ärztlicher Seite gestellt und perforiert worden. Zweimal war neben der Perforation auch eine Verletzung des Dünndarms geschehen, im Falle 5 war der Dünndarm in der Perforation im Fundus eingeklemmt und mußte an zwei Stellen reseziert werden. Diese Frau, sowie eine zweite, bei der der Dünndarm nach der Perforation so stark gequetscht und suffundiert war, daß man mit seiner Nekrose rechnen mußte, war nach Resektion des Darmes und Uterusexstirpation ebenfalls geheilt worden (20). In den übrigen zwei durch Ärzte bedingten Perforationen bei fehlender Schwangerschaft, blieb es bei der Perforation allein, die daran erkannt wurde, daß das Netz vorgezogen worden war. Beide Fälle verstarben (Fall 43 und 81). In Falles 41 gab ein submuköses gestieltes Myom zur Verwechslung mit einer Schwangerschaft Anlaß. Wer die Perforation vermittelte, hat sich in diesem Falle ebensowenig wie in den restlichen drei Fällen erweisen lassen, von denen einer eine 43jährige Nulligravida betrifft, die Frau eines Arztes, bei der die Perforation erst auf dem Leichentisch erkannt und das Fehlen einer Schwangerschaft festgestellt wurde (Fall 24).

Es ist interessant, daß der Sitz der Verletzung bei Fehlen einer Schwangerschaft in 8 Fällen 6mal den Fundus uteri betrifft. Wir glauben, daß die Erklärung, die zweifelsohne für den Fall SIGWARTS zutrifft, nicht allein für seinen Fall Geltung hat, sondern auch allgemeiner angewendet werden darf. Offenbar verwechseln eben die Ärzte bei mangelhafter bimanueller Untersuchung das kleine, nicht schwangere Corpus uteri mit der Cervix und perforieren das Corpus. Daß der innere Muttermund in derartigen Fällen infolge seiner natürlichen Undehnsamkeit bei Gewaltanwendung leicht verletzt werden kann, wird durch unsere Fälle 20 und 81 beleuchtet, indem jener neben einer Verletzung des Corpus eine solche in der Höhe des inneren Muttermundes, dieser neben einer Perforation des Fundus eine solche am inneren Muttermund aufwies. Es kann aber nicht verschwiegen werden, daß eine gewisse Gewalt dazu gehört, um einen gesunden, nicht schwangeren Uterus zu perforieren und daß die auffallende Unnachgiebigkeit des Halskanals dem betreffenden Arzt wohl Zweifel an der Richtigkeit seiner Diagnose Schwangerschaft wachrufen könnte.

Uterusperforation bei ektopischer Schwangerschaft

Auf ein anderes Blatt gehören die Fälle von Uterusperforation bei bestehender ektopischer Schwangerschaft. Kriminelle Abortus bei Bestand einer Extrauteringravidität sind nichts Seltenes, ebenso wie Ausräumungen der blutenden Gebärmutter und Kürettagen derselben ohne Kenntnis einer vorliegenden Extrauteringravidität allgemein bekannt sind. (F. v. NEUGEBAUER, M. HIRSCH, SPINNER u. a.) Daß es bei solchem Vorgehen, mag nun ein Eingriff wegen Blutung vorgenommen werden, mag ein solcher Eingriff zu einer Zeit geschehen, da die Schwangerschaft noch nicht gestört ist, zu einer Uterusperforation kommt, ist nicht gerade häufig. Wir selbst verfügen in unserem Material nur über einen einzigen Fall von ektopischer Schwangerschaft und Uterusperforation (Fall 78). In diesem lag eine Ovarialschwangerschaft vor.

Der Fall war von dem behandelnden Arzt für einen unaufhaltsamen Abortus gehalten und nach Zervixtamponade und Bougierung derselben mit der Abortzange ausgeräumt worden. Dabei geschah eine Perforation im Fundus mit Verletzungen des Dünndarms, aus der heraus trotz operativer Entfernung des Uterus, der linken Adnexe und Resektion des Dünndarms der Tod infolge Bauchfellentzündung erfolgte.

Die interessanteste einschlägige Beobachtung ist von KLAUBER mitgeteilt worden: Eine verheiratete Frau hatte sich im Glauben einer bestehenden normalen Schwangerschaft — tatsächlich hatte sie eine Tubar- . gravidität — mit dem Ansatz einer wahrscheinlich mit Sublimatlösung gefüllten Spritze die Uteruswand durchbohrt und den linken Ureter verletzt, der zu der einzigen noch funktionierenden Niere führte. Sie war nämlich schwer nierenkrank. Die Frau ging zu Grunde.

ENGELHORN berichtet über einen Fall von verkannter Extrauteringravidität durch einen Arzt, der in der Annahme eines dreimonatlichen intrauterinen Abortes eine Abrasio uteri nach Sondierung und Erweiterung bis

Hegar 18 vornahm und während der Operation gewahr wurde, daß er perforiert hatte. Bei der in der Klinik vorgenommenen Operation erwies sich der Uterus durch eine Extrauteringravidität nach rechts verlagert, die Perforation war auf der rechten Seite gelegen und für den Finger bequem durchgängig; Totalexstirpation, glatte Heilung.

In dem von HOFSTÄTTER mitgeteilten Fall dürfte der Arzt mit der Kornzange die Uteruswand durchbohrt und durch die gesetzte Perforationsöffnung hindurch auch die schwangere Tube aufgerissen und teilweise entfernt haben. Obwohl die Frau in elendem Zustand — ausgeblutet und septisch — operiert wurde, kam sie doch durch.

In derartigen Fällen kann man zugeben, daß bei Verkennung des vorliegenden Zustandes infolge Verziehung des Uterus oder Verdrängung leichter eine Perforation sich ereignen kann, wie dies bei den Lageanomalien des Uterus in ihrer Beziehung zur Perforation erörtert werden wird.

Heilungsvorgänge bei Uterusperforation

Über die feineren Heilungsvorgänge an perforierenden Uteruswunden liegen tierexperimentelle Studien vor. Auch die Praxis der Geburtshilfe hat an der Hand von Kaiserschnitten vielfach Gelegenheit gegeben, die pathologisch-anatomischen Geschehnisse genauer zu verfolgen. Freilich kann man Uteruswunden, wie sie nach Kaiserschnitten entstehen, nicht ohneweiters mit unregelmäßigen Perforationswunden, die bei instrumenteller Abortbehandlung die Regel sind, vergleichen. MARCHAND erörtert aber begreiflicherweise, daß Sondenperforationen des Uterus sich ähnlich verhalten können, wie glatte Stich- oder Schnittwunden. Voraussetzung hiefür ist, daß keine Infektion Platz greift.

Eine glatte Uteruswunde stellt sich nach Verklebung des serösen Überzuges durch Fibrin als feine Linie dar, die nach 5 Tagen bei stärkerer Vergrößerung noch zum größten Teil einen schmalen Fibrinstreifen aufweist. Spärliche Durchsetzung mit Leukozyten findet sich dort, wo der Streifen sich verbreitert. Sie können an einzelnen Stellen auch größere, rundliche Anhäufungen bilden. Außer den Leukozyten beschreibt MARCHAND, dem wir in der Schilderung folgen, im Fibrinstreifen und dessen nächster Umgebung größere einkernige, teils rundliche, teils spindelförmige Elemente, hie und da mehrkernige Riesenzellen. Die Bündel der glatten Muskelfasern sind teils quer, teils längs getroffen und reichen oft bis unmittelbar an das Fibrin heran. Die stark vergrößerten Muskelfasern (Kaiserschnitt am Ende der Schwangerschaft, 5. Tag post operationem) sind nur in der nächsten Nähe deutlich verändert, stellenweise gequollen, ihre Kerne unregelmäßig gestaltet oder auch ganz fehlend. Dazwischen sind Leukozytenkerne verstreut.

RIETSCHL, der eine größere Versuchsreihe über das Verhalten der glatten Muskulatur nach Verletzungen des Magens, Darmes und Uterus bei Kaninchen unternahm, sah nach 5 Tagen am Magen und Uterus in der nächsten Nähe des gesetzten Defektes große Mengen von Mitosen, in den nächsten Tagen weniger, doch fanden sich noch mäßig zahlreiche Mitosen nach 12 bis 14 Tagen in der Nähe des Defektes, nur sehr spärliche dagegen vom 17. bis zum 25. Tage. Beim Darm war die Wunde durch Bindegewebezellen am 30. Tage ausgefüllt. Mitosen fanden sich nicht mehr, eine Heilung der Wunde durch vollkommene Regeneration ist auszuschließen. Gute Heilungstendenz hat begreiflicherweise die endometriale Wunde, da ja das Endometrium wie kein zweites Organ zur Regeneration befähigt ist. Diese geht von den in der Tiefe zurückbleibenden Drüsenschläuchen aus, von denen sich zugleich auch das Oberflächenepithel wieder herstellt, während das Bindegewebe durch Wucherung der zurückgebliebenen Bindegewebszellen entsteht.

Sofern in Fällen von Uterusperforation vollkommen glatte Wunden vorliegen, was selten vorkommt, oder wenn sie nur ganz klein nach Art von Stichen sind, können im allgemeinen die angeführten Heilungsvorgänge bei Ausbleiben einer Infektion auch auf derartige Perforationen übertragen werden. Es ist auch statthaft, Fälle von Glättung unregelmäßiger Wunden durch Exzision und sorgfältige Naht in ihren Heilungsvorgängen nach den von MARCHAND geschilderten Erkenntnissen zu beurteilen. Derartige Fälle sind ja bei Operateuren, die ein konservativ operatives Vorgehen bei der Uterusperforation verfolgen, nichts Seltenes, vorausgesetzt, daß nicht zwei gefährliche Momente entweder jeglichen Ansatz zur Heilung von vornherein unterbinden, oder die Heilungstendenz schon frühzeitig wettmachen. Diese beiden Gefahren sind die Verblutungsgefahr und die Infektion. Daß aber auch bei völlig klaglosem Heilungsverlauf von gesetzmäßigen Heilungsvorgängen perforierender Uteruswunden nicht die Rede sein kann, werden wir noch dort erörtern, wo wir über die Spätfolgen der Uterusperforation zu sprechen haben.

Über das makroskopische Verhalten infizierter Uteruswunden geben die Obduktionsprotokolle ein getreuliches Bild. In ihnen sind alle Abstufungen entzündlicher Veränderung vom frühesten Beginn angefangen bis zu den höchsten Graden nekrotischen Zerfalles zu finden. Vereinzelte Fälle von Spättod zeigen auch die mehr oder weniger weit fortgeschrittenen Heilungsvorgänge an der Perforationsstelle (Fall 1, 88).

Die tödliche Uterusperforation und deren Ursachen

Wenn wir unser Material von 100 Beobachtungen nach den tödlich verlaufenen und den geheilten Fällen gliedern, wobei für die letzteren jene Vorgänge maßgebend sind, die wir eben erörtert haben, so teilen sich die 86 tödlich verlaufenen Uterusperforationen pathologisch-anatomisch nach folgenden Ursachen:

Weitaus die häufigste Todesursache ist:

die Peritonitis mit . . . . 45 Fällen
nächst dieser Sepsis oder Septicopyaemie und Peritonitis mit 10   ,,
Sepsis durch gasbildende Bakterien mit 7   ,,
Sepsis und Septicopyaemie durch andere Erreger mit . 4   ,,
Peritonitis und Ileus mit 3   ,,
Erschöpfung durch Eiterung mit 3   ,,

Den Übergang zwischen dieser großen Gruppe der Todesursachen durch Infektion und der zweiten großen Gruppe der Todesursachen durch Verblutung bilden Fälle von großem Blutverlust im Verein mit beginnender Peritonitis in 3 Fällen.

Die Verblutung ist 10 mal Ursache des Todes, wobei in einem Falle (3) an dem tödlichen Ausgang die Narkosewirkung zusammen mit dem Blutverlust nach dem Gutachten des Obduzenten entscheidend gewesen ist.

Fügen wir einen Fall von Herzlähmung bei einer im 5. Monat abortierenden Frau hinzu, die anläßlich der Lösung der Placenta perforiert wurde und deren Obduktion die typischen Veränderungen der Eklampsie, als Todesursache aber Herzlähmung ergab (Fall 72), so hätten wir pathologisch-anatomisch unsere Übersicht über die tödlich verlaufende Uterusperforation und deren Ursachen erschöpft.

Die Verblutung angehend, die als reine Verblutung 9 mal, als Verblutung und beginnende Peritonitis bzw. Verblutung und Narkosewirkung 13 mal aufscheint, ist demnach ein nicht seltenes Ereignis bei Uterusperforation. Die Ursache der Verblutung kann entweder in der Uteruswunde selbst liegen oder nicht die Uteruswunde allein, sondern die Verletzung von Gefäßen außerhalb des Uterus ist am Verblutungstode schuld.

Die Verblutung aus der Uteruswunde allein ereignet sich natürlich dann um so eher, je weiter fortgeschritten die Schwangerschaft und damit je blutreicher der Uterus ist. Demnach finden wir von den reinen Verblutungsfällen aus der Uteruswunde — 6 an der Zahl — keinen einzigen Fall in den ersten drei Schwangerschaftsmonaten.

2 Fälle waren im dritten bis vierten Monat,
3 Fälle im vierten Monat,
1 Fall im fünften Monat.

Es braucht nicht hervorgehoben zu werden, daß eine große unregelmäßige Verletzung oder gar mehrere Risse besonders leicht dieses Ereignis heraufbeschwören können. In dieser Hinsicht ist gerade Fall 61 (einzeitige Aborteinleitung und Ausräumung im 5. Monat) beweisend, da es bei ihm zu einer Zerreißung des Uterus kam. Es ist bezeichnend, daß von diesen Fällen auch nicht ein einziger bei entsprechend eröffnetem Halskanal ausgeräumt worden ist! Von den 5 Fällen, in denen nicht allein der Blutverlust aus der Uteruswunde, sondern auch die Zerreißung größerer Gefäße den Verblutungstod bedingt haben, heben wir die Verletzung großer Venen, wie der Vena iliaca (Fall 29 und 42) und einmal der mittleren Kreuzbeinvene, gebührend hervor. Ebenso gefährlich wie der Blutverlust aus solchen Gefäßen ist die Anreißung von Mesenterialgefäßen, wie sie bei der Abreißung großer Strecken von Darm (Fall 11 und Fall 33) oder der Durchreißung des Rectum und seines zugehörigen Gekröses (Fall 60) sich bei Handhabung von Zangen ereignet haben. Im Falle 33 war übrigens nicht allein die Anämie, sondern die beginnende Peritonitis ebenso wie in der Beobachtung 93, in der die Serosa der Appendix aufgerissen und das Coecum blutig unterwühlt war, am tödlichen Ende mitbeteiligt. Beobachtung 3 führte zum Exitus in tabula, als es bei der Exstirpation des Uterus zu größerer Blutung kam, die zunächst deswegen vorgenommen wurde, um die Mastdarmzerreißung zugänglich zu machen. Das im Herzen vorgefundene Quantum von Luft haben die Obduzenten möglicherweise als postmortale bzw. agonale Erscheinung, hervorgerufen durch die künstliche Atmung aufgefaßt.

Wir sehen die Verblutung als eine häufige, rasch zum Tode führende Erscheinung bei der Uterusperforation allerdings beträchtlich seltener als die Infektion und können wieder nur aus der Bearbeitung unserer Fälle den Beweis erbringen, daß nichts in der Aborteinleitung oder Abortbehandlung so gefährlich ist, wie das einzeitige Vorgehen besonders bei weiter vorgeschrittener Schwangerschaft. Die Möglichkeit einer Verblutung hingegen ist bei der digitalen Abortausräumung überhaupt nicht gegeben.

Das große Heer der Todesursachen aber bildet die Infektion.

Die häufigste zum Tode führende Form beschreibend, beginnen wir mit der Peritonitis. Sie scheint in 45 Fällen als Todesursache und ist entweder eine fibrinös eitrige Peritonitis oder eine eitrige Peritonitis oder gar eine Peritonitis ichorosa, mithin eine jauchige Form. Der Häufigkeit nach haben wir 19mal fibrinös eitrige, 19mal eitrige, 7mal jauchige Peritonitis zu verzeichnen. Wir erwähnen ausdrücklich, daß wir unter der Bezeichnung Peritonitis die über die Bauchhöhle verbreitete Form verstehen, die freilich oftmals entsprechend ihrem Ausgangspunkte die höchsten Grade im Bereiche des kleinen Beckens zeigt. Was den Ausgangspunkt der diffusen Peritonitis anlangt, so sehen wir mit dem Obduzenten 8mal die den Dünndarm eröffnende Verletzung, 7mal die Zerreißung des Dickdarms als die Ursache der Peritonitis an. Von der Perforationsstelle des Uterus aus nimmt der tödliche Prozeß 29mal seinen Ausgang.

Es ist bemerkenswert, daß im Falle 68 die Bauchfellentzündung nicht von der Uterusperforation, sondern von einer eitrigen Salpingitis aus entstanden war, die ihrerseits wieder sich an einen kriminellen Eingriff mit konsekutiver Infektion angeschlossen hatte. Die an dem infizierten Organ von dem herbeigerufenen Arzte bei der Auskratzung gesetzte Perforation war demnach, wie die Gutachter hervorhoben, gleichsam ein Nebenbefund, der den tödlichen Ausgang nicht verschuldet hat.

Verlauf, Verbreitungsweg und Ausdehnung der Peritonitis ist natürlich wesentlich davon abhängig, ob ein Fall unbehandelt geblieben oder operiert und wie er operiert worden ist. Fälle, die frühzeitig, sagen wir in den ersten zwölf Stunden nach der Verletzung operiert werden, bieten, wenn Nebenverletzungen fehlen und der Uterus exstirpiert wurde, am Obduktionstische das Bild der Peritonitis als einzigen Befund. Wir verzeichnen 7 derartige Beobachtungen. Ist die Patientin nicht operiert worden oder der Uterus erhalten geblieben oder später exstirpiert worden, ist die Bauchfellentzündung meist kombiniert mit anderweitigen Lokalerkrankungen. So finden wir Endometritis im Verein mit Peritonitis 27 mal, mit 4 Fällen beginnender Gangränbildung oder Entwicklung von Abszessen im Uterus. Ebenso wenig wie HALBAN und KÖHLER in ihrem Material gelingt es auch uns, die Endometritis scharf in eine eitrige und jauchige zu scheiden, da überall fließende Übergänge bestehen, die neben der Art der Infektionserreger in der Länge der Zeit, die zur Ausbildung der pathologischen Vorgänge gegeben war, bedingt sind.

Perimetritis ist dort, wo der Uterus zurückgelassen wurde, oder spät, mindestens in den zweiten zwölf Stunden nach der Perforation entfernt wurde, natürlich eine Teilerscheinung der Peritonitis. Wir verzeichnen sie 21 mal.

Bedeutungsvoll ist die Beteiligung der Tuben an den pathologischen Vorgängen, die unter den 45 Peritonitisfällen 25 mal als entzündet beschrieben sind. Davon sind 19 beiderseitige, 4 rechts- und 2 linksseitige Salpingitiden.

Unter diesen Fällen findet sich ein Fall, bei dem der Uterus mit den Tuben bei bereits bestehender bilateraler Salpingitis exstirpiert wurde. Ein weiterer, bei dem beim gleichen Vorgehen die rechte Tube entzündlich verändert gefunden wurde. Zwei weitere Fälle mit beiderseitiger Salpingitis ereigneten sich bei der Belassung der Tuben.

Oophoritis neben Peritonitis ist 4 mal beschrieben. Ein einziges Mal gekreuzt mit der Tube, die drei übrigen Male auf derselben Seite wie die Salpingitis.

Endometritis und Plazentarreste kamen 4 mal zur Beobachtung. 1 mal fand sich ein Eihautrest mit Endometritis vergesellschaftet.

Nicht unerwähnt wollen wir lassen, das 2 mal Teile des zerstückelten Foetus in entzündetem oder verjauchtem Zustand in der Bauchhöhle sich fanden, und ein drittes Mal in jener Gruppe von Peritonitis erwähnt sind, die als Peritonitis mit Ileus aufscheint. Hier fand sich, wie gleich vorweggenommen sei, unter dem am Darmbeinteller adhärenten Darm in einer Eitermasse der hochgradig zerfallene Foetus. Wenn auch in 2 Fällen Darmverletzungen vorhanden waren, deren Bedeutung für die Entstehung der Peritonitis nicht betont zu werden braucht, so möchten wir doch mit A. HEYN auf zurückbleibende Fötusreste als die Vermittler schwerster Infektionen besonders in den Fällen hinweisen, in denen allein eine Uterusperforation gesetzt wurde. Auch dies ist therapeutisch von größter Tragweite.

Wenn wir schließlich unsere 45 Fälle von Peritonitis zahlenmäßig auf die gleichzeitig vorgekommenen Veränderungen am Genitale überhaupt prüfen, so finden wir:

Peritonitis und Endometritis . . . . 4 mal
    ,,   ,, Perimetritis . . . . 1 ,,
    ,,   ,, Endometritis und Perimetritis . . . 4 ,,
    ,,   ,, Salpingitis . . . . 3 ,,
    ,,   ,, Salpingitis und Endometritis . . . . 6 ,,
    ,,   ,, Salpingitis einseitig und Endometritis
                 und Perimetritis . . . . 3 ,,

Peritonitis und Endometritis, Salpingitis beiderseitig . 11mal
„   „   Perimetritis und Salpingitis . . . . . 2 „
„   „   Endometritis und Salpingitis und
             Oophoritis . . . . 1 „
„   „   Endometritis und Salpingitis . . . .
             und Oophoritis und Perimetritis . 2 „
„   „   Salpingitis und Oophoritis gekreuzt . 1 „

Die Bauchfellentzündung als Todesursache im Verein mit Ileus wird dreimal von den Obduzenten angeführt (Fall 9, 95, 96). Einmal ist es eine U-förmige Knickung der untersten, am S-Romanum entzündlich fixierten Ileumschlinge, welche hiezu Veranlassung gibt. Besonders wichtig ist es, daß in diesem Fall eine Darmverletzung nicht vorlag, daß der Uterus exstirpiert worden war und der Adhäsionsileus sich an jener Stelle fand, wo um fötale Reste herum ein Abszeß sich gebildet hatte. In den beiden anderen Fällen war ebenfalls das Ileum in seinen unteren Abschnitten mit anderen Beckenorganen verwachsen, in Beobachtung 96 offenbar schon seit geraumer Zeit, wodurch es zum Passagehindernis kam. Nur im Fall 96 war eine Darmverletzung vorausgegangen, doch hatte der Operateur dieselbe, nicht aber die von den Därmen überlagert gewesene Uteruswunde durch Naht versorgt.

Verhältnismäßig selten ist es, daß die Frauen nach Uterusperforation einer chronischen Peritonitis erliegen. Wir verfügen über drei derartige Beobachtungen (Fall 1, 80, 88). Langdauernde Eiterung — 60, 41 Tage, 14 Wochen in unseren Fällen — führen schließlich unter dem Bilde der Erschöpfung den Exitus herbei; man findet Restabszesse entweder zwischen den Därmen oder Abszesse im Douglas, im Parametrium, in einem Fall auch unter der Leber (88). Durchbruch dieser Abszesse in Nachbarorgane (Darm, Blase) kann vorkommen. Auch Uterusdarmfisteln können sich ausbilden. Diese können aber auch durch eine zugleich mit der Uterusperforation gesetzte Darmverletzung bedingt sein. Nicht immer ist der Ausgang ein unglücklicher, wie aus den Literaturberichten hervorgeht. Die Erschöpfung muß nicht allein durch das langdauernde Fieber bedingt sein, sie kann auch wesentlich dadurch heraufbeschworen sein, daß die Ernährung infolge mangelhafter Verdauung bei Resektion größerer Darmabschnitte leidet.

Von den Infektionen, denen die Frauen nach Uterusperforation erliegen, ist sodann Septikopyämie im Verein mit Peritonitis als Todesursache zu besprechen. Wir finden in unseren Beobachtungen 10 Fälle dieser Kombination. Die Peritonitis ist entweder eine faserstoffeitrige oder jauchige. Außer von der Perforationsstelle breitet sich die Infektion auch auf den Blut- und Lymphwegen und auf der Bahn der Eileiter aus. Dementsprechend sind die Lymphbahnen des Uterus 5mal, seine Blutgefäße 3mal ergriffen. Das Parametrium ist dreimal im Sinne der Thrombophlebitis mitergriffen, einmal finden sich die Lymphgefäße des Parametriums einseitig entzündet und zwei weitere Male ist es zur Abszeßbildung daselbst gekommen. Ja, unter diesen Fällen ist sogar einer mit jauchiger, bis ins linke Nierenlager reichender Parametritis nach Perforation der Cervix mit Infiltration der Beckenmuskulatur. Von den Affektionen der Lunge findet sich ein einziger Lungenabszeß. Von Interesse ist ferner Fall 86, der vom Chirurgen wegen des bestehenden Ikterus in der fälschlichen Annahme einer Gallenblasenerkrankung operiert worden war, wobei sich bei der Bauchhöhlenöffnung eine Uterusperforation und ein Leberabszeß fand, der offenbar metastatischer Natur war.

Hinsichtlich des Ergriffenseins der einzelnen Abschnitte des Genitales finden wir:

Perimetritis 9mal
Endometritis . . . . 9 „
Salpingitis bilateralis . . . . 6 „
Salpingitis sin. . . . . 1 „
Nichterwähnter Zustand der Tuben . . . . 1 „
Oophoritis dextra . . . . 1 „

Im Anschluß daran erwähnen wir eine charakteristische Thrombophlebitis und Lymphangiotis der Ovarialgefäße (73).

Die Schwere der septischen Infektion war zweimal durch Ikterus gekennzeichnet. Jauchig zerfallenes Endometrium war einmal festzustellen. Ein zweites Mal war Abszeßbildung im Halskanal aufgefunden worden.

Beobachtung 79 ergab eine lokalisierte Peritonitis mit Durchbruch des Abszesses in den Dickdarm und Durchsetzung des linken Parametriums mit Eiter.

Wir finden demnach wie erwähnt, einen Ausbreitungsweg der Infektion einmal von der Perforation auf das Bauchfell, anderseits vom Endometrium über die Tuben und ferner Befallenwerden der Lymphbzw. Blutwege oder beider. Charakteristisch für die Gruppe ist es, daß es sich durchwegs um einfache Perforationen handelt, bei denen die Infektion gesetzt wurde und deren Infektionsherd — der Uterus — nur ein einziges Mal exstirpiert wurde. Nur in diesen Fällen vermißt man die Kombination von Perimetritis und Endometritis, in den übrigen sind die beschriebenen Ausbreitungswege konstant. Längere Dauer der Erkrankung ist nicht immer, aber doch meist Voraussetzung für die erhobenen Befunde.

Vier Beobachtungen unseres Materiales sind durch Ausbildung einer tödlich gewordenen Septikopyämie bzw. Sepsis ohne gleichzeitige Peritonitis charakterisiert.

Fall 24 und 38 stellen Pyämien dar; während in Fall 24 ein submuköses Myom vorlag, war im Fall 38 eine Pyämie post abortum mit Lungenabszessen feststellbar. Parametrane Phlegmone, Metrophlebitis, Thrombophlebitis des Parametriums, Salpingitis charakterisieren diesen, pyämische Infarkte der Milz jenen Fall. In Fall 82 und 97 lag Sepsis (Milztumor, fettige Entartung der Parenchyme) vor. Das Hirnödem in Beobachtung 97, das während des Lebens den Verdacht einer Encephalitis bedingt hatte, war nur als Teilerscheinung der allgemeinen schweren Erkrankung zu werten. Beobachtung 82 war übrigens durch schwere Endometritis mit Gangrän des Uterus charakterisiert.

Eine Sonderstellung im Kapitel der Uterusperforation nehmen jene Fälle ein, in denen es in der größten Mehrzahl nach Verletzung irgendeiner Partie zu so hochgradigem Zerfall des Gewebes kommt, daß eine breite Kommunikation mit der Bauchhöhle entsteht. Die richtige pathologisch-anatomische Beurteilung und demnach auch ihre forensische Deutung gehört zu den schwierigsten Aufgaben der Sachverständigen. In unseren Beobachtungen sind Fälle umfänglichster Kommunikation der Gebärmutterhöhle mit dem Bauchraum nichts Seltenes. Für sie möchten wir folgendes als typisch hervorheben. Zunächst hat sich aus den Akten hinsichtlich des Herganges der Erkrankung so gut wie immer ein mechanischer Eingriff durch irgend eine Abtreiberin nachweisen lassen. Dabei ist, wenn auch nicht eine Verletzung, so doch die schwere Infektion gesetzt worden. In der Mehrzahl der Fälle sind gasbildende Bakterien die Vermittler der Infektion. Leider sind wir nicht in der Lage, bakteriologische Befunde gerade hinsichtlich dieser so wichtigen Gruppe von Uterusperforationen zu bringen, allein die in 7 Fällen erhobenen eigentümlichen Befunde am Genitale und den übrigen Organen lassen sich nur durch eine Infektion mit gasbildenden Bakterien erklären. Jauchig zerfallendes, von Gasblasen durchsetztes Endometrium, bienenwabenähnliche Beschaffenheit der zunderartig morschen Muskulatur, glockenförmige Auftreibung des Fundus uteri mit siebartiger Durchlöcherung kennzeichnet den Befund am Uterus, dem im übrigen Körper Schaumorgane entsprechen. Von den multiplen Dehiszenzen des Peritoneums bis zum breiten Durchbruch des Uteruscavums in die Bauchhöhle aber ist es nur mehr ein kleiner Schritt, den die Infektion selbsttätig geht, soferne die betroffene Frau nicht früher dem schweren Leiden erliegt. In früherer Zeit sind sicherlich einzelne derartige Fälle unrichtig beurteilt worden, indem man die in Wahrheit sekundär entstandene Uterusperforation auf die direkte Einwirkung eines Fruchtabtreibungswerkzeuges zurückführte. Es ist vor allem ANTON MARIA MARX (Prag) gelungen, an einer Reihe von einschlägigen Fällen durch histologische und bakteriologische Untersuchungen die Bedeutung der anaeroben Bakterien für die Ätiologie derartiger Prozesse aufzudecken.

Neben diesen durch Gasbildner (Bacillus phlegmonis emphysematosae FRAENKL-WELCH, Bacillus GHON-SACHS und andere) hervorgerufenen Perforationen, können solche auch gelegentlich auf dem Boden einer Metritis dissecans durch aerobe Erreger vorkommen.

Es ist WINTERS Verdienst, die Frage der Entstehung einer Uterusgangrän mit Durchbruch der gangränösen Partie in die Bauchhöhle zuerst erörtert zu haben. Dieser Autor hat 1886 zu Berlin einen puerperalen Uterus aus dem fünften Schwangerschaftsmonat mit Gangrän seiner Hinterwand nach einem kriminellen Eingriff vorgestellt. Seitdem sind ihm zahlreiche Autoren gefolgt und, wie begreiflich, haben die Vertreter der gerichtlichen Medizin diesen Beobachtungen ihre größte Aufmerksamkeit gewidmet. Man weiß, daß namentlich Einspritzungen ins Uteruscavum hinsichtlich der Entstehung der Uterusgangrän von wesentlicher Bedeutung sein können. Dabei muß das Ansatzrohr der Spritze keineswegs eine Verletzung setzen, vielmehr geschieht es, daß die Flüssigkeit, die meist ätzende Eigenschaften hat, eine umschriebene Nekrose des Gewebes hervorruft. Nunmehr kommt es zur Demarkation des geschädigten Gewebes, die je nach dem Umfang der betroffenen Partie verschieden groß ausfällt. Beobachtung 70 und 82, letztere, wie schon erwähnt, eine Perforation von einem Eileiter zum anderen darstellend, wurden vom Obduzenten als durch Einspritzung entstanden begutachtet. Daß dort, wo Gifte (konzentrierte Seifenlösungen, Sublimat, ätzende Säuren u. a.) zur Einspritzung Verwendung finden, um so leichter umschriebene Nekrosen entstehen, ist begreiflich. In der Literatur vertreten ältere Autoren, namentlich Franzosen, so TISSIERE und VEZARD, die Anschauung, daß die Gangrän des Uterus auf dem Boden einer Metritis dissecans ohne Trauma unmöglich sei. Entweder gehe eine vollkommene Perforation voraus oder eine Läsion, die sekundär zur Uterusperforation führt. Das Ergebnis ist das gleiche, nur der klinische Verlauf ein verschiedener. Diese Ansicht ist heute nicht mehr haltbar. Deutsche und andere französische Autoren wie MEY- BERIER haben von Fällen berichtet, in denen Uterusgangrän ohne Fruchtabtreibungsversuch entstanden war. Auch BOISSARD hält das Auftreten einer Spontangangrän zwar für ein recht seltenes, aber doch mögliches Ereignis. HALBAN und KÖHLER fanden in ihrer Be- arbeitung des Puerperalprozesses 7 Fälle von Uterusabszessen, von denen sie den an der Portio befindlichen als wahrscheinlich von dem Stichkanal der Kugelzange ausgehend bezeichnen, mithin jedenfalls das Trauma ätiologisch in Anschlag bringen. Eine Kommunikation des Uteruscavum mit der Bauchhöhle sahen sie niemals, doch geben sie an, daß nur ein geringfügiges Weiterschreiten der Eiterung notwendig gewesen, um eine sekundäre Perforation zur Entstehung zu bringen. HALBAN und KÖHLER fassen die Abszesse als hämatogen auf, da man gewöhnlich beim Einschneiden eine Vene in die zerklüftete Abszeßhöhle einmünden sieht. Sie stellen sie damit in Gegensatz zur lymphogenen Form der Metritis dissecans. Die Autoren betonen aber, daß sich auch auf letzterem Wege durch die Einschmelzung der Muskulatur eine Gewebshöhle bilden kann.

Geht man der Ursache der Uterusgangrän im Einzelfalle nach, oder gestatten die Erhebungen entsprechende Schlüsse, so wird man wohl für die größte Mehrzahl, wenn auch nicht für alle Fälle mechanische Eingriffe als auslösende Ursachen annehmen dürfen.

LAPOINTE, der unvoreingenommen an einen Fall von Uterus- gangrän herantrat und sich die Frage stellte, ob die Gangrän sekundär infolge der Perforation entstanden oder ob die Gangrän das Primäre sei, beantwortete sich die Frage auf Grund der Be- schaffenheit der Wundränder zugunsten der zweiten Annahme, denn er fand die Öffnung mit kegelförmig gestalteten, die Basis gegen das Peritoneum zukehrenden Rändern. Die Perforation war nun, wie der Autor erfahren konnte, durch Manipulationen am Uterus bedingt. Die Patientin hatte sich eine weißliche, nach der Ansicht des Autors offenbar ätzende Flüssigkeit in die Gebärmutter eingespritzt und durch sie die Gangrän mit darauffolgender Perforation erzeugt. Auch dieser Autor gibt trotz der kriminellen Ätiologie für die Mehrzahl der Fälle die Möglichkeit zu, daß bei infiziertem Aborten Gangrän des Uterus und Sekundärperforation ebenso entstehen kann, wie etwa im Wochenbette eine Metritis dissecans.

Unter den 7 Fällen von tödlich gewordener Gassepsis finden wir meist schwere, ja schwerste Endometritis. Das Perimetrium ist dort, wo der Uterus erhalten geblieben ist — und in dieser Gruppe ist nur eine einzige Entfernung des Uterus vorgenommen worden — zugleich perimetritisch verändert, wenn es zur Ausbildung einer Peritonitis gekommen ist. Die Peritonitis kann durch den Durchbruch eines Wandabszesses bedingt sein, wie in Fall 37, in dem die Ursache des Abszesses von den Obduzenten in einer von innen her gesetzten Verletzung angenommen wird, die nicht perforierend gewesen sein dürfte. Im Fall 40 lag ebenfalls ein großer Abszeß der Uteruswand vor, von dem aus die Sepsis zum tödlichen Ausgang geführt hat. Metrophlebitis ist 3mal, Thrombosen in den Gefäßen des Parametriums gleichzeitig einmal vorgekommen. Salpingitis ist 2mal verzeichnet.

Pathologische Zustände, die eine Uterusperforation begünstigen

Wenn man die Angaben der Ärzte hört, denen eine Uterusperforation passierte, so war niemals der Arzt, sondern immer der Uterus schuld. In Wirklichkeit aber verhält es sich doch einigermaßen anders. Mit dieser Ansicht, daß auch den Operateur eine Schuld treffen kann, ja recht oft trifft, stehen wir übrigens nicht allein. Wir berufen uns hier unter anderen auf STOECKEL, der zur Erklärung der Entstehung der Uterusperforation mit vollem Recht anführt, daß kein Operateur dauernd mit der Präzision eines Uhrwerkes arbeitet, jeder vielmehr gelegentlich Momente hat, in denen er technische Fehler macht. In diesen Momenten aber kann sich leicht die Uterusperforation ereignen. Es wäre aber unrichtig, wollte man leugnen, daß gewisse pathologische Zustände sehr wohl eine Uterusperforation begünstigen können.

Es sind in der Literatur eine Reihe von Arbeiten niedergelegt, die sich mit dem pathologischen Zustand des Uterusmuskels in Fällen der Uterusperforation beschäftigen. Eine Zusammenfassung aber, die sich auf Grund der Pathologie des schwangeren Uterusmuskels mit dessen größerer Verletzungsbereitschaft befaßt, liegt unseres Wissens nicht vor. Was darüber berichtet ist, geht über vereinzelte Beobachtungen nicht hinaus. Meist werden die Verhältnisse am nichtschwangeren pathologischen Organ per analogiam auch auf die Perforation des schwangeren Uterus übertragen. Derlei Vergleiche sind aber nur ausnahmsweise statthaft.

„Alle Veränderungen des Uterus, seien sie nun physiologischer, pathologischer oder anatomischer Natur, sind prädisponierende Ursachen für die Uterusperforation, die mit jedem Instrument bewirkt werden kann." Dieser Satz RICHÉS trifft das Richtige. Wir ergänzen ihn aber noch dahin, daß wir hinzufügen: dem gefühllosen Instrument entgehen eben derlei Zustände, indes sie der Finger wohl wahrnimmt und die daraus entstehenden Gefahren zu umgehen weiß.

Der Operateur muß also zunächst mit der Auflockerung des Uterus, bedingt durch seine natürliche ödematöse Durchtränkung in der Schwangerschaft und den verstärkten Blutzufluß durch die vermehrten und erweiterten Gefäße rechnen und diesen Zustand eben in seiner Technik gebührend berücksichtigen. Die normale Gravidität als solche entschuldigt die Uterusperforation nicht.

Von den wahrhaft pathologischen Zuständen, die gegebenenfalls eine Uterusperforation zu begünstigen vermögen, möchten wir zunächst die Lageveränderungen des Uterus erwähnen. Wir selbst weisen in unserem Material 5 Fälle von Lageveränderungen des Uterus, in denen es zur Uterusperforation gekommen ist, aus. Auch wir finden bewegliche Lageveränderungen (3 Fälle) und durch entzündliche Prozesse der Umgebung des Uterus fixierte Lageveränderungen (2 Fälle). Gerade diese werden auch in der Literatur als besonders begünstigend für das Geschehen einer Uterusperforation bezeichnet. Es ist zuzugeben, daß eine Retroflexion des Uterus, die bei der Untersuchung entgangen ist, eine Perforation der Vorderwand schon bei der Erweiterung mit dem Hegarstift verschulden kann und man wird geneigt sein, eine solche Perforation eher zu entschuldigen, muß aber hinzufügen, daß sie bei Erkennung der Lage des Uterus und bei zartem Vorgehen sowie bei Verwendung einer Sonde zwecks Feststellung der Richtung des Halskanals sehr wohl vermieden werden kann.

Im wesentlichen dasselbe gilt von der spitzwinkeligen Anteversioflexio.

In den Beobachtungen 6, 16, 91 hatten wir es mit einer beweglichen Retroflexio-versio zu tun. Im Falle 63 lag eine fixierte Retroflexio und im Falle 65 eine Dextropositio uteri infolge linksseitiger Tuboovarialcyste vor. Sämtliche Fälle von Retroversion weisen die Uteruswunde in dessen Vorderwand auf.

Eine weitere Veränderung am Uterus sind Narben im Halskanal, namentlich solche in der Gegend des inneren Muttermundes, die eine Entstehung einer perforierenden Verletzung begünstigen können. Von solchen narbigen Veränderungen ist in 4 Fällen, die zur Obduktion gekommen sind, die Rede. Doch waren die Narben so geringfügig, daß sie von den Obduzenten im Gutachten als die Perforation erklärend oder wenigstens begünstigend nicht angeführt sind. Natürlich können sie bei einiger Gewaltanwendung zur Perforation Veranlassung geben.

Seit jeher ist begreiflicherweise den pathologischen Zuständen des Uterusmuskels, aber auch des Endometriums, das sekundär den Uterusmuskel pathologisch beeinflussen kann, hinsichtlich der Uterusperforation das größte Augenmerk zugewendet worden. Schon im Jahre 1879 hat LIEBMANN auf Grund von Leichenversuchen eine Reihe von Gesichtspunkten über die Begünstigung bzw. die Erschwerung der Uterusperforation mittels der Sonde herausgearbeitet. Seine Arbeit bezieht sich freilich auf Fälle nichtschwangerer Uteri an 100 Frauenleichen. Er unterscheidet Fälle sehr leichter, leichter und schwerer Uterusperforation, und findet eine individuelle Zerreißlichkeit der Uteruswandung durch lokale Krankheitsprozesse oder durch puerperale Subinvolution. Ferner führt er noch zwei Faktoren an, die die Perforation begünstigen, nämlich verschiedene Alterationen des Uterus bedingt durch Allgemeinerkrankung des Individuums, wie Tuberkulose, durch lokale Erkrankung des Uterus wie Atrophie, carcinoma corporis, Myom, ferner veränderte Beweglichkeit des Uterus infolge periuteriner Affektionen, wovon schon die Rede war. Konsumptionskrankheiten, seniler Marasmus, vorzeitige Atrophie infolge langfortgesetzten Stillens, Tuberkulose, Herzfehler mit Zirkulationsstörungen können nach seinen Versuchen die Perforation leicht machen. Wenn auch ein Teil dieser Zustände mit einer Schwangerschaft unverträglich ist und daher für die Perforatio uteri gravidi nicht Anwendung finden darf, so können einige Affektionen gelegentlich auch bei der Perforation des schwangeren Organs erleichternd mitspielen. Man denke z. B. an Uteri mit atrophischer Muskulatur bei vielgebärenden älteren Frauen, die überdies lange gestillt haben. Hin und wieder scheint tatsächlich bei Tuberkulose eine besondere Zerreißlichkeit des Uterusmuskels zu bestehen, wie aus älteren Berichten und in jüngster Zeit aus einer Mitteilung PETZOLDs hervorgeht. Wichtig ist, daß auch LIEBMANN besonders leicht bei schwerbeweglichen oder nichtbeweglichen Uteri die Perforation erzeugen konnte, ein Umstand der auch für die Entstehung am schwangeren Uterus gelegentlich einmal von Bedeutung sein kann.

Auch der Russe KAKUSCHKIN hat an Leichen Versuche über die Uterusperforation angestellt. Die Gebärmutter wird im Collum mit 2 KOCHERschen Pinzetten ergriffen und suspendiert. Die Sonde wird vertikal in die Uterushöhle eingeführt. Auf eine Schale, die an der Spitze der Sonde befestigt ist, werden Gewichte von 500 g bis 4 kg oder bis zur Uterusperforation gelegt. Wenn die Perforation nicht erfolgt, so wird dieselbe mittels Fallenlassens des Gewichtes von 500 g von 10 cm Höhe erzeugt. Auf Grund seiner Versuche kann er jetzt keinen Schluß ziehen. Die Versuche machen den Eindruck, daß Alter, Zahl der Geburten, Allgemeinerkrankungen, Dicke der Uteruswand keinen Einfluß haben. Einen großen Widerstand bietet das Peritoneum. Eine Gebärmutter mit Alters- und Entzündungsveränderungen ist stärker als man früher dachte. Die Verminderung der Menge der elastischen Fasern erleichtert bedeutend die Perforationsmöglichkeit; wenn man die Gebärmutter am inneren, nicht am äußeren Muttermund fixiert, so erfolgt die Perforation schneller, wahrscheinlich deshalb, weil die Gebärmutter ihre Elastizität nicht entwickeln kann. Er meint deshalb, daß die Fixierung des Uterus mit der anderen Hand von außen während der Ausschabung sehr gefährlich sei.

So interessant derartige Versuche sind, so entfernen sie sich doch zu weit von den natürlichen Verhältnissen, um ohne weiteres auf die Perforation an der lebenden Frau übertragen werden zu können, wie ja der Autor selbst hervorhebt. Immerhin aber zeigen sie, daß die Perforation nicht so ganz leicht gelingt, wie dies oft betont wird.

Näher in Beziehung zu unserem Thema als die genannten Arbeiten stehen die Mitteilungen von GUÉRARD auf der Naturforscherversammlung zu Hamburg 1901. GUÉRARD bespricht instrumentelle Uterusperforationen, wo Instrumente ganz ohne Gewaltanwendung die Uteruswand durchbohren und führt aus, daß es sich in fast allen Fällen um Erweichungen der Gebärmutter im Anschluß an verschleppte Aborte oder an Geburten, besonders solche mit gestörter Nachgeburtsperiode handelt. Wir selbst finden unter unseren Beobachtungen nur einen einzigen einschlägigen Fall (33). Er betrifft eine 46 jährige, 9 mal schwanger gewesene Frau, bei der anläßlich der instrumentellen Ausräumung auf einer chirurgischen Spitalsabteilung der Uterus mit dem Hegarstift perforiert und, obwohl die Sonde und der Finger ins Uferlose verschwanden, trotzdem mit der Schultzezange 2³/₄ m Dünndarm abgerissen wurde! Hier lag eine Zerreißlichkeit des Uterusgewebes, offenbar auf dem Boden einer Endometritis post abortum vor, war doch wenige Wochen zuvor den Ärzten einer anderen — gynäkologischen — Spitalsabteilung die papierdünne Beschaffenheit der Uteruswand aufgefallen, als sie den Uterus digital (und zwar vollständig) ausräumten, natürlich ohne ihn zu perforieren!

GUÉRARD hat recht, wenn er diese Fälle abnormer Zerreißlichkeit meist bei mehr oder gar Vielgebärenden und fast immer bei bestehender Retroflexio uteri findet; denn die chronische Metritis und die Endometritis werden beide leicht durch die pathologische Lage erhalten, die eine Stauung und ödematöse Durchtränkung des Uterus herbeiführt. GUÉRARD stellt den Mangel einer pathologisch-anatomischen Erklärung fest, beschreibt aber typische mikroskopische Veränderungen, die er an zwei Fällen am exstirpierten Uterus nachweisen konnte.

Er untersuchte Partien aus dem Fundus, aus der Umgebung der Cervix und der Umgebung der Perforation. Er fand, daß alle untersuchten Schnitte, besonders deutlich aber die am Fundus uteri ein ziemlich gleiches Bild ergaben. Die einzelnen Muskelbündel beschreibt er als durch eigentümliche Zwischenräume getrennt, die er durch Muskelatrophie bedingt annimmt. Im ersten Stadium sind die Zwischenräume frei, im zweiten sind sie mit einem sehr lockeren, feinmaschigen Gewebe ausgefüllt, das ziemlich kernreich ist. Im dritten Stadium sind sie mit einem wohlentwickelten Bindegewebe ausgefüllt. Die Muskulatur selbst befindet sich teilweise im Stadium der hyalinen Degeneration, besonders in der Gegend der Perforationsöffnungen. Die Gefäße sind sehr zahlreich, sie zeigen eine sehr deutliche Verdickung der Intima, und zwar so sehr, daß der Durchschnitt bisweilen stern- oder rosettenförmig ist. Es handelt sich nach GUÉRARD der Hauptsache nach um eine schwere Myometritis.

Wir geben dieser Ansicht gerne Raum und finden es berechtigt, in Fällen von Perforatio uteri post abortum bei alten Vielgebärenden, wie in dem erwähnten Falle, in diesem Zustande des Uterusmuskels eine Begünstigung für die Perforation zu finden. Zugleich betonen wir aber, daß bei der digitalen Ausräumung auch solche Fälle nicht perforiert werden.

Daß eine Blasenmole eine Perforation begünstigen kann, liegt auf der Hand, und von Fromme ist ein Fall von Blasenmole mit einer Perforation im Fundus mitgeteilt worden, in dem die Perforation wahrscheinlich durch die vorausgegangene Ausschabung des Uterus hervorgerufen worden war. Mit Recht betonte Skutsch im Anschluß an diesen Fall die Notwendigkeit der digitalen Ausräumung in Fällen, wo man eine Neubildung am Uterus vermutet.

Ist in einem Fall von Blasenmole oder gar von Chorioepitheliom (Hyde) die Zerreißlichkeit des Uterus pathologisch-anatomisch und histologisch dem Verständnis nähergerückt, so gibt es wieder Fälle von abnormer Zerreißlichkeit des Uterus, in denen die histologische Untersuchung vollkommen ergebnislos bleibt. Frankel demonstrierte ein Präparat von Collumkarzinom mit vollkommen normal dicker Wand des Corpus, die so weich war, daß man mit der stumpfen Seite eines Bleistiftes mühelos ohne Widerstand zu finden, wie durch Butter hindurchgelangen konnte und ebenso leicht geschah die Perforation in Gläsers Fall. Die Elastikaverteilung, das proportionale Verhalten zwischen Muskulatur und Bindegewebe, der Gefäßreichtum wichen in Frankls Beobachtung in nichts von der Norm ab. Die einzige Veränderung, die stellenweise auffindbar war, bestand in einem spurweisen Ödem. Diese ödematöse Durchtränkung war auch in den von Schulze-Vellinghausen untersuchten Fällen von perforierten Uteri der wesentliche Befund und dasselbe berichtet Kentmann von seinen histologischen Untersuchungen.

Eine weitere bedeutungsvolle Veränderung des Uterusmuskels im Sinne der leichteren Perforationsmöglichkeit kann durch eine starke Ausbildung erweiterter Venen gegeben sein, wie einen solchen Fall Halban mitgeteilt hat.

In Halbans Beobachtung war der 3 Monate schwangere Uterus besonders in seinem subserösen Venengeflecht so varikös entartet, daß er auf dem Durchschnitt ein schwammiges Gefüge aufwies, dem mikroskopisch mächtig erweiterte Venen und Kapillaren mit außerordentlich verdünnter Wand und stark verschmälerten Muskelsepten entsprachen. Die Perforation, die von einem Arzt der Schautaschen Klinik mit der Schulzezange nach Erweiterung des Halskanals bis Hegar 19 gesetzt wurde, war bei der Veränderung des Uterusmuskels auch ohne Gewaltanwendung erklärlich. Die Frau genas nach sofortiger vaginaler Totalexstirpation des Uterus. Diese Beobachtung Halbans dürfte die einzige sein, in der eine Phlebektasie des Uterus eine instrumentelle Perforation begünstigt hat. In Kaufmanns interessanter Mitteilung hatte ein solcher Zustand bei einer Zwillingsmutter eine hochgradige Wehenschwäche und eine zum Tode führende Atonia p. partum zur Folge.

In der Entwicklung eines Myoms, wie es am schwangeren Uterus vorkommt und mit der Schwangerschaft demnach vereinbar ist, möchten wir wohl kaum einen für eine leichtere Uterusperforation verantwortlich zu machenden Zustand sehen, es müßte denn sein, daß ein erweichtes, nekrotisches Myom vorliegt. In unseren Beobachtungen kommt übrigens die Kombination eines Uterus myomatosus mit Schwangerschaft nicht vor. Wir verfügen nur über ein submuköses Myom am nichtschwangeren

Uterus, das zur Verwechslung mit einem inkompletten bzw. Zervikalabort gab und zur Perforation führte (41).

Ausladungen des Fundus uteri mit Verdünnung der Wand, wie sie im Falle 66 beschrieben sind, und Ausladungen bei einem Uterus arcuatus, wie ein solcher im Falle 100 vorlag, mögen dem Instrumente einen geringeren Widerstand entgegensetzen als ein normaler Uterus. Sie machen die Perforation eher verständlich, sind aber für uns Anhänger der digitalen Ausräumung nur wieder ein Beweis dafür, daß eben das gefühllose Instrument Eigentümlichkeiten im Bau des Uterusmuskels nicht zu erfassen vermag im Gegensatze zum Finger.

Gerade so wie das gefühllose Instrument nur schwer eine Ausladung im Uterus wahrnimmt, gerade so wenig werden ausgesprochene Bildungsfehler des Uterus, etwa ein Uterus unicornis oder bicornis mit dem Ausräumungsinstrumente erkannt. Daß natürlich ein Uterus bilocularis mit seiner abweichenden Längsachse und einem allenfalls dünneren Muskelmantel leichter perforiert werden kann, liegt auf der Hand. Das wird besonders dann geschehen, wenn eine mangelhafte Untersuchung vorausgegangen ist oder überhaupt nicht untersucht wurde. v. FRANQUÉ hat einen Fall von Perforation des Uterus bei der manuellen Plazentalösung an einem Uterus unicornis beobachtet, der an seine Klinik eingeliefert, auch dort nicht erkannt und erst bei der Obduktion entdeckt wurde. v. FRANQUÉ sieht in diesem Uterus unicornis einen begünstigenden Umstand für die Uterusperforation. Auch PEHAM hat dieselbe Ansicht in einem Falle von Perforation eines Uterus bicornis vertreten. In diesem Falle, der deswegen nicht ausführlich mitgeteilt werden kann, weil das gerichtliche Verfahren noch nicht abgeschlossen ist, war von einem Arzte in seiner Sprechstunde in Unkenntnis des bestehenden Bildungsfehlers das schwangere Uterushorn, das einen fast 5 monatlichen Foetus trug, mit der Kornzange perforiert worden und der Tod durch Verblutung eingetreten.

Verständlich wird eine instrumentelle Uterusperforation durch eine Wandveränderung der Gebärmutter ferner infolge Einwuchses von Chorionzotten in die Gebärmuttermuskulatur.

Auf ein solches Vorkommnis hat SPAETH hingewiesen. Eine 39 jährige Frau, die von dem Autor mehrere Jahre vorher wegen geplatzter Tubargravidität operiert worden war, litt an unregelmäßigen Blutungen, als deren Ursache bei der Narkoseuntersuchung mit der Sonde schwammiges Gewebe in der rechten Tubenecke festgestellt wurde. Trotz vorsichtiger Ausschabung drang die Kürette in die Bauchhöhle. Eine starke Blutung zwang zur Laparotomie: Die Perforationsöffnung war klein, aus ihr ragten einige zottige Gewebsfetzen hervor. Die Uteruswandung war in der Umgebung dünn. Als Ursache dieser Schwächung der Uteruswand ergab sich bei der mikroskopischen Untersuchung ein Eindringen von Chorionzotten in die Muskulatur hinein, bis tief unter die Serosa, wodurch das Gewebe ein beinahe kavernöses Aussehen bekommen hatte. Dabei fanden sich aber nirgends Veränderungen, die auf eine maligne Degeneration hingedeutet hätten. Abgesehen von dem Sitz des Eies in der Tubenecke konnte der Autor eine Ursache für die abnorm tiefe Wucherung der Zotten nicht finden. Wir möchten aber für diesen Fall doch darauf hinweisen, daß vielleicht die vorangegangene Operation der

Tubarschwangerschaft in der Tubenecke ein punctum minoris resistentiae geschaffen haben könnte, wie dies PEHAM schon erlebt und beschrieben hat. Allerdings war in diesem Fall nicht eine instrumentelle Uterusperforation, sondern eine Spontanruptur der Gebärmutter sub partu ad terminum auf dem Boden einer Narbe nach Exzision der Tubenecke entstanden. Auch in diesem Falle war die choriale Invasion keine unbeträchtliche gewesen.

Wendet man unsere eigenen Beobachtungen von pathologischen Zuständen, die eine Uterusperforation begünstigen können, zusammen mit den in der Literatur niedergelegten an, so findet man eigentlich herzlich wenig derartiger Zustände im Vergleich zur Hauptmasse aller Uterusperforationen; es liegt eben meist die Schuld nicht am Uterus, sondern am Instrument bzw. dessen Führung. Hier wird erst so recht klar, daß gerade bei pathologischen Zuständen die digitale Ausräumung das weitaus schonendste Verfahren ist.

Zur Klinik und Therapie der Uterusperforation
Die Erkennung der Uterusperforation

Mit dem Erkennen der Uterusperforation oder der Verkennung der gesetzten Verletzung ist das Schicksal der Patientin in der großen Mehrheit der Fälle entschieden. Alles kommt eben darauf an, daß die Wunde im Uterus und etwaige Nebenverletzungen so früh als möglich versorgt werden. Da wir von den sogenannten gynäkologischen Perforationen, die gewiß in manch einem Fall eine zuwartende Behandlung vertragen, absehen und einzig und allein die Perforation am schwangeren Uterus abhandeln, so haben wir recht, wenn wir das sofortige Handeln nach der Erkenntnis der geschehenen Verletzung als das Um und Auf der ganzen Frage hinstellen. Ist eine Uterusperforation, so lautet die Frage, schwer oder leicht zu erkennen? Unterscheiden sich in der Erkennung Perforationen, die den Uterus allein betreffen, von solchen, in denen neben der Wunde im Uterus noch irgend eine andere Verletzung eines Organes der Bauchhöhle vorhanden ist? Woran werden Perforationen erkannt?

Es erübrigt sich auf jene Fälle zurückzukommen, in denen Hebammen perforierten, da sie sich einer Perforation wohl selten bewußt werden oder wenn dies ausnahmsweise der Fall wäre (z. B. beim Verschwinden des Perforationswerkzeuges), doch nicht — aus ihrem schlechten Gewissen heraus — das Nötige veranlassen und sicherlich niemals einen Eingriff zugeben.

Was uns angeht, ist die Erkennung der ja auch praktisch ungleich wichtigeren und viel öfter vorkommenden Perforation durch ärztliche Hand. Wenn wir zunächst die 39 von Ärzten gesetzten Perforationen betrachten, in denen der Darm nicht eröffnet wurde und auch anderweitige schwere Verletzungen an Organen der Bauchhöhle nicht vorgekommen sind, so ergibt sich, daß rund die Hälfte aller Fälle, und zwar 20, als Perforation von dem betreffenden Arzt nicht erkannt worden sind. Freilich mag dem einen oder dem anderen Arzt, als er seine Patientin am zweiten oder dritten Tag oder vielleicht gar noch später nach seiner Behandlung in einem schwerkranken Zustand auffand, der Verdacht einer Perforation aufgedämmert sein, allerdings zu spät, um allenfalls durch eine Operation die Frau zu retten. Stellt man diesen einfachen Perforationen, die also zur Hälfte nicht erkannt worden sind, die 32 komplizierten Perforationen gegenüber, so ergibt sich die überraschende Feststellung, daß von sämtlichen 32 komplizierten Perforationen 8 nicht erkannt, 24 aber erkannt worden sind. Wie wir schon betont haben, bedeutet also die Komplikation der Uterusperforation mit Nebenverletzungen oder wenigstens das Vorholen von Gebilden der Bauchhöhle hinsichtlich der Erkennung eine Erleichterung.

In den Fällen einfacher Perforationen wurde am häufigsten durch den Vorfall von Netz oder Darm oder durch das Vorziehen dieser Gebilde die unliebsame Feststellung der Uterusperforation gemacht. In 8 Fällen hatte dieses Ereignis den Arzt veranlaßt, die Operation abzubrechen, ohne daß er beim Vorziehen eine schwerere Verletzung gesetzt hätte. Von diesen Ärzten kann man sagen, daß sie gewiß beim Eingehen mit den Faßzangen nach der Uterusperforation zart vorgegangen sind. Die Unterscheidung zwischen Vorfall von Netz oder Darm einerseits und Vorziehen dieser Gebilde, auf die einzelne Autoren, wie HELLENDAHL, großen Wert legen, konnten wir aus unseren Protokollen nicht herausarbeiten und glauben auch mit SELLHEIM, daß der intraabdominelle Druck die Gebilde in die Öffnung hineinpressen und auf diese Weise dem Operateur gleichsam in die Zange spielen kann. Das Ausreißen von Fettläppchen, sei es nun ein Stückchen Netz, sei es eine Appendix epiploica, hat 3 mal bei einfachen Uterusperforationen das Ereignis erkennen lassen. Die Aufregung, in der sich ein Operateur befinden kann, führt gelegentlich dazu, daß er zwar die Uterusperforation erkennt, ein vorgezogenes Gebilde der Bauchhöhle aber anatomisch nicht sicher ansprechen kann, trotzdem aber in der Überzeugung perforiert zu haben, die Patientin ins Spital bringt und dort angibt, ein strangartiges Gebilde gefaßt zu haben (Fall 81). Schwieriger ist es schon, bei der Ausräumung eines Foetus die Muskulatur des Uterus sogleich als solche zu erkennen, eine Feststellung, die im Fall 19 zur sofortigen Laparotomie Veranlassung gab.

Ein Verfall der Patientin gleich nach dem Eingriff, zunehmende Blässe, Kleinerwerden des Pulses, Druckempfindlichkeit des Bauches als Zeichen einer inneren Blutung bei Mangel einer stärkeren Blutung aus den Geschlechtswegen hat einmal zur Erkennung der Perforation geführt, ein Fall, der überdies durch Auftreten einer Geschwulst über der Symphyse — rasch wachsendes Hämatom zwischen den Blättern des breiten Mutterbandes — die Feststellung der Uterusperforation erleichterte.

Im Fall 16 hatten den Arzt besonders heftige Schmerzen unmittelbar nach der intrauterinen Ausspülung zur Diagnose Uterusperforation veranlaßt. Solche Schmerzen sind allerdings kein vollgültiger Beweis einer Uterusperforation, da auch durch die Eileiter bei unverletzter Gebärmutter Flüssigkeit in die Bauchhöhle gelangen kann, besonders wenn der Druck groß und der Oberkörper tief gelagert ist. Ein solches Symptom aber kann den Arzt, der nicht sicher ist, ob er perforiert hat, in seinem Verdacht bestärken, wie es in der angezogenen Beobachtung der Fall war. Hat die Spülflüssigkeit giftige Zusätze, so kann es besonders rasch zur Allgemeinvergiftung nach der Perforation kommen. LATZKO hat die Diagnose Uterusperforation auf Grund einer — akuten Alkoholvergiftung einer Patientin gestellt. Ein Volontärarzt hatte ausgeräumt, die Gebärmutterhöhle mit Alkohol gespült, ohne erkannt zu haben, daß er perforiert hatte. LATZKO fand die Patientin tief somnolent und schloß auf Uterusperforation und Alkoholvergiftung durch Resorption von Alkohol von der Bauchhöhle aus. Wiewohl er sofort durch eine hintere Kolpotomie den Alkohol abließ, soweit er noch nicht resorbiert war, erlag die Patientin doch der akuten Alkoholvergiftung. Fürwahr eine seltene Folge einer Uterusperforation.

Die komplizierten Perforationen werden also ungleich häufiger dem perforierenden Arzt bewußt, als die unkomplizierten. Daran ist zunächst schuld, daß bei den komplizierten Perforationen wesentlich mehr Faßinstrumente beteiligt sind, die Gebilde in das Gesichtsfeld bringen, die als nicht hiehergehörig unschwer zu erkennen sind. Der vorgezogene oder gar abgerissene Darm hat bei den 32 komplizierten Perforationen nicht weniger als 14 mal dem Arzte die Augen geöffnet. Einmal allerdings hat sich der Arzt mit dem Vorziehen des Darmes nicht begnügt und ihn als solchen erst erkannt, nachdem er die Darmschleimhaut beim Durchschneiden des Darmes vorquellen sah! (11). Das Anreißen der Appendix, das Abreißen der Fettanhänge des Dickdarms führt je einmal in dieser Gruppe zur Erkenntnis der Perforation. Längerer und genauer Besichtigung hat es im Falle 42 bedurft, um festzustellen, welches Gebilde ausgerissen war, denn das Vorholen des Ureters ist ein immerhin ganz ungewöhnliches Ereignis. Im Falle 9 war es der Vorfall des Ovariums, der die Sachlage klärte.

Rasch zunehmende Anämie (Fall 29) infolge Zerreißung der Vena iliaca hat für diese Gruppe nichts Charakteristisches.

Ebensowenig für die Erkennung der komplizierten Perforationen ist kennzeichnend das Verschwinden des verwendeten Werkzeuges im Uferlosen. Dieses Ereignis hat 5 mal in Fällen einfacher Uterusperforation, 3 mal in Fällen komplizierter Uterusperforation die vollzogene Tatsache der Perforation angekündigt. Eine besondere Erwähnung verdient die Beobachtung 33: Nachdem der Operateur (im Spital) ohne Widerstand mit seinen Instrumenten ungewöhnlich tief vorgedrungen war, benützte er noch eine Faßzange, gleichsam, um sich zu vergewissern, was geschehen war und riß dabei, sage und schreibe, 270 cm Dünndarm ab!

Man wird kaum anzunehmen brauchen, daß der junge Volontär, der dieses Ereignis verschuldete, über jene Frage orientiert war, die vor einigen Jahrzehnten in unserem Fache zu heftigen Diskussionen und Polemiken geführt hat und die darin gipfelte, ob eine Uterusperforation durch Erschlaffungszustände des Uterus intra operationem vorgetäuscht sein könne. So lebhaft damals das Für und Wider erhoben worden ist, das sich an die Namen BEUTTNER, VAN TUSSENBROECK, ODEBRECHT, KOLDE, P. STRASSMANN, ASCH, STRATZ, ARNING, C. WAGNER, HESSERT und COURAND, in jüngster Zeit FELLNER, SEYL, HEYMANN, KOSSMANN, KRITZLER und H. BAUMM knüpft, heute steht fest, daß es gewiß Erschlaffungszustände des Uterus gibt. Niemand kann sich davon leichter überzeugen, als der, der mit dem Finger ausräumt. Man ist manchmal über die Formveränderung und den wechselnden Tonus geradezu überrascht, der unter den Händen des Operateurs sich abspielt. Wenn man aber digital ausräumt, so kann einem gar nicht der Gedanke kommen, ob der Finger jetzt tiefer eindringe, weil der Uterus schlaffer und weicher geworden oder ob das tiefere Eindringen durch eine Perforation bedingt sei. Wer freilich mit Instrumenten arbeitet, kann allenfalls erwägen, ob ein abnorm tiefes Eindringen seines Werkzeuges in einer Uterusperforation oder in den erwähnten Erschlaffungszuständen des Uterusmuskels begründet ist. Es sind in der Literatur zweifelsohne einwandfrei Beobachtungen niedergelegt, denen zufolge der Operateur, nachdem das Instrument weit über die ursprünglich gemessene Länge des Uterus vorgedrungen war, in der Annahme einer Uterusperforation die Bauchhöhle öffnete, eine derartige Verletzung aber zu seiner Überraschung vermissen mußte. Man weiß, daß es gelegentlich auch vorkommen kann, daß bei der Sondenuntersuchung der Knopf der Sonde in die Tube gelangt und auf diese Art ein abnorm tiefes Eindringen des Instrumentes möglich wird, wie es sonst nur bei der Uterusperforation geschieht.

Hinsichtlich der Möglichkeit einer Tubensondierung hat ebenfalls seinerzeit ein heftiger Streit bestanden. Zuweilen machen ja pathologische Zustände eine solche Tubensondierung und damit ein abnorm tiefes Eindringen der Sonde möglich, beispielsweise dann, wenn ein Myom die Tubenmündung in die Verlaufsrichtung der Sonde verschoben hat, oder dann, wenn der Uterus gedreht ist, wie dies von BEUTTNER angeführt wird. Heute hat die Frage der Tubensondierung, ebenso wie die der Erschlaffungszustände des Uterus viel vom Interesse eingebüßt. STRASSMANN hat schon seinerzeit darauf hingewiesen, daß das Fehlen einer Uterusperforation bei der Laparotomie durchaus nicht beweist, daß eine Verletzung auch wirklich nicht gesetzt wurde, weil schon die Cervix perforiert sein konnte, ohne daß die Bauchhöhle eröffnet wurde. Schließlich kann auch die Serosa bei Vordringen des Instrumentes durch die Muskulatur dem Instrument Widerstand leisten und die Verletzung auf diese Weise eine nicht perforierende sein.

Für uns bedeutet also — und damit stimmen wir mit P. STRASSMANN, STOECKEL u. a. überein — das Verschwinden eines Instrumentes im Cavum uteri über die gemessene Länge hinaus oder gar das Eintauchen ins Uferlose, ebenso wie das Gefühl des Aufhörens jeglichen Widerstandes beim Vorschieben des Werkzeuges den Alarmruf: Perforatio uteri facta. Und dies um so mehr, als Sondenperforationen in unseren Beobachtungen — es liegt ein einziger Fall vor — praktisch so gut wie keine Rolle spielen.

Nicht ohne tiefe Betrübnis erwähnen wir jene Fälle, in denen von dem Arzt die komplizierte Uterusperforation sicher oder höchst wahrscheinlich erkannt, aber bewußt verschwiegen wurde. Hier hat nicht mehr der Arzt, hier hat nur mehr der sachverständige Arzt und der

Richter das Wort. Wir werden auf die Bedeutung einer solchen Handlung in unseren forensischen Betrachtungen noch eingehen.

Besondere Schwierigkeiten macht die Diagnose Uterusperforation jenen Ärzten, die die Patientin erst einige Zeit nach dem Beginn der Erkrankung zum erstenmal zu Gesicht bekommen und über den ganzen Hergang der Erkrankung und die allenfalls vorgenommenen operativen Maßnahmen nicht unterrichtet sind. Gerade im Spital empfindet man in derartigen Fällen auch den Mangel einer klaren Vorgeschichte des Falles oft besonders schwer. Wenn wir auch im allgemeinen auf dem Standpunkt stehen, die Frauen nicht zu fragen, „ob und was sie sich etwa machen ließen", um nicht Mitwisser eines zweckmäßig zu hütenden Geheimnisses zu werden, so müssen wir es für Fälle, in denen die Therapie Klarheit erheischt, auch auf uns nehmen, die Frau zu fragen und bei bejahender Antwort mit ihr das Geheimnis zu teilen. Häufig sind ja derartige Fälle nicht, denn oftmals ist der Zustand, in dem die Frauen ins Spital eingebracht werden, bereits ein solcher, daß die Therapie wenig Aussichten auf Erfolg hat. Es ist das Bild der Peritonitis oder Sepsis bereits klassisch ausgebildet und die Ursache der Erkrankung — ob Uterusperforation, ob Infektion ohne Verletzung — bereits von untergeordneter Bedeutung. Weil in einer ganzen Reihe unserer Beobachtungen Verhältnisse, wie die geschilderten, vorlagen, sind eben zahlreiche Fälle konservativ behandelt worden.

Anders ist es für den Arzt, der selbst operativ eingegriffen hat. Er wird eher die allerersten Anzeichen schwerer Erkrankung im Anschluß an den Eingriff im Sinne einer gesetzten Uterusperforation deuten können. Allerdings können die Anzeichen der sich entwickelnden Infektion sich in dem einen Falle auffallend schnell, in einem anderen wieder ganz besonders schleichend entwickeln und ausnahmsweise sogar tagelang zu den besten Hoffnungen berechtigen, bis dann mit einem Schlage die ganze Schwere des Krankheitsbildes und seine Hoffnungslosigkeit klar wird.

Selbst bei schweren, den Darm eröffnenden Verletzungen können gelegentlich einmal viele Stunden vergehen, bis die ersten untrüglichen Zeichen der tödlich werdenden Peritonitis auftreten. So war es in dem von Boldt (Amerika) mitgeteilten Falle:

Ein Arzt entfernte gewaltsam von der vorderen Fläche des Corpus uteri „Fettklumpen" mit einer Plazentazange. Plötzlich bekam er ein Stück weißen Schlauches in seine Zange, welches er vorzog. Da es ihm nicht gelang, das Stück mit der Zange zu entfernen, so zog er mit seinem eingehakten Finger so fest daran, daß es ihm schien, als ob es Darm wäre! Nun hörte er auf! 24 Stunden später wurde Boldt gerufen. Temp. 37,5, Puls normal. 10wöchentliche Gravidität, Perforation der hinteren Korpuswand knapp oberhalb der Zervixwand. Zuwarten mit dem Messer in der Hand. Am 4. Tage nachmittags plötzlich alle Zeichen der Peritonitis. Coeliotomie, Blut und Kot in der Bauchhöhle. Allgemeine Peritonitis. Das Ileum war auf 14 cm von seinem Gekröse abgerissen und gangränös. Außerdem war auch der Darm an einer Stelle bis auf eine Brücke von wenigen Millimetern durchrissen. Das im Uterus vorhandene Ei war vollständig erhalten. Das auffallend lange symptomfreie Intervall erklärt Boldt mit der Lage der verletzten Darmschlinge im Douglas und ihrem leeren Zustand. In parenthesi gleichsam sei angeführt, daß SAENGER an diesen in der Monatsschrift f. Geb. u. Gyn. B. IX, veröffentlichten Fall eine nur zu sehr berechtigte Philippica gegen die „pessima praxis des Herumkürettierens an der schwangeren Gebärmutter" geknüpft hat, die heute mehr denn je Geltung hat.

Eine ganz eigene Gruppe von Fällen, die der Erkenntnis Folgezustand nach Uterusperforation schier unüberwindliche Schwierigkeiten entgegenbringen, sind jene zunächst blanden, offenbar gleich gedeckten Uterusperforationen, in denen sich das Bild einer Pelveoperitonitis entwickelt, das wochenlang zwischen Besserung und Verschlimmerung des Zustandes schwankend, schließlich unvermutet zur Ausbreitung über die Bauchhöhle oder zum Auftreten von Eiteransammlungen an verschiedensten Stellen des Körpers führt. Trotz Befragen bleibt die Ursache unklar, die Patientin schweigt, und zum Teil auf Grund dieser mangelhaften oder bewußt falschen Auskunft und des nicht sicher deutbaren Untersuchungsbefundes bleibt auch die Therapie entweder überhaupt eine zuwartende oder man beschränkt sich auf Inzisionen. Nach längerem Krankenlager kommt es zum Tod und die Obduktion klärt den Fall auf. Wir erinnern in unseren Beobachtungen an Fall 24 und 88, die für diesen Typus charakteristisch sind. In diesem Falle war die Perforation schon ausgeheilt, ein Abszeß unter der Leber um den zurückgebliebenen Katheter aber brachte 14 Wochen nach der Perforation die Frau ad exitum. Und in der Beobachtung 24 hätte eine richtige Auskunft vielleicht früher zu einem Eingriff und allenfalls damit zu einer Lebensrettung führen können, doch wurde jedwede Manipulation aufs heftigste verneint, zugleich aber die von uns verlangte Obduktion mit allen Mitteln bekämpft. Sie wurde schließlich durchgeführt und ergab eine Uterusperforation. Gegen Fälle dieser Art wird die Therapie machtlos bleiben, es sei denn, daß man, wo dies noch angeht, durch Öffnung der Bauchhöhle die Sachlage klärt; dies gelang HEROLD in einem Fall von Uterusperforation, der infolge der unrichtigen Angaben der Frau und des Tastbefundes glücklicherweise für eine ektopische Schwangerschaft gehalten und deswegen operiert wurde.

Die Behandlung der Uterusperforation

Das Für und Wider der einen oder anderen Behandlungsart der Uterusperforation läßt sich unseres Erachtens nach am schärfsten dann beleuchten, wenn man die Uterusperforationen in zwei Gruppen strenge sondert. Die eine umfaßt alle sogenannten einfachen Uterusperforationen, die andere alle jene, in denen die Verletzung im Uterus noch mit anderen, den Darm oder die Organe des uropoetischen Apparates eröffnenden Verletzungen verbunden ist. Oberflächliche, Hohlorgane nicht eröffnende Verletzungen bleiben unberücksichtigt und werden hinsichtlich der Therapie den einfachen zugezählt.

Unser Material zerfällt demnach:

A) in 70 Fälle einfacher Uterusperforation einschließlich der oberflächlichen Verletzungen und

B) in 30 Fälle mit Eröffnung von Darm, Harnblase und Ureter[1]).

Ad A) Von den 70 einfachen Uterusperforationen sind 30 konservativ behandelt worden. Nur ausnahmsweise war es die Hoffnung auf eine Spontanheilung der Perforation, oft die Verkennung des wahren Zustandes und sehr oft die Schwere des Krankheitsbildes, das ein operatives Vorgehen aussichtslos erscheinen ließ.

Die Mehrzahl der konservativ behandelten Fälle stirbt an der Infektion. Die Lebensdauer schwankt zwischen einem Tag bis 14 Wochen. Spättodesfälle kommen auf Kosten von Restabszessen bei chronischer Peritonitis und Erschöpfung. Frühtodesfälle sind durch foudroyante Infektionen mit gasbildenden Bakterien bedingt (ein Fall ist bereits am ersten Tag gestorben). Die Mehrzahl der Fälle geht an der Infektion zwischen 3 und 7 Tagen zugrunde (17 Fälle). Zweiwöchentliches Krankenlager und darüber sind nicht ganz selten, verzeichnen wir doch 5 derartige Fälle.

Natürlich sind die konservativ behandelten Fälle auch noch durch jene belastet, in denen Verblutung im Laufe des 1. Tages, oft schon einige Stunden nach der Perforation zum Tode führt.

Von den Fällen, die einer Operation zugeführt wurden, unterscheiden wir am besten konservative Operationen und radikale Operationen und als dritte Gruppe Operationsverfahren der Not.

Von konservativen Operationsverfahren, nämlich der Uterusnaht, verzeichnen wir in unserem Material bei den einfachen Uterusperforationen nur 4 Fälle, die alle an der Infektion zugrunde gegangen sind (52, 58, 80, 97). Einer der 3 Fälle ist schon eine halbe Stunde, die restlichen 3 in den zweiten 6 Stunden post perforationem operiert worden. Unter den mit Uterusnaht behandelten Fällen ist auch einer, bei dem gleichzeitig die Appendix entfernt wurde (52).

Zu den mit Totalexstirpation des Uterus behandelten Perforationen übergehend, verzeichnen wir 16 derartige Fälle. Ein einziger ist vaginal operiert worden, alle übrigen durch Bauchschnitt und auch der vaginal operierte Fall ist zwecks Revision der Bauchhöhle im sofortigen Anschluß an die vaginale Operation laparotomiert worden.

Von diesen 16 Fällen sind 8 geheilt (2, 6, 10, 12, 14, 15, 17, 19), 8 gestorben (9, 75, 81, 86, 89, 91, 94, 100).

Die geheilten 8 Fälle sind siebenmal in den ersten 6 Stunden nach der Perforation, unter ihnen 4 in unmittelbarem Anschluß an die Verletzung, einmal in den zweiten 6 Stunden post perforationem operiert worden.

Von den 8 verstorbenen wurden einer sofort, 2 in den zweiten 6 Stunden, 4 später als 24 Stunden und einer unbekannt, wann nach gesetzter Perforation operiert. Alle sind der Infektion erlegen.

Mit supravaginaler Amputation des Uterus wurden 8 Fälle (7, 21, 47, 55, 66, 67, 70, 99) behandelt. Davon sind 2 geheilt, die beide in den ersten 6 Stunden (davon einer sofort) operiert wurden. 6 sind gestorben, davon 2 sogleich verblutet.

---

[1]) Die beiden durch Ausreißung des Ovars, bzw. Zerreißung einer Tuboovarialzyste komplizierten Fälle werden hinsichtlich der Therapie den einfachen Perforationen zugezählt.

Von den an Infektion zugrunde gegangenen 4 Fällen wurde einer in den ersten 6 Stunden, einer zwischen 24 und 36 Stunden, einer 4 Tage und einer viele Tage post perforationem operiert.

Sowohl bei der supravaginalen wie bei der Totalexstirpation sind Fälle mit Entfernung beider, mit Belassung beider Adnexe und schließlich Exstirpation der Gebärmutteranhänge auf einer Seite verzeichnet. Es überwiegt die Belassung der Adnexe und die einseitige Entfernung ist meist aus technischen Gründen vorgenommen, die beidseitige Entfernung der Tuben, die einer Ausbreitung der Infektion auf diesem Wege vorbeugen soll, wofür pathologisch-anatomische Grundlagen vorhanden sind, ist zweimal ausgeführt worden.

Ad B) Wenn wir nunmehr die 30 durch Eröffnung von Hohlorganen komplizierten Uterusperforationen sichten, so fällt zunächst auf, daß im Gegensatz zu den einfachen Perforationen die überwiegende Mehrheit operativ behandelt worden ist.

Konservativ sind nur 5 Fälle behandelt worden. In 2 Beobachtungen war es die Verblutung, die einen Eingriff nicht mehr gestattete, in einem Fall schien der schlechte Allgemeinzustand mit einer größeren Operation unvereinbar und in 2 Fällen war die Erkenntnis der geschehenen Uterusperforation so spät gekommen, daß das schlechte Allgemeinbefinden eine Operation ebenfalls nicht mehr tunlich erscheinen ließ.

Von den operativ-konservativ behandelten Fällen nimmt eine Sonderstellung Beobachtung 54 ein, in der 1 m Dickdarm, und zwar das Schleimhautrohr ausgehülst und durch den Uterus durchgezogen wurde. In diesem Falle wurde bei der in den ersten 12 Stunden vorgenommenen Operation der Uterus tamponiert (durch die Perforationswunde hindurch) und nach Entfernung der Appendix ein Anus praeternaturalis an dieser Stelle angelegt (chirurgisches Spital).

In Beobachtung 96 war es wohl ein Übersehen der Uterusverletzung, die deren Versorgung verhinderte, was um so leichter begreiflich erscheint, als bei der Operation bereits eine Peritonitis bestand. Der Darm war jedoch übernäht worden.

Die durch Dünn- bzw. Dickdarmverletzungen und Uterusübernähung charakterisierten Fälle sind ihrer 4 (1, 25, 30, 63). Dreimal war der Dünndarm verletzt worden und dreimal reseziert worden. Einmal $2\frac{1}{2}$ Stunden post perforationem und zweimal zwischen 24 bis 36 Stunden post perforationem. Alle drei Fälle sind gestorben. Fall 1 allerdings erst 60 Tage post perforationem an chronischer Peritonitis, wohl ausgehend von einem Abszeß um den teilweise in der Bauchhöhle zurückgelassen Foetus. Der Fall mit Dickdarmverletzung war zwischen der 24. und 36. Stunde operiert, der Uterus wohl übernäht, die Dickdarmverletzung aber übersehen worden. Sie betraf das Rectum (25).

Die Totalexstirpation des Uterus ist im Verein mit Versorgung des Dünndarms zehnmal (4, 5, 8, 11, 18, 20, 23, 36, 78, 92), zugleich mit Versorgung des Dickdarms viermal (3, 4, 59, 61) und mit Blasennaht einmal ausgeführt worden (85). Von den 10 Dünndarmverletzungen sind 4 Fälle geheilt worden.

Dreimal wurde sofort operiert und der Darm reseziert.

Einmal wurde nach 36 Stunden operiert und der Dünndarm reseziert, jedoch hatte derselbe zwar schwere Quetschungen, aber zur Zeit der Operation noch keine das Lumen eröffnende Verletzung (20).

6 Fälle sind gestorben, 5 Fälle sind an der Infektion zugrunde gegangen, einer der Verblutung erlegen. Sofort operiert wurde einmal, zwischen 6 und 12 Stunden einmal (verblutet), zwischen 12 und 24 Stunden zweimal, zwischen 24 und 36 Stunden einmal. In den genannten Fällen wurde der Darm jedesmal reseziert.

Von einem Fall ist es unbekannt, wann nach der Verletzung der Darm übernäht wurde. Mit Ausnahme des verbluteten Falles, der in den zweiten 6 Stunden operiert wurde und bei dem die kolossale Abreißung von 250 cm Dünndarm vorlag (11), sind alle der Infektion erlegen.

Von den 4 Dickdarmverletzungen erwähnen wir zunächst jene mit Anreißung der Appendix, die entfernt wurde (Tod durch Verblutung). Ebenfalls verblutet ist Fall 3, wo wegen des Sitzes der Verletzung am Rectum dem Operateur eine Vereinigung der Rißenden nicht mehr möglich schien, weshalb er einen Anus praeternaturalis vaginalis anlegte. An Peritonitis sind die zwei restlichen Fälle gestorben, von denen der eine sofort, der zweite in den zweiten 12 Stunden nach der Verletzung operiert wurde.

Jener durch die Blasenverletzung neben der Uterusperforation ausgezeichnete Fall kam erst 4 Tage post perforationem zur Operation und starb begreiflicherweise an Peritonitis (85).

Auch die supravaginale Amputation ist bei gleichzeitigem Bestehen einer Darmverletzung viermal verwendet worden. Dreimal bei Dünndarm- und einmal bei Dickdarmverletzung.

Bei den Fällen mit Dünndarmverletzung wurde einmal sofort, einmal nach 6 bis 12 Stunden der Darm übernäht und supravaginal amputiert, einmal zwischen 12 und 24 Stunden der Dünndarm reseziert. Der Ausgang war einmal in Verblutung, einmal in Verblutung und Peritonitis, einmal in Peritonitis.

Im Falle der einzigen Dickdarmverletzung, bei der supravaginal amputiert wurde — offenbar zwecks rascherer Durchführung der Operation (Fall 60) — konnte trotzdem der Mors in tabula an Verblutung nach durchgeführter Dickdarmnaht nicht aufgehalten werden.

Da es in der Literatur Fälle von geradezu wunderbarer Rettung von Frauen mit klassischer Peritonitis gibt, so ist es begreiflich, daß man auch in ziemlich aussichtslos erscheinenden Fällen wenigstens jene operativen Maßnahmen durchführt, die in einer Eiterentlastung des Abdomens und in einem Versuch, die Darmlähmung zu beheben, bestehen. Wir möchten diese dritte Gruppe als Operationen der Not bezeichnen und folgende Verfahren erwähnen, die in unseren Beobachtungen vorkommen.

A) Vorlagerung des Uterus (bei schon bestehender Peritonitis, Fall 53).

B) Drainage der Uteruswunde und der Bauchhöhle (Fall 43).

C) Laparotomieinzision (Fall 26, 34, 39, 95).

D) Laparotomieinzision und Enterostomie (Fall 13).

E) Laparotomieinzision und Enterostomie und Kolpotomie (Fall 49).

F) Kolpotomie allein (Fall 24, 37, 62).

G) Anus praeternaturalis (Fall 3, 54).

H) Relaparotomie (Fall 9, 58, 81, 97).

In keinem einzigen dieser Fälle war die Operation von Erfolg begleitet.

Die Kritik der Methoden angehend, haben wir für die konservative Behandlung die Gründe dargelegt. Wir fügen noch hinzu, daß in dem einen oder anderen Falle die Perforation vielleicht nicht so unschwer zu erkennen gewesen und in dem einen oder anderen Falle auch bei schlechtem Allgemeinbefinden der Versuch einer Operation zu wagen gewesen wäre, da nichts zu verlieren, alles aber zu gewinnen war (z. B. die Fälle 22, 33).

Die konservative Behandlung auch der einfachen Uterusperforation ist am schwangeren Organ, wie man ruhig behaupten kann, äußerst gefährlich. Wir wissen sehr gut, daß unser Material aus 24 klinischen und 76 Obduktionsfällen keinerlei Schlüsse auf die Prognose konservativer Uterusperforationen gestattet. Trotzdem aber geht aus dem Material hervor, daß die Fälle fast ausnahmslos als infiziert und darum höchst gefährlich für das Bauchfell gelten können. Von den klinischen Fällen haben wir in dieser Gruppe einen (Fall 16) konservativ behandelten.

In diesem Falle hatte der Arzt, wie schon erwähnt, eine von ihm gesetzte Perforation aus den heftigen Schmerzen bei der intrauterinen — in diesem Falle — intraabdominalen Spülung geschlossen, in der Klinik hatte man seine Überzeugung nicht geteilt — und zugewartet. Patientin starb.

Allerdings existieren in der Literatur eine ganze Reihe von Beobachtungen von konservativer Behandlung der Uterusperforation mit glücklichem Ausgang. Wie nicht anders zu erwarten, handelte es sich meist um kleine Perforationen und offenbar um reine Fälle. Ein Teil betrifft übrigens unerkannte Perforationen, die man später durch Zufall oder durch eine Spätfolge als Perforation aufdeckte. Immerhin hat SCHWEITZER für die exspektativ behandelten Fälle eine Sterblichkeit von rund 53% berechnet. Vielleicht kann der eine oder andere Gynäkologe auch am schwangeren Uterus eine kleine Perforation, etwa mit der Sonde von eigener Hand gesetzt, konservativ behandeln. Das sind Einzelfälle, die jeder Erfahrene mit sich selbst auszumachen hat. Für die Allgemeinheit gesprochen und die überwiegendste Mehrzahl aller Vorkommnisse kann es nur die Operation als Verfahren der Wahl geben. LATZKOS Forderung, daß schon der Verdacht einer Uterusperforation durch fremde Hand den Bauchschnitt indiziere, ist unbedingt und ausnahmslos beizupflichten.

Bezüglich der Wahl des Vorgehens stehen sich nun zwei Anschauungen gegenüber: Die eine ist für die Entfernung des Uterus, die andere für seine Erhaltung. Diese Ansicht hat ganz gewiß ungemein viel für sich. Es ist schmerzlich, wenn eine Frau aus der Narkose nach einem Abortus erwachend, erfahren muß, daß ihr die Gebärmutter entfernt wurde.

Man kann an den Erfolgen konservativ-operativen Vorgehens bei der Uterusperforation in einfachen und sogar in komplizierten Fällen nicht achtlos vorübergehen, seit SIGWART aus der BUMMschen Klinik die günstigen Erfolge dieser Operationsweise an 8 Fällen dargetan hat. Doppelte Übernähung des Uterus, Ausschaltung des Organs durch Einnähung in den unteren Wundwinkel in starker Anteflexion und Überdeckung mit einer Peritonealhaube, das ist das Vorgehen wie es SIGWART mit dem Ausdruck „die Ausschaltung der Peritonitisgefahr bei der Uterusperforation" schildert. Tatsächlich liegt das Organ mit seiner genähten Wunde außerhalb der Bauchhöhle, die übrigens noch drainiert wird.

In den 8 von der BUMMschen Klinik so behandelten und durchgebrachten Fällen war zweimal eine Darmresektion nötig, zweimal war das Netz verletzt. Wesentlich scheint uns, daß alle 8 Fälle verhältnismäßig frühzeitig, nach den beigegebenen Krankengeschichten offenbar innerhalb der ersten 12 Stunden operiert werden konnten. Darin aber liegt das Schwergewicht gegen die Peritonitis. Bei später nach dieser Methode operierten Fällen wird man, wie dies RICHTER betont hat, auch mit einer schweren extraperitonealen Zellgewebsinfektion rechnen müssen, der die Frauen schließlich erliegen können, wie man dies ja vom extraperitonealen Kaiserschnitt her kennt. Die BUMMsche Klinik hat an 7 weiteren, zum Teil durch schwere Darmverletzungen komplizierten Fällen diesen konservativ-operativen Grundsatz mit vollem Erfolg ausgenützt, wie FEHIM berichten konnte.

Auch FRANZ hat, wie aus den Arbeiten von A. HEYN und seiner Operationslehre zu entnehmen ist, mit dem konservativen Vorgehen auch ohne Extraperitonealisierung des Uterus befriedigende Ergebnisse erzielt. Von 18 Fällen aus früherer Zeit sind 10 mit Exstirpation des Uterus oder supravaginaler Amputation behandelt worden, darunter ein Fall mit Tubenzerreißung und zwei mit Abreißung von Dünndarmschlingen vom Mesenterium. Zwei Fälle sind an Peritonitis gestorben, darunter einer, bei dem der Operateur 1,20 m Dünndarm abgerissen und vor die Vulva gezerrt hatte. In den letzten Jahren ist FRANZ nur mehr dann für die Uterusexstirpation eingetreten, wenn die Uteruswände stark zerrissen waren. Im anderen Falle näht er das Loch, nachdem er die Ränder geglättet hat. Von 8 so behandelten Fällen ist nur einer an Peritonitis gestorben. Somit hat ihm die konservative Behandlung nicht schlechtere Resultate ergeben, als die radikale. Und neuestens treten auch WILDEGANS (KÖRTES chirurgische Abteilung) und JOSEPH (BORCHARDTS chirurgische Abteilung) in Berlin auf Grund guter Erfolge für die Uterusübernähung ein.

Die Wiener Schule bildet gleichsam den Gegenpol zu dieser Anschauung. CHROBAK hat sich für die Entfernung des perforierten Uterus ausgesprochen. SCHAUTA hat wiederholt darauf hingewiesen, daß der zurückbleibende Uterus eine Infektionsquelle bedeutet, weshalb er nach der Perforation zu entfernen ist, eine Anschauung, die ihre wertvollste Stütze in den von uns beigebrachten pathologisch-anatomischen Befunden erfährt. SCHAUTA will von diesem Verfahren nur die Perforation mit, der Sonde und die Fälle, in denen Nebenverletzungen fehlen und die bezüglich der Asepsis einwandfrei sind (gibt es solche überhaupt?), ausgenommen wissen. Derartige Fälle können nach SCHAUTA konservativ behandelt werden, worin ihm auch WERTHEIM beigetreten ist, der im übrigen eine mehr konservative Richtung vertrat. LATZKO, HALBAN, HERZFELD und THALER haben im wesentlichen denselben Standpunkt wie SCHAUTA wiederholt ausgesprochen. KERMAUNER (ZELNIK) unterscheidet hinsichtlich der Therapie erstens reine, zweitens verdächtige und drittens komplizierte Fälle. Hinsichtlich der Fälle der Gruppe 1 empfiehlt er — selbstverständlich bei genauer Beobachtung der Kranken — das konservative Vorgehen, allenfalls die Naht der Perforation auf vaginalem Wege, da bei ihnen eine Darmverletzung mit Sicherheit ausgeschlossen werden kann und kein Fieber besteht. Verdächtige Fälle sind nach KERMAUNER zu laparotomieren und nach Revision des Darmes die Naht der Perforationsstelle, allenfalls die supravaginale Amputation oder Exstirpation des Uterus auszuführen. Dort, wo eine Darmverletzung besteht, ist nach der Versorgung des Darmes der Uterus zu entfernen. STOECKEL steht ebenso wie KEHRER (PETZOLD) auf dem Standpunkt der Totalexstirpation, weil er bei Belassung des Uterus selbst in anscheinend günstigen Fällen traurige Erfahrungen machen mußte. Im allgemeinen aber gewinnt man aus dem Schrifttum den Eindruck, daß die deutschen Frauenärzte eher zum konservativ-chirurgischen Vorgehen neigen.

Gelegentlich ist auch von der Wiener Schule in komplizierten Fällen bei Erhaltung des Uterus ein günstiger Ausgang erzielt worden, wie in dem von WEIBEL mitgeteilten Fall von Uterusperforation mit Verletzung des Colon sigmoideum, der nach Naht des Uterus und des Darmes durch eine hintere Kolpotomie drainiert und geheilt wurde.

Welcher Weg ist nun der richtige? Zweifelsohne sind auf diesem und jenem glückliche Ausgänge zu erzielen. Und wenn eine 20jährige Frau z. B. nach einer Uterusperforation durch Naht geheilt davonkommt, so ist sie unvergleichlich besser dran als nach der Entfernung des Organs. Wer aber, fragen wir, hat es in der Hand, bei der Uterusnaht die Infektion zu bannen? Auch die Uterusexstirpation ist kein Allheilmittel gegen die Peritonitis. Aber gerade unser Material zeigt wieder, daß die Uterusexstirpation in den ersten 12 Stunden, bzw. natürlich vor dieser Zeit, am besten sofort nach der Verletzung noch am sichersten lebenserhaltend wirkt. Von unseren ohne Darmverletzung perforierten und totalexstirpierten 16 Fällen wurden doch 8 geheilt, die siebenmal in den ersten 6 und einmal in den zweiten 6 Stunden operiert wurden. Die 4 genähten aber, obwohl ausnahmslos in den ersten 12 Stunden operiert, sind der Infektion erlegen. Ist dieser Satz schon an einfachen Uterusperforationen ein Hinweis auf die größere Lebenssicherheit der Totalexstirpation, so wird dies an den mit Darmverletzung verbundenen Fällen erst recht klar.

Trotz gegenteiliger Ansichten bleiben wir dabei, daß die Drainage der Bauchhöhle, wie sie durch die Totalexstirpation des Uterus gegeben ist, in infektionsverdächtigen Fällen angewendet werden muß und ganz besonders in Fällen von Darmverletzungen. Wenn einzelne Autoren, die gleichfalls Anhänger der Drainage sind, diese durch hintere Kolpotomie ersetzen, so scheint dieser doch nicht jene Sicherheit zuzukommen, wie der Drainage nach der Totalis.

In diesem Zusammenhang sei auch die supravaginale Amputation des Uterus erwähnt. So gern wir sie als gynäkologische Operation in Fällen reiner Myome ausführen, so müssen wir sie für die Uterusperforation im ganzen und großen ablehnen. Wir finden es begreiflich, wenn bei drohender Verblutung nach Uterusperforation bei Fehlen von Darmverletzungen supravaginal amputiert wird, um Zeit zu gewinnen, können aber das Vorgehen bei infizierten oder infektionsverdächtigen Fällen, und das sind vor allem durch Darmverletzung komplizierte, nicht befürworten, da die Drainageverhältnisse zu ungünstige sind. Es ist zwar in unserem Material gelegentlich durch den Scheidenstumpf drainiert worden, doch erscheint auch diese Drainage uns unsicherer als die bei Totalexstirpation. FROMME hält bei Verletzungen des Dünndarmes die Uterusexstirpation zum Zwecke der Drainage für wenig nutzbringend, da bei Dünndarmverletzungen die oberen Bauchpartien mit dem infektiösen Material in Berührung gekommen sein können; bei Verletzungen der Flexur möchte er aber auf die Drainage durch Totalis nicht verzichten, da seiner Meinung nach meist das kleine Becken allein infiziert ist, eine Anschauung, der wir uns nicht ganz anschließen möchten.

Einige kurze Bemerkungen noch über die Therapie der Zervixperforationen. Die Behandlung der Zervixperforation ist unserer Ansicht nach davon abhängig, ob die Zervixperforation das Peritoneum eröffnet oder nicht und in zweiter Linie davon, ob ein nicht perforierender Riß stark blutet. Die Zervixperforation, die sich in die Bauchhöhle fortsetzt, erfordert ein operatives Vorgehen, das bei unbedingter Gewißheit, daß der Darm nicht verletzt sein kann, auch vaginal möglich ist. Auch hier sind wir für die Exstirpation des Uterus. Dies um so eher, als solche ausgedehnte Zervixrisse in einer nachfolgenden Geburt recht üble Zufälle heraufbeschwören können.

Ist die Verletzung der Cervix sicher extraperitoneal, und blutet es nicht übermäßig, so kann man die parametrane Wundhöhle drainieren und zuwarten. Blutet es stark, so hat man entweder durch Umstechung die Blutung zu stillen oder man wird in einem solchen Falle zur Entfernung des Uterus schreiten müssen. Übrigens kann sie schon deswegen notwendig werden, weil es anders nicht gelingt, die Eiteile aus dem Spatium vesico-uterinum zu entfernen, wie dies FRAENKEL in einer Studie über derartige Verletzungen gezeigt hat. Unser Vorgehen in derartigen Fällen unterscheidet sich also im wesentlichen nicht von unserem Verhalten bei kompletten und inkompletten Uterusrupturen am Ende der Schwangerschaft und unter der Geburt.

Für die Operationen der Not haben wir volle Sympathie. Nichts unversucht lassen, weil unter 100 Fällen vielleicht doch einer durchkommen kann, ist ein richtiger Standpunkt. Daß man wenig Freude dabei erlebt, liegt einmal in der Natur der Sache. Gerade die hintere Kolpotomie erscheint uns auch an elenden Individuen noch als ein Eingriff, der des Ver-

suches immerhin wert ist. Der Döderleinschen Schule hat sich dieses
einfache Verfahren in Fällen von kriminellen Eingriffen überhaupt bei
bestehender Schwangerschaft bewährt. Unter 15 derartigen Probe-
kolpotomien wurden auf diese Weise 3 Uterusperforationen aufgedeckt,
die in Heilung ausgingen (Nürnberger, Weber). Und über weitere
gute Erfolge der Colpotomia posterior bei Uterusperforationen, die bereits
älteren Datums sind, hat Simon aus derselben Klinik berichtet. Bei
besserem Allgemeinzustand sind wir auch für Flankenschnitte und
Drainage des Abdomen durch die Flanken und in der Mittellinie. Ebenso
ist die Entlastung der Därme durch Anlegen einer Fistel dort nachahmenswert, wo nicht der Allgemeinzustand überhaupt jedes Eingreifen
verbietet. Leichter Ätherrausch im Verein mit Lokalanästhesie gestattet
solche Eingriffe auch bei elendem Puls. Einzelne Fälle von Uterusperforation, bei denen als ultima ratio eine Enterostomie angelegt wurde,
sind durchgekommen.

Angesichts der schon erwähnten, in der Literatur niedergelegten
Fälle von Peritonitis (Latzok, Döderlein, Albrecht), die trotz anscheinend hoffnungslosen Zustandes nach der Operation durchgekommen
sind, kann man die Grenzen der Operabilität sehr weit stecken. Daß
natürlich alles geschehen muß, um die Entgiftung des Organismus durchzuführen, bedarf nicht besonderer Betonung. Kochsalzinfusion und
Tropfklysma mit Zusatz von Digipurat, Adrenalin und die Kampfer-
spritze sind unentbehrlich. Leider haben wir an der Klinik kaum je
einen Erfolg erzielt.

Auch die Relaparotomie, die allerdings in den 4 Fällen unserer Beobachtungen erfolglos war, ist als letzter Versuch, die Darmlähmung zu
beheben, begreiflich.

Was die Darmverletzungen anlangt, so sind die den Dünndarm
eröffnenden Verletzungen natürlich gutartiger, als die Verletzungen
des kotführenden Dickdarms. In dieser Hinsicht ist interessant, daß in
den Obduktionsfällen mehr Dickdarmverletzungen als Dünndarmverletzungen aufscheinen, nicht weil die Dickdarmverletzungen häufiger
sind, sondern weil sie eine schlechtere Prognose geben.

Ihre technisch oft sehr schwierige Versorgung gibt gelegentlich zu
atypischen Operationen Anlaß. So sah sich Grekow gezwungen, die vom
Gekröse abgerissene Flexur in der Weise zu versorgen, daß er das abgerissene Stück vom After her invaginierte und so lange nach unten durch-
zog, bis mit Mesocolon versehene Flexur im Anus erschien. Diese wurde
fixiert; das abgerissene Stück stieß sich später nekrotisch ab. Voraussetzung
für eine derartige Operation ist natürlich eine gute Beweglichkeit der Flexur.
Auch Engelmann mußte nach Resektion von 80 cm S. Romanum das
Colon descendens in einem einschlägigen Falle in den After implantieren.

Wenn der Darm eröffnet ist, so kann nur der Verschluß der Wunde
den Patienten vor dem Tode retten. Dünndarmverletzungen führen, konservativ behandelt, kaum jemals, Dickdarmverletzungen höchstwahrscheinlich überhaupt nie zu einer Spontanheilung. Wie wir aus den Erfahrungen des Krieges über die Bauchschüsse wissen, beträgt die Mortalität

der nichtoperierten Bauchschüsse nach SCHMIEDEN etwa 92 bis 93%. Dabei ist zu bedenken, daß ein beträchtlicher Teil der geheilten aber keine wirklichen Bauchhöhlenschüsse sind. Auf die Uterusperforation mit Darmverletzung übertragen kann man ruhig behaupten, daß so gut wie jede Frau mit Darmzerreißung nach Uterusperforation, wenn sie unbehandelt bleibt, sterben muß.

Auch in dem von ALBRECHT mitgeteilten interessanten Fall starb die Pat., bei der 3 Wochen p. partum durch Kürettage eine intraperitoneale Darmzerreißung gesetzt und zunächst nicht operiert worden war, nach einem mehr als 1jährigen Krankenlager, nachdem mehrere Abszesse eröffnet und die Darmfistel mit Glück verschlossen worden war, an Pyämie.

Mag ganz ausnahmsweise bei einem glatten Durchschuß mit einem Gewehrgeschoß ohne Operation die Magendarmwunde heilen, so muß man für unsere Fälle bedenken, daß die Verletzungen des Darmes anläßlich von Uterusperforationen mit Gewehrgeschossen nicht zu vergleichen sind. Können wir dort glatte Durchschüsse haben, so haben wir hier, wie wir zeigen konnten, meist weitgehende Zerstörungen wie Abweisungen oder Einklemmungen von größeren Darmstrecken.

Alles kommt darauf an, daß der betreffende Fall möglichst frühzeitig operiert wird. Wieder können wir auf die Erfahrungen des Weltkrieges zurückgreifen. Sämtliche Statistiken beweisen, wie außerordentlich günstig die Frühoperation bei der Darmverletzung ist.

SIEGEL hat gezeigt, daß die Mortalität der in den ersten 4 Stunden laparotomierten Bauchschüsse 15,2%, nach 5 bis 8 Stunden 44,4%, nach 9 bis 12 Stunden 63,6% und noch später 70% betrug. Für die ersten 12 Stunden macht die Mortalität nur 28% aus. Die zwölfte Stunde ist die Scheidelinie. Vor ihr kommen die meisten Fälle durch, hinter ihr sterben sie.

Die Mortalität der Uterusperforation ist schwierig abzuschätzen. Eine genaue Festlegung der Sterblichkeitsziffer halten wir für unmöglich. Man muß streng unterscheiden zwischen den Perforationen des Uterus ohne und mit Verletzung des Darmes und bei diesen wieder zwischen Verletzung des Dünndarms und Dickdarmverletzung. Für alle diese Gruppen muß man weiter die Mortalität bei der Operation in den ersten 12 und nach den ersten 12 Stunden berechnen, ja wie bei den Bauchschüssen kann man das Steigen der Mortalität von Stunde zu Stunde, die ohne Operation vergeht, nachweisen. Die Zahlen, welche die einzelnen Kliniken über ihre gesammelten Uterusperforationen hinsichtlich der Mortalität bringen, sind relativ günstige, besonders dann, wenn die in den Anstalten erzeugten Perforationen in die Statistik miteinbezogen sind. Da es sich in diesen Fällen meist um sofort erkannte und sofort behandelte Fälle dreht, so drücken diese begreiflicherweise die Mortalitätsziffer wesentlich herab. Um vollkommen richtig zu sehen, müßte man weiter die Mortalität der einfachen und komplizierten Uterusperforation mit Berücksichtigung des Zeitpunktes der Operation im Hinblick auf konservativ-operatives und radikal-operatives Vorgehen prüfen. Im Sammelreferat von LIEPMANN und WELS beträgt die Mortalität 31,2%, wobei allerdings jene Scheidung nicht durchgeführt ist, die wir oben als notwendig erkannt haben. Die Mortalität der BUMMschen Fälle bewegt sich etwa in denselben Zahlen (33%). HEYNEMANN berechnet für 405 Fälle eine Sterblichkeit von 29,9%.

SCHWEITZERS Sammlung von 105 Fällen der Literatur aus den Jahren 1910 bis 1915 gestattet die einigermaßen die Sterblichkeit der Uterusperforation von den erörterten Gesichtspunkten aus zu errechnen. Von 27 konservativ (mit Naht) behandelten Fällen unkomplizierter Perforationen starben an Peritonitis bzw. Sepsis 11%. Von 36 radikal (mit Uterusexstirpation) operierten Patienten starben an Peritonitis 2,8%. Die mit Darmverletzung operativ behandelten Fälle weisen gegen die ohne Darmverletzung ebenfalls operierten Fälle eine um 7% höhere Mortalitätszahl auf, wie dies gar nicht anders zu erwarten ist (22,8%). Wir geben SCHWEITZER vollkommen recht, wenn er zum Vergleich der Leistungsfähigkeit der Uterusnaht und der Totalexstirpation einerseits nur unkomplizierte, anderseits nur komplizierte Fälle gegenüberstellt, denn für uns ist es kein Zweifel, daß die durch die Darmverletzung gesetzte Infektion sicher zur Auswirkung kommen muß, während das Uterusloch eine solche nicht immer zu vermitteln braucht. Was wir an unserem Material, das freilich hinsichtlich der klinisch beobachteten Fälle klein ist, für die Naht finden, stimmt mit dem, was SCHWEITZER findet, überein, nämlich ihre geringere Lebenssicherheit.

Wie wir schon wiederholt hervorgehoben haben, ist unser eigenes Material perzentuell hinsichtlich der Prognose der Uterusperforation, sei es der einfachen, sei es der komplizierten, nicht auszuwerten. Es zeigt aber anderseits ganz deutlich an, wo die größten Gefahren der Uterusperforation liegen. Man kann mit einem Worte diese Gefahr umschreiben. Sie heißt: Zuwarten. Aus unseren Beobachtungen geht einwandfrei hervor, daß die Prognose sich von Stunde zu Stunde trübt. Das gilt von den einfachen und selbstverständlich erst recht von den komplizierten Uterusperforationen. Für diese sind die Verhältnisse, wie sie an den Bauchschüssen klargestellt worden sind, ohneweiters übertragbar.

Daß für die Verblutungsgefahr die Prognose nach Bruchteilen von Stunden abhängt, braucht nicht erörtert zu werden. Aber auch hinsichtlich der Infektionsgefahr lesen wir aus unseren Beobachtungen eindeutig ab, daß sofort Operieren die besten Chancen bietet. Anderseits aber zeigen unsere Fälle wieder, daß auch trotz sofortiger Operation üble Ausgänge unvermeidbar sein können.

Ein Wort noch über die Anlegung des Anus praeternaturalis. Unter den Darmverletzungen finden wir zweimal einen Anus praeternaturalis ausgeführt. Beide Fälle sind tödlich ausgegangen. Aber auch dort, wo die Frau am Leben bleibt, ist die Schließung des Bauchafters für eine junge Frau kaum zu umgehen. Sie stellt aber eine prognostisch sehr ernst zu wertende Operation dar.

An dieser Stelle sei hervorgehoben, daß auch in der Literatur eine ganze Reihe von Fällen eines künstlichen Afters nach Uterusperforation beschrieben sind. Aubert hatte das Glück, eine Enterostomie am Dünndarm mit Erfolg 7 Wochen später schließen zu können. Krull mußte das gänzlich zerfetzte Mastdarmende bei einer Uterusperforation in die Bauchdecken einnähen, da eine Vereinigung des zerrissenen Darmes unmöglich war. Pat. starb am 3. Tag. Wenn Schlüter von einer Frau berichtet, bei der ein vielbeschäftigter Praktikus beim Suchen des Kopfes mit der Abortzange das S. Romanum zerriß, und deren Rettung nur durch den Anus praeternaturalis gelang, so muß man Michel Recht geben, der eine solche Heilung als problematisch bezeichnet, noch dazu bei einer in der Blüte der Jahre stehenden Frau. Diesem Autor allerdings gelang es, einen Anus praeternaturalis am Dickdarm sekundär mit vollem Erfolg zu schließen, womit er wirklich berechtigt ist, von einer völligen Heilung der Pat. zu sprechen. In diesem Falle hatte ein Arzt mit der Boerschen Knochenfaßzange das Colon sigmoideum quer abgerissen!! Und in jüngster Zeit hat Süssmann nach einer kriminellen Uterusperforation durch Ärzte den notwendig gewordenen Kunstafter 11 Monate nach der Verletzung durch eine schwierige Implantation eines Dünndarmstückes zum Verschluß bringen müssen. Wir sind weit entfernt, die Anlegung eines Anus praeternaturalis als ultimum refugium zu verwerfen, denn ein Leben mit einem widernatürlichen After ist besser als sterben. Aber was heißt es für eine junge Frau mit einem Bauchafter herumzulaufen und das nach einem Abortus? Sollte man angesichts dieser einzigen Möglichkeit nicht allgemeiner vor Instrumenten warnen?

Ohne die Bedeutung des bakteriologischen Befundes bei der Uterusperforation zu unterschätzen, möchten wir therapeutische Richtlinien im Sinne konservativ-operativen Vorgehens oder gar konservativen Vorgehens aus einem günstigen bakteriologischen Befunde nicht ziehen. Wir würden uns beispielsweise durch den Befund von Bakterium coli und noch weniger durch den von Staphylokokken zu einem konservativen Vorgehen entschließen. Sind doch Fälle mitgeteilt, wo auch bei Staphylokokken (Brettschneider u. a.) die Uterusperforation ad exitum geführt hat. Anderseits hat Albrecht einen Fall mit eitriger Pelveoperitonitis nach Uterusperforation, bei der Coli nachgewiesen wurde, mit Übernähung des Uterus durchgebracht. Für diesen Autor war in einem anderen Falle der Befund von Streptokokken und einer diffusen eitrigen Peritonitis kein Grund zur Totalexstirpation des Uterus. Wunderbarerweise kam der Fall durch. Aschheim hingegen und H. H. Schmid haben auf Grund des Befundes von Streptokokken die Totalexstirpation ausgeführt. Wir selbst verfügen in unserem Material nur über drei bakteriologische Befunde, und zwar Streptokokkeninfektionen, die tödlich geendet haben.

Die Bedeutung des bakteriologischen Befundes für Fälle einfacher Uterusperforation liegt unseres Erachtens darin, daß bei Vorhandensein von Streptokokken trotz des Falles von Albrecht die Totalexstirpation wohl anzuraten ist, auch für Anhänger konservativ operativen Vorgehens. Für die Fälle komplizierter Uterusperforationen mit Eröffnung des Darmtraktes spielt der bakteriologische Befund eine geringere Rolle, weil für diese komplizierten Fälle die Infektion vom Darm her obenansteht. Wir halten die Exstirpation des Uterus mit Drainage nach der Scheide zu für das sicherste Verfahren.

Eine nicht unwichtige Frage ist es, was mit dem Uterusinhalt zu geschehen habe, der entweder ganz oder wenigstens teilweise nach erfolgter Perforation noch vorhanden ist. Bekanntlich wird ja gelehrt, daß sofort nach Erkenntnis der Uterusperforation jede weitere Manipulation abzubrechen und die Frau, allenfalls tamponiert, einer Anstalt einzuliefern ist. Was hat nun mit dem nichtentleerten Uteruscavum zu geschehen? Für uns, die wir auf dem Standpunkt stehen, daß der Uterus zu entfernen ist, liegt die Sache einfach: Wir exstirpieren das Organ, ohne das Cavum anzurühren. Diejenigen aber, die den Uterus nähen, müssen sich für einen Modus procedendi entscheiden. Das Zurücklassen von Eiteilen im Uterus, nachdem· er genäht ist, ist wenig einladend, da man ja fast mit Sicherheit mit einem infizierten Ei rechnen muß. Deswegen entfernen manche Autoren anläßlich der Erweiterung der Perforationsöffnung und ihrer Glättung mit dem Messer die Eiteile mit dem Finger und der Kürette. Auch in unseren Beobachtungen (z. B. Fall 1) wurde so vorgegangen, dabei aber übersehen, daß ein Teil des Foetus bereits in der Bauchhöhle lag.

In der Literatur haben eigentlich zu dieser Frage nur ALBRECHT und HALBAN unseres Wissens bewußt Stellung genommen. ALBRECHT hat durch Sectio vaginalis einen perforierten Uterus entleert, HALBAN schlägt für aseptische Fälle und Perforationen mit Sonden, Hegarstiften und allenfalls noch der Kürette — also Perforationen, die noch am ehesten eine chirurgisch konservative Behandlung vertragen — folgendes vor: Handelt es sich um Fälle, in denen die Perforation nicht weiter zu versorgen ist, so genügt die Zervixspaltung. Muß aber auch die Perforation versorgt werden, dann mache man den Sektionsschnitt des Uterus.

Da wir, wie hervorgehoben, den Uterus entfernen, können wir aus eigener Erfahrung zu dieser Frage nicht Stellung nehmen. Jedenfalls bedeutet aber das Zurücklassen der Frucht nach Versorgung des Uterus, wie wir auch das schon gesehen haben, eine beträchtliche Infektionsgefahr. Noch unheimlicher scheint uns die Tamponade oder das Kürettieren eines perforierten und genähten Uterus von der Scheide aus.

Wenn wir auf Grund klinischer und pathologisch-anatomischer Erfahrungen, die unserer Abhandlung zugrunde liegen, unsere Grundsätze hinsichtlich der Therapie der Uterusperforation festlegen, so kommen wir zu folgenden Gesichtspunkten:

Schon der Verdacht (LATZKO), selbstverständlich die Gewißheit einer Uterusperforation erfordert am schwangeren Organe die sofortige Laparotomie. Dieser Grundsatz gilt bedingungslos für alle von auswärts eingelieferten Fälle.

Als Operationsmethode ist der Bauchschnitt zu wählen: Er allein schafft die notwendige Übersicht über die Bauchhöhle. Ganz ausnahmsweise könnte bei einer Perforation des Uterus mit der Sonde, allenfalls auch mit der Kürette der vaginale Weg beschritten werden, doch würden wir einen solchen Weg nur dann wählen, wenn es außer jedem Zweifel steht, daß eine Nebenverletzung ausgeschlossen ist, wie dies auch THALER ausgeführt hat. Die Angaben der Ärzte, die perforiert haben, sind hinsichtlich des Gebrauches der Instrumente, wie unsere eigenen Erfahrungen zeigen, nicht ganz selten durchaus unzuverlässig, weshalb z. B. selbst der bestimmten Angabe, daß ein Faßinstrument nicht benützt wurde, nicht jener Glaube beizumessen ist, der das Abstehen von der Operation oder auch nur die Wahl der vaginalen Operation statt der Laparotomie rechtfertigen würde.

Wohl bewußt, daß die Uterusexstirpation für die Frau einen unersetzlichen schwerwiegenden Verlust bedeutet, raten wir zur Entfernung des Organs, und zwar zur Totalexstirpation mit breiter Drainage der Bauchhöhle durch die Scheide. Die supravaginale Amputation des Uterus kommt nur in Fällen einfacher Uterusperforation bei drohendem Verblutungstode operationstechnisch in Frage. Nicht blutende inkomplette Zervixsrisse können drainiert werden.

Genaueste Absuchung des Darmes, die systematisch vorzunehmen ist wie bei jeder chirurgischen Bauchverletzung, ist ein natürliches Gebot. Wo die Ernährung des verletzten Darmes fraglich erscheint, reseziere man lieber, als daß man übernäht. Bei Resektion kleinerer Dünndarmabschnitte wird man wegen der größeren Schnelligkeit ohne weiteres End zu End resezieren können. Bei Dickdarmverletzungen hängt die Technik ihrer Versorgung von der Lokalisation und Ausdehnung der Verletzung, der Beweglichkeit des Gekröses usw. ab. Atypische Operationsverfahren können notwendig werden.

Da das Um und Auf der Therapie das möglichst frühzeitige Operieren ist, so ist immer und immer wieder den Studierenden und Ärzten einzuschärfen, jede Uterusperforation unverzüglich auf dem kürzesten Weg der nächsten Anstalt zu überantworten.

Spätfolgen der Uterusperforation

Es ist fraglos, daß Uterusperforationen ohne irgend Folgen zu hinterlassen, ausheilen können. Namentlich bei wenig umfänglichen Perforationen ist dies am ehesten denkbar. Voraussetzung hiezu ist, daß der Wundverlauf ein völlig aseptischer bleibt. Auch eine größere Blutung darf nicht eintreten, wenn anders die Wundränder rasch und mit breiten Flächen zur Verklebung kommen sollen. Deckung der Uteruswunde durch das Netz oder gelegentlich durch die Därme, die sich schützend über die verletzte Stelle legen, bleiben kaum je aus. Trotzdem können natürlich Beschwerden durch Adhäsionen völlig fehlen und die betreffende Frau kann bis zu ihrem natürlichen Ende völlig ahnungslos darüber bleiben, daß sie eine schwere Verletzung mitgemacht hat.

Diese Ausnahmen, welche viel eher für sogenannte gynäkologische Perforationen gelten, bestätigen nur die Regel, daß die Uterusperforation am schwangeren Organ im allgemeinen eine gefährliche Verletzung ist, die auch bei glücklichem Ausgang in ihren Spätfolgen bedeutungsvoll werden kann.

Zu den unschuldigsten Spätfolgen der Uterusperforation gehört das Auftreten fibröser polypöser Gebilde des Uterus, die in ihrem Innern Inseln von Fettgewebe aufweisen, die sich scharf gegen das Bindegewebe abgrenzen. Wenn kongenitaler Ursprung und Degeneration ausgeschlossen werden können, muß man annehmen, daß der Fettkern eines solchen Polypen aus einem Netzzipfel besteht, das gelegentlich einer Uterusperforation im Cavum uteri eingeheilt ist. Pollak hat einen derartigen Fall bei einer 37jährigen Frau beobachtet, die bei einer vor Jahren ausgeführten Auskratzung, bei der sie ohnmächtig geworden war, offenbar perforiert wurde. Auch Küstner hat einen einschlägigen zweiten Fall mitgeteilt.

Wesentlich schwerwiegender aber sind die Spätfolgen einer Uterusperforation, die zur Zeit ihrer Entstehung unerkannt und unbehandelt geblieben ist, gelegentlich einer späteren Schwangerschaft. Besonders dann, wenn die Perforation eine größere war, die Ausheilung in breitem Umfang bindegewebig ist, so daß nicht Muskel an Muskel liegt, sondern reichlich minderwertige Bindegewebsmassen eingeschaltet sind, kann es in der Schwangerschaft oder auch erst unter der Geburt zum Aufplatzen dieser schlecht geheilten Perforation kommen. Wenn bei Kaiserschnittnähten, besonders im Korpusbereich die Ruptur nichts Seltenes ist, wo doch die scharfrandige Wunde genäht wurde, so darf uns bei einer unregelmäßigen Perforationswunde das Auseinanderweichen der Narbe nicht wundernehmen. Begünstigend für eine solche Spontanruptur alter Perforationsnarben ist die durch die Placenta bedingte Verdünnung des Gewebes an dieser Stelle. Eine ganze Reihe einschlägiger Fälle ist in der Literatur mitgeteilt worden. Die wichtigste kritische Bearbeitung dieses Gegenstandes findet sich bei Baisch. Weitere Beiträge haben Herzfeld, Hönck, Staude, Gans, Linzenmeier u. A. geliefert. In der eigenen Beobachtung von Baisch erfolgte die spontane Ruptur des Uterus auf 14 cm Länge und 8 cm Breite in der 36. Schwangerschaftswoche. Sie war auf eine im Jahre vorher bei Abortus eingetretene Perforation mit einem Dilatator zurückzuführen, die reaktionslos geheilt war. Auch die Beobachtung von Gans ist lehrreich. Die Patientin war wegen Abortus bei siebenwöchentlicher Gravidität kürettiert worden und hatte im Anschluß daran ein dreimonatliches Krankenlager mit Schüttelfrösten und hohem Fieber mitgemacht. In der folgenden Schwangerschaft litt sie stark unter Unterleibsschmerzen. Ganz zu Beginn der Eröffnungsperiode platzte der Uterus vom Fundus bis zum inneren Muttermund! Da andere Ursachen der Ruptur auszuschließen waren, muß eine Uterusperforation bei der damaligen Kürettage angenommen werden, worin dem Autor nur beizustimmen ist. Der Fall ging in Heilung aus, indem der Uterus supravaginal amputiert wurde.

In dieselbe Gruppe gehört ein von Linzenmeier mitgeteilter Fall von Spontanruptur bei einer erstgebärenden Frau erst 4 Stunden nach Beginn der Wehen. Die Blase stand, der Muttermund war talerstückgroß. Laparotomie. Es fanden sich Verwachsungen mit den Därmen am Uterus. Vor 7 Jahren war die Frau im vierten Monat einer Schwangerschaft kürettiert worden und hatte danach mit Bauchfellentzündung gelegen. Wahrscheinlich hatte sich, so nimmt LINZENMEIER an, damals eine Narbe an der Hinterwand gebildet, die noch während der Schwangerschaft durch die Tätigkeit der Placenta verdünnt worden war, so daß sie bereits bei den Eröffnungswehen riß. Aus einer Zusammenstellung JAKOBS (München) über die Gefahren der intrauterinen instrumentellen Behandlung geht hervor, daß auch dieser Autor in 4 Fällen von Uterusruptur frühere Perforationen verantwortlich machen mußte.

Ist schon der Heilungsverlauf einer Uterusschnittwunde durchaus nicht völlig in der Hand des Operateurs gelegen, so ist gar die Art und Weise der Ausheilung einer Perforationswunde ein Spiel des Zufalls. So wie bei Kaiserschnittwunden die Muskulatur auseinanderweichen und durch Schleimhaut ausgefüllt werden kann, ebenso kann sich dies, nur noch leichter, bei Perforationswunden ereignen. In dieser Hinsicht ist eine Mitteilung von PETZOLD geradezu beweisend. Dieser Autor berichtet aus der KEHRERschen Klinik zu Dresden über eine Sondenperforation des Uterus, die mikroskopisch untersucht, den überraschenden Befund der Verschleppung von Schleimhautfetzen und Decidua bis fast unter das Peritoneum ergab. Heilen solche in die Muskulatur eingesprengte Inseln von Endometrium ein, so bedeuten sie zufolge ihrer Hypertrophie in einer späteren Schwangerschaft eine Rupturgefahr, wie dies von GELLER und jüngstens von STEINBERG für Kaiserschnittwunden ausgeführt worden ist. Ganz derselbe Mechanismus kann selbstverständlich auch bei der Übernähung einer Perforationswunde Platz greifen. Die Möglichkeit einer erhöhten Rupturgefahr nach Übernähung von Uterusperforationen wird ja auch wenigstens theoretisch von Anhängern konservativ operativen Vorgehens wie ALBRECHT HEYN hervorgehoben.

Besteht schon trotz Naht einer Uteruswunde, mag sie nun bei einem Kaiserschnitt erzeugt sein oder gar anläßlich einer Uterusperforation gesetzt sein, die Möglichkeit eines Ileus infolge Darmadhärenz, so ist diese bei spontan geheilten Uteruswunden eine wesentlich größere.

Selbst Sondenperforationen des Uterus, die doch gemeiniglich als recht ungefährlich gelten und deswegen gerne konservativ behandelt werden, können trotz scheinbarer Ausheilung böse Folgen nach sich ziehen. Dies hat neulich erst FRANKENSTEIN zeigen können, der eine Frau nach einer Sondenperforation des Uterus wegen Ileus operieren mußte und sie durch Resektion einer geknickten, mit der hinteren Wand des Uterus verwachsenen Ileumschlinge heilen konnte. Ganz richtig bemerkt FRANKENSTEIN, daß diese Spätfolge der Sondenperforation bei chirurgischen Maßnahmen unmittelbar nach der Perforation wahrscheinlich ausgeblieben wäre.

Daß selbst ohne beträchtliche Adhärenz mit den Därmen Verwachsungen des Fundus mit dem Bauchfell Beschwerden machen und nachträglich zur Entfernung der GebärmutterVeranlassung geben können, beweist ein von DEBRUNNER mitgeteilter Fall von Uterusperforation mit der Kürette. Bei der ein halbes Jahr später vorgenommenen Uterusexstirpation fand sich der im Fundus selbst etwas ödematöse Uterus durch Adhäsionen im Douglas fixiert und in ein leichtes seröses Exsudat eingebettet. An seiner Rückseite gegen die rechte Tubenecke fand sich als Überrest der Perforation eine trichterförmige Einziehung und in deren Umgebung einige strahlige Narben.

So gut wie unausbleiblich sind ernste, ja lebensgefährliche Spätfolgen einer Uterusperforation dann, wenn das verletzende Werkzeug nach der Perforation im Uterus oder, was viel häufiger ist, in der Bauchhöhle zurückbleibt. Derartige Fälle sind in der größten Mehrheit aller Beobachtungen auf Selbstabtreibungen oder Abtreiberinnen zurückzuführen, während Ärzte nur ganz ausnahmsweise bei der instrumentellen Uterusperforation ihr Werkzeug in der Bauchhöhle nicht mehr finden. Unter denen von Katz (1922) gesammelten Fällen — im ganzen 54 — waren es im allgemeinen schmale, spitzstumpfe Werkzeuge, obenan Kautschukbougis, aber auch elastische halbsteife Harnröhrenkatheter, recht häufig bei Selbstabtreibungen Nadeln aus verschiedenem Material, Federhalter, Holzstäbchen, Bleistifte u. a. m. In den beiden in unserer Abhandlung kurz mitgeteilten Beobachtungen war es einmal ein elastischer Harnröhrenkatheter, das zweitemal ein 20 cm langes gläsernes Mutterrohr. Die in die Bauchhöhle gelangten Instrumente können entweder extra- oder intraperitoneal gelagert sein. Bei Perforationen der Cervix kommen sie naturgemäß leicht in den subserösen Raum; dort erzeugen sie des öfteren das typische Bild einer Parametritis, oftmals mit Exsudat und Abszedierung, manchmal aber bleiben sie ganz symptomlos. Die Überraschung ist groß, wenn bei der Inzision einer parametranen Eiterung an den Lieblingsstellen ihres Aufbruches oder beim spontanen Durchbruch nach außen der Fremdkörper aufgefunden wird. Erfolgt die Entleerung an den genannten Stellen, so ist die Aussicht für die Frau eine durchaus günstige, geschieht es aber, daß der Eiter in die Bauchhöhle einbricht, muß man auf einen schlechten Ausgang gefaßt sein. Die Fremdkörper, welche in die Bauchhöhle gelangen, finden sich öfter in der freien Bauchhöhle als im kleinen Becken. Besonders Fundusperforationen gestatten dem Instrument leicht den Weg in die große Bauchhöhle. Netz- und Darmbewegungen und Lageveränderungen des Körpers helfen mit, das Werkzeug zu verschleppen, das hoch oben unter der Leber (Fall 88), der Milz, ja sogar jenseits des Zwerchfells sich finden kann. Die Fremdkörper gehen in der Bauchhöhle mannigfaltige Veränderungen ein. Vor allem werden sie eingekapselt, was das Netz besorgt und was schon nach kurzem Verweilen im Bauche der Fall sein kann. Verklebungen mit der Bauchwand, Einwanderungen in die Darmlichtungen kommen ebenso häufig vor wie Bauchwandabszesse, die in der Nabelgegend als der Stelle des geringsten Widerstandes durchbrechen und den Fremdkörper ausstoßen. Erschöpfende, lange Zeit dauernde Eiterungen können vorangehen, Schmerzanfälle die Zustände begleiten, manchmal aber auch kann volles Wohlbefinden herrschen. Solche Werkzeuge können von Tagen bis Jahre in der Bauchhöhle liegen, wie derartige Fälle von Williams, Barwell, Lee, de Smitt mitgeteilt sind. In der Beobachtung Heyroyskys lag der Katheter wahrscheinlich mehr als 5 Jahre im Cavum peritonei.

Da die Frauen mit der Wahrheit auch über eindringliches Befragen in derartigen Fällen meist hinter dem Berg halten, so ist die Diagnose äußerst schwierig und wird so gut wie kaum je gestellt. Denkt man an eine solche Möglichkeit, so kann man sie durch Anwendung des Röntgenverfahrens erhärten, wie dies EDUARDS und KERMAUNER gelungen ist.

Wie schon aus dem Fehlen von Symptomen bei manchen Fremdkörpern im Bauche zu entnehmen ist, handelt es sich oftmals um nicht infizierte Fälle oder nur um blande Infektionen. Darum ist die Prognose dieser Art der Gebärmutterperforation mit Verbleiben des perforierenden Werkzeuges in der Bauchhöhle günstiger als die der Uterusperforation schlechtweg. Unter 48 verwertbaren Beobachtungen ereigneten sich 7 Todesfälle, d. i. 16,6%. Von diesen 48 Frauen waren drei operiert worden. Die Therapie ist einfach, wenn es sich lediglich um die Inzision einer Schwellung handelt, die den Fremdkörper beherbergt. Wurde er im kleinen Becken gefühlt, hat auch wiederholt die Kolpotomie zu seiner Entfernung mit Erfolg geführt. Dort, wo der Leibschnitt nötig wird, kann es allerdings durch Eröffnung abgesackter Eiterhöhlen zur allgemeinen Bauchfellentzündung kommen.

Von den jetzt abgehandelten Fällen hat sich ein Großteil in älteren Zeiten zugetragen, als die Selbstabtreibung entschieden häufiger war als heutzutage und die Hebammen als Abtreiberinnen unbestritten das Feld beherrschten. In den letzten Jahren werden derartige Beobachtungen seltener, kommen aber auch jetzt noch vor, wie die Mitteilungen von BORUVKA, WEIBEL, KERMAUNER, ZELNIK und anderen Autoren beweisen. Besonders gerne sind Frauen vom Lande betroffen, was verständlich wird, da die Selbstabtreibung dort heute noch häufiger ist und die Hebammen in der kriminellen Fruchtabtreibung am Lande weniger geübt sind. —

Man darf auch nicht vergessen, daß selbst der „glückliche" Ausgang einer Uterusperforation eine recht problematische Sache ist. Da bei Perforation des graviden Uterus, wenn sie erkannt wird, fast immer operiert werden muß und die Operation, wenn sie möglichst lebenssicher gestaltet werden soll, meist auf die Entfernung des Uterus hinausläuft, so ist damit für die Frau ein dauernder schwerer Schaden geschaffen. Von Fällen, bei denen die notwendige Operation als solche üble Zufälle zeitigte, wollen wir gar nicht reden und nur streifen, daß neben Adhäsionsbeschwerden nach Laparotomie ganz besonders Verdauungsstörungen infolge Resektion ausgedehnter Darmabschnitte den „glücklichen" Ausgang recht verdüstern. Derartige Fälle aber werden nur zu leicht vergessen, nachdem sie in irgend einer ärztlichen Gesellschaft als warnendes Beispiel vorgestellt sind. Die krassesten Beispiele dieser Art seien hier kurz erwähnt.

FIEDLER hat in der Gynäkologischen Gesellschaft zu Hamburg recht anschaulich das Krankheitsbild eines solchen zu kurzen oder fehlenden Dünndarmes bei einer Patientin geschildert, bei der 5,30 m Dünndarm entfernt werden mußten, so daß oberhalb des Coecum gerade noch ein 5 cm langer Stummel von Dünndarm übrig blieb. Ein 84 Tage langes Krankenlager mit schweren Diarrhoen und einem Gewichtsverlust von 30 Pfund charakterisieren diesen Fall.

Dieser Fall ist übrigens durchaus nicht der einzige, in dem infolge der Notwendigkeit, große Darmabschnitte zu resezieren, schwere Ernährungsstörungen auftraten. Bei der von A. MUELLER operierten Patientin, die ein Arzt in seiner Sprechstunde perforiert hatte, mußten $4\frac{1}{2}$ bis $4\frac{3}{4}$ m Dünndarm entfernt werden, die von ihrem Gekröse abgerissen worden waren, ohne daß allerdings der Darm selbst ein Loch aufgewiesen hätte. Die Patientin hatte jahrelang große Vorsicht in der Wahl der Speisen notwendig und es dauerte lange, bis der Kot die graue Farbe und den üblen Geruch verlor.

Die geänderten Stoffwechselverhältnisse nach Verlust ausgedehnter Dünndarmpartien sind jüngstens wieder von SCHUGT an einem Falle studiert worden, in dem nach Perforation des Uterus durch einen Arzt der Dünndarm vom Jejunum bis zur Ileocëkalklappe abgerissen wurde, sodaß 5,80 m (ungefähr 95%) des Dünndarmes reseziert werden mußten. Am schwersten litt die Fett-, weniger die Eiweißverdauung und garnicht die der Kohlehydrate. Bei der Röntgenuntersuchung brauchte der Kontrastbrei bis zur Ampulle 7 Stunden. Auch SCHUGT führt an, daß man selbst dann mit der Prognose in derartigen Fällen vorsichtig sein muß, wenn die Patientin zunächst den Eingriff übersteht und sich erholt, denn es sind Fälle bekannt, wo nach längerem Wohlbefinden schließlich der Tod an Entkräftung eintritt. SELLHEIM hatte in einem Falle, in dem fast der ganze Dünndarm entfernt werden mußte, den Eindruck, daß die Patientin sozusagen verhungert war. Die Patientin MATTHAEIS, der ihr 540 cm Dünndarm resezieren mußte, ist nach einem Zeitraum von vollen zwei Jahren den geänderten Stoffwechselverhältnissen soweit angepaßt, daß sie sich in arbeitsfähigem Zustand befindet. In diesem Fall ist es geradezu unglaublich, daß die Patientin nicht einer Infektion erlegen ist, wo sie doch zu Fuß über das Gelände ging, das aus der Scham hängende Darmstück hinter sich her schleppend, und erst am nächsten Tage ins Spital gebracht wurde.

Als BRENNER in Linz im Jahre 1907 bei einer Frau anläßlich der Operation eines eingeklemmten Schenkelbruches 5,40 cm Dünndarm entfernen mußte und die Frau durchbrachte, war dieser Fall ein Novum; aus der diesbezüglichen Veröffentlichung von DENK geht hervor, daß man auf Tierexperimente zurückgreifen mußte, um die geänderten Stoffwechselbedingungen nach dem Verlust eines so enormen Dünndarmabschnittes dem Verständnisse näher zu bringen. Heute ist auch die Resektion von 5 m Dünndarm dank der Tätigkeit hemmungsloser Perforateure nichts Neues mehr. Es ist und bleibt aber unerhört, daß bis dahin kerngesunde Frauen nach der „Behandlung“ einer Fehlgeburt mit einem Dünndarmstummel ihr Leben fristen und die Nahrungsaufnahme nach den Vorschreibungen der Stoffwechselküche ängstlich regeln müssen, damit sie nicht Hungers sterben!

Über den widernatürlichen After als schwerwiegende Folge einer Uterusperforation haben wir bereits gesprochen.

Die Prophylaxe der Uterusperforation

Wir bilden uns keineswegs ein, daß wir die Uterusperforation aus der Welt schaffen können. Ebenso gewiß aber ist es, daß die Uterusperforation nicht ein sozusagen notwendiges Übel der Abortbehandlung zu sein braucht, wie sie es heute tatsächlich ist. Unendliches Unglück läßt sich verhüten zum Wohle der Frauen und zum Vorteil der Ärzte, denn nicht zuletzt bewahrt sich der Arzt, der die Uterusperforation vermeidet, seinen geachteten Ruf. Das Geheimnis des Erfolges heißt: „Digitale Ausräumung".

Bei der Einleitung des Abortus, die in einem hohen Satz vom Hundert an der Entstehung der Uterusperforation ursächlich beteiligt ist, bildet den Stein des Anstoßes der ungenügend erweiterte Zervikalkanal. Erweiterung desselben bis zur Fingerdurchgängigkeit ist eine Forderung, auf der wir unbedingt bestehen und bestehen müssen, um solche Unglücke weitgehendst zu vermeiden. Wenn uns an dieser Stelle die Gegner der digitalen Ausräumung einwenden, daß wir genug Hegarperforationen haben und haben werden, trotzdem wir digital ausräumen, so können wir diesen, gestützt auf unsere Beobachtungen schlagend beweisen, daß die Art der Erweiterung des Halskanals so gut wie immer eine brüske und darum gefährliche war. Langsames Vorgehen, unbedingtes Festhalten am zweizeitigen Erweitern des Halskanals ist das zweite Geheimnis des Erfolges. Wenn einzelne Autoren den Laminariastift wegen seiner Infektionsmöglichkeit fürchten, so können wir ihnen im Verein mit der Mehrzahl der anderen Fachkollegen hierin nicht folgen. Wir sehen im Laminariastift bei ganz jungen, aber auch älteren Graviditäten, bei diesen aber auch in der Einführung eines Gummiballons, auch heute noch das beste und schonendste Mittel zur Erweiterung des Halskanals. Wir scheuen uns auch durchaus nicht, die Einlegung der Laminariastifte ein zweitesmal zu wiederholen, wenn der erste Quellstift, wie dies ja bei Primigraviden mit ihrer starren Cervix so und so oft der Fall ist, den Halskanal nicht für Fingerdurchgängigkeit oder nahezu für dieses Kaliber erweitert haben sollte. Nur dann, wenn die Quellstifterweiterung fast den Finger durchzuführen gestattet, also nur weniges darauf fehlt, erweitern wir mit Hegarstiften. Aber auch diese Erweiterung nehmen wir schonend vor, indem wir die halben Nummern niemals überspringen. Auch der ersten Einführung der Laminaria schicken wir nach sorgfältiger und vorsichtiger Sondierung die Wegsammachung des Halskanals mit den Hegarstiften voraus. Wir beginnen mit dünnen Nummern (Nr. 4) und schreiten von halber Nummer zu halber Nummer ansteigend bis etwa zum Stifte 9 vor, bei dem wir haltmachen. Jetzt legen wir den Quellstift ein, der 24 Stunden liegen bleibt. Nur dort, wo wir es mit Vielgebärenden oder sehr dehnsamer Cervix zu tun haben, legen wir von Anfang an zwei Laminaria ein, meist einen dünnen und einen dickeren Stift, vermeiden aber grundsätzlich eine Vorbereitung des Halskanals mit Hegarstiften bis zur Nr. 14 oder Nr. 15, da erfahrungsgemäß gerade bei diesem Kaliber die Cervix aufplatzt und damit schon der Grund für einen falschen Weg oder gar eine Uterusperforation gelegt wird. Ganz besonders warm empfehlen wir die Verwendung von Gummiballons. Wir haben zwei Typen in Gebrauch, kleine geigenförmige, die nicht mehr als 15 bis 20, höchstens 30 ccm fassen, und kleine birnförmige. Wir benützen sie mit Vorliebe bei Schwangerschaften jenseits des dritten Monats; im übrigen kommen wir nur äußerst selten in die Lage, eine Einleitung nach dem vierten Monat machen zu müssen.

In einzelnen Fällen, die die Ausnahme bilden, ist es sogar vorgekommen, daß dreizeitig erweitert wurde. Wir sind weit entfernt, in einem solchen Vorgehen das Ideal der Behandlung zu erblicken, und geben zu, daß durch diese über einen längeren Zeitraum sich erstreckende Erweiterung eine Infektion begünstigt werden kann. Trotzdem haben wir in dieser Gruppe von Fällen bei Aborteinleitungen keinen Todesfall an Sepsis zu beklagen.

Von der größten Wichtigkeit ist es, darauf hinzuweisen, daß vom dritten Monat an nach Erweiterung des Halskanals die Ausstoßung der Frucht den Naturkräften zu überlassen ist; das gelingt, mag man die Ausstoßung nun durch Wehenmittel unterstützen oder nicht, fast immer. Ist einmal die Frucht ausgestoßen, so ist die digitale Lösung der Placenta, die ja oft zurückbleibt, bei dem verkürzten, für einen, ja oft bereits für zwei Finger durchgängigen Halskanal ein leichtes, bei dem ein Unglück überhaupt nicht passieren kann. In früheren Monaten der Schwangerschaft überzeugen wir uns nach Entfernung der Quellstifte zunächst in der zweiten Sitzung, ob die Fingerdurchgängigkeit erreicht ist. Ist dies der Fall, so setzt die Narkose ein. Ist es nicht der Fall, so geben wir ohne Narkose ein zweitesmal Laminaria. Vorausgesetzt, daß wir den Halskanal durchgängig finden oder daß es nur der höchsten Nummern der Hegarstifte bedarf, um ihn auf Fingerdurchgängigkeit zu bringen, lösen wir nunmehr in Narkose das Ei allseits von seiner Haftfläche ab. Mit diesem Vorgehen hören wir nicht früher auf, bevor wir nicht von seiner vollständigen Ablösung durch sorgfältiges Nachtasten überzeugt sind. Manchmal gelingt es, durch Ausdrücken des Uterus (sogenannter Höningscher Handgriff, Bonn 1873) das Ei in die Scheide zu befördern. Dasselbe erreichen wir oft mit unserem Finger. Wir benützen aber auch die Schultzesche Abortuszange. Unter den Vorsichtsmaßregeln, die bei uns gelten, ist sie jenes gefährliche Instrument nicht, für das es angesehen wird und angesehen werden muß, wenn es mißbräuchlich verwendet wird. Indem wir einzig und allein jene Eiteile mit ihr entfernen, die bereits gelöst sind und vor dem Muttermunde liegen, oder gar die Eizange unter Leitung des Fingers benützen, können wir jene schrecklichen Verletzungen nicht erzeugen, von denen in unserer Abhandlung die Rede gewesen ist. Wenn ein Geübter (und nur einem solchen ist es zu raten) auch jenseits des inneren Muttermundes liegende Eiteile mit der Zange entfernt, so tut er dies immer nur mit gelösten Stücken. Dabei führt er niemals die Zange geöffnet ein und faßt nie Teile unmittelbar am Fundus, sondern er führt die Zange, nachdem seine Hand die Berührung mit dem Fundus eben verspürt hat, etwas zurück und öffnet sie erst jetzt. Dabei geht er mit der größten Vorsicht und peinlichsten Aufmerksamkeit vor.

Eine Kürette bei der Abortausräumung existiert an der Klinik PEHAM nicht, sie ist überflüssig. Es ist uns immer gelungen, mit dem Finger zu lösen, was zu lösen war, und gerade darin, daß wir niemals bei der digitalen Abortbehandlung Eiteile zurücklassen, erblicken wir einen der größten Vorteile der Methode. Einen Vorteil, der nächst der Vermeidung der Uterusperforation nicht hoch genug zu veranschlagen ist.

Wenn wir im folgenden die Ergebnisse der so geschilderten Einleitung der Fehlgeburt zahlenmäßig wiedergeben, wie wir sie auf Grund der Abortuseinleitungen seit dem 1. Jänner 1922 bis zum Ende des Jahres 1925 errechnet haben, so glauben wir damit den zwingenden Beweis für die Trefflichkeit und verhältnismäßige Ungefährlichkeit der digitalen Ausräumung und die Möglichkeit der Vermeidung auch der sogenannten vorbereitenden Perforationen erbracht zu haben. Wir lassen die Zahlen für uns sprechen.

In der Zeit vom 1. Jänner 1922 bis zum 31. Dezember 1925 sind an der Klinik Peham 128 Fälle von Einleitung der Fehlgeburt vorgenommen worden. Von diesen betrafen 111 Fälle den zweiten und dritten Schwangerschaftsmonat, die restlichen verteilen sich auf den vierten und fünften und zwei auf den sechsten Graviditätsmonat.

Die Erweiterung des Halskanals wurde in der weitaus größten Zahl der Fälle nur mit Laminaria durchgeführt, in 44 Fällen aber neben der Laminaria auch von der Metreuryse Gebrauch gemacht. In 70 von allen 128 Fällen war nach einmaligem Einlegen der Laminaria bereits der Halskanal für den Finger gänzlich oder wenigstens soweit durchgängig, daß einige größere Hegarnummern genügten, um mit dem Finger ausräumen zu können. In 54 Fällen mußten Laminaria zweimal eingelegt werden oder nach Entfernung der ersten Laminaria die Metreuryse gemacht werden. Nur in 4 Fällen war die Cervix so rigide, daß die Dilatation dreizeitig vorgenommen werden mußte.

Von diesen 128 Fällen verliefen 81 völlig afebril, 47 wiesen subfebrile und febrile Temperaturen auf, nachdem das Ei entweder digital gelöst (112 mal) oder spontan (16 mal) abgegangen war. An postoperativen Komplikationen finden wir einmal eine Thrombose und einmal eine Parametritis. Der durchschnittliche Spitalsaufenthalt stellt sich auf 9,8 Tage, womit erwiesen ist, daß auch die als subfebril, bzw. febril ausgewiesenen Fälle ernste Komplikationen außer den genannten nicht zeigten.

5 Fälle sind ad exitum gekommen. Diese betreffen:

eine Miliartuberkulose, bei einer wegen Tuberculosis pulmonum und Hyperemesis unterbrochenen Schwangerschaft,

eine Embolie der Arteria cerebri media mit Encephalomalacie auf dem Boden einer Endocarditis,

eine Sepsis mit Thrombose der großen Beckengefäße,

weiter eine diffuse Peritonitis mit Gassepsis bei einer Frau mit einer eitrigen Cholecystitis, die 5 Stunden nach der Metreuryse verstarb und an hochgradiger Hyperemesis litt,

schließlich ein Fall von Hyperemesis, der an gastroduodenalem Darmverschluß starb.

Somit fallen dem Verfahren nur 2 Fälle zur Last, wie sie eben bei der Aborteinleitung vorkommen, gleichviel ob digital oder instrumentell ausgeräumt wird, denn die Einleitung der Fehlgeburt ist eben auch bei Vermeidung von Verletzungen kein gefahrloses Verfahren.

Der Grundsatz der digitalen Abortbehandlung läßt sich bei der Ausräumung eines im Gang befindlichen Abortus noch leichter durchführen als bei der Einleitung der Fehlgeburt. Wir stehen auf dem Standpunkt, sowohl in Fällen afebrilen als febrilen Abortes, sofern er eine transuterine Infektion nicht aufweist, also beim sogenannten unkomplizierten Abort, möglichst aktiv vorzugehen; dazu sind wir schon aus rein äußerlichen Gründen gezwungen, da die Klinik sonst die zahlreichen Abortus nicht fassen könnte, die fast täglich Aufnahme suchen. Von diesem Grundsatz kommen Abweichungen vor: Zunächst wird bei Aborten, die bei anscheinend auf den Uterus allein beschränkter Infektion fiebern, die Entfieberung dann abgewartet, wenn der Zervikalkanal nicht erweitert ist. Mit DÖDERLEIN stehen wir auf dem Standpunkt, daß bei einem offenen Zervikalkanal ein faulendes Ei als Ursache des Fiebers sofort zu entfernen ist und gehen demnach mit der digitalen Ausräumung vor. Dort aber, wo bereits Zeichen parauteriner Infektion vorliegen, behandeln wir die Frau konservativ, wie dies für sogenannte komplizierte Aborte jetzt allgemein üblich ist.

Gelegentlich überlassen wir auch unkomplizierte Aborte unter medikamentöser Behandlung (Chinin, Pituitrin) der Ausstoßung durch die Naturkräfte, namentlich dann, wenn der Halskanal bereits in sichtlicher Verkürzung begriffen ist.

Zweifelsohne kann auch bei einem Abortus eine Frau verbluten (KERMAUNER, PRIBRAM, u. a.). Trotzdem sehen wir bei nicht eröffnetem Halskanal nur ausnahmsweise schwere oder gar lebensbedrohliche Blutungen. Wir geben zu, daß in der Privatpraxis eine Blutung besonders in Laienaugen beträchtlicher erscheinen mag als sie wirklich ist und daß der Arzt, besonders wenn er nicht über viele Erfahrung und der Patientin gegenüber auch nicht über eine wünschenswerte Autorität verfügt, zum Ausräumen des Abortus zu einer Zeit gezwungen wird, wo der Halskanal noch nicht für den Finger erweitert ist.

In unserem Material von Abortausräumungen ist die Blutung, wie erwähnt, bei nicht fingerdurchgängigem Halskanal nicht häufig die Indikation zum sofortigen Eingreifen. Wir trachten auch, bei der Abortausräumung die Erweiterung des Halskanals, wo es angeht, der Wehentätigkeit zu überlassen, weil wir dadurch ein unleugbar vorhandenes Gefahrenmoment ausschalten, nämlich die Infektion. Es kann nicht gleichgültig sein, im Verlaufe von etwa 10 bis 15 Minuten einen starren Halskanal sagen wir von Nr. 10 bis Nr. 19 zu erweitern, es kann dabei zu Platzwunden und zur Ansiedelung von Keimen kommen, was vermieden wird, wenn die Erweiterung des Halskanals den Naturkräften überlassen wird. Obwohl wir die sozialen Gründe verstehen, welche die Frauen zwingen, aus der Anstalt ehebaldigst nach Hause zu kommen, glauben wir doch keinen Zeitverlust damit zu erreichen, daß wir der Natur das in Stunden vollbringen lassen, was das Instrument in allerdings kürzerer Zeit vermag. Dafür glauben wir aber, manch eine Infektion hintangehalten zu haben.

Ist also der Zervikalkanal für den Finger durchgängig geworden, oder ließ ausnahmsweise doch eine stärkere Blutung die letzte Dehnung bis auf Fingerdurchgängigkeit durch den Hegarstift wünschenswert erscheinen, so wird mit dem Finger in Narkose — bei Vielgebärenden ganz ausnahmsweise auch ohne Narkose — ausgeräumt. Man staunt, wenn man einigemale diese Operation gemacht hat, wie leicht sie fast ausnahmslos ist, wie rasch der Finger die richtige Schicht findet, in der das Ei oder die Eiteile zu entfernen sind, und wie wenig es blutet, wenn das Ei gelöst ist. Kein Gefäß wird unnötig eröffnet, die Muskulatur nicht verletzt, und in dem Augenblick, da alle Eiteile entfernt sind, kann der Finger geradezu mit der Sicherheit eines Experimentes fühlen, wie der Muskel sich kontrahiert und sich wieder in einen Körper und Hals abzusetzen beginnt. Unter sämtlichen Fällen, die wir digital ausgeräumt hatten, ist es uns auch nicht ein einzigesmal geschehen, daß wir unvollständig ausgeräumt hätten, ein Vorteil, der nicht hoch genug zu veranschlagen ist. Wenn die Anhänger der Kürette und anderer instrumenteller Methoden vom ungleich schonenderen Vorgehen durch Instrumente reden, so mag das vielleicht für einen verschwindenden Bruchteil aller Frauenheilkunde betreibenden Ärzte zutreffen. Meister ihres Faches mit besonders leichter Hand werden vielleicht zarter und schonender mit Instrumenten ausräumen und auch vollständig ausräumen, die Hauptmasse, namentlich die Unerfahreneren, ersetzen auch hier die Kunst durch Gewalt und was von besonderer Tragweite ist, sie räumen so und so oft unvollständig aus. Wenn man aber eine Frau bei einem Abortus zweimal auf den Tisch nehmen muß, weil die erste Ausräumung unvollständig war, dann darf man nicht mehr mit Fug und Recht von einem schonenden Verfahren reden. Solche unvollständige Ausräumungen aber bei unkomplizierten Aborten sind bei weniger Geübten, wovon wir uns durch klinische Einlieferungen überzeugen können, an der Tagesordnung.

Wenn von manchen Autoren scharfe Küretten, manchmal sogar scharfe schmale als Instrumente der Wahl hingestellt werden, so müssen wir über ein solches Verfahren den Stab brechen, wenn dies schonend genannt werden soll. HOEHNE, STEPHAN u. a. haben mit Recht darauf hingewiesen, daß die scharfe Kürette die Muskulatur verletzt, das Endometrium „gründlich" ausräumt und zu Atrophie der Schleimhaut mit Sterilität Veranlassung geben kann. All diese Folgen der Abortausräumung sind für uns Anhänger der digitalen Methode fremde Begriffe.

Auch für die Abortbehandlung bringen wir durch Zahlen an einem großen Materiale den Beweis dafür, daß die digitale Ausräumung des Abortus keineswegs jene Folgen nach sich zieht, die ihr von den Anhängern der instrumentellen Abortbehandlung nachgesagt werden.

1061 digital ausgeräumte Abortus
Verlauf nach der Ausräumung

		Gesamtzahl	afebril	1 Tag		Mehrere Tage		Post op. Komplikationen	†	Durchschnittl. Spitalsaufenthalt
				unter 38⁰	über 38⁰	unter 38⁰	über 38⁰			
885 afebril	Afebril[1] mit Vorop.[2]	184	69	41	30	29	15	2	—	10,2
	ohne Vorop.	701	254	140	124	123	60	8	4	8,46
	Summe	885	323	181	154	152	75	10	4	8,84
176 febril	Febril[1] mit Vorop.[2]	24	9	4	4	2	5	1	—	14,4
	ohne Vorop.	152	59	22	36	22	13	3	1	8,6
	Summe	176	68	26	40	24	18	4	1	9,37
Gesamtsumme		1061	391	207	194	176	93	14	5	8,9

Die beigefügten Tafeln kurz erklärend, möchten wir folgendes bemerken: Seit dem 1. Jänner 1922 bis zum 31. Dezember 1925 sind an der PEHAMschen Klinik 1440 Abortus behandelt worden.

Lassen wir die 379 konservativ behandelten Abortus weg, da sie nur in losem Zusammenhang zu unserem Thema stehen, so bleiben 1061 operative, und zwar digital ausgeräumte Fälle. Von diesen operativ behandelten waren afebril 885 und febril 176 im Sinne jener Gliederung, wie sie HALBAN gebracht hat. Es mag sein, daß in dem einen oder anderen Falle eine transuterine Infektion vielleicht schon im Entstehen war, als der Fall zur digitalen Ausräumung kam. Gleichviel, wir müssen trotzdem alle 1061 Fälle als unkomplizierte Abortus auffassen, denn wir können das Gegenteil nicht beweisen und haben überdies durch unser aktives Vorgehen bekundet, daß wir es in allen Fällen mit unkomplizierten Abortus zu tun zu haben glaubten. Von sämtlichen Abortusfällen, die operativ — digital — behandelt worden sind, sind 6 gestorben. Das ergibt eine Mortalität von rund 0,6%.

Alle 6 Fälle sind einer Infektion (Septicopyämie, bzw. Peritonitis) erlegen. In einem Fall lag eine Placenta accreta vor. Die Frau wurde 5 Stunden vor ihrem Tode ausgetastet und dabei die Placenta accreta festgestellt. Jeder weitere Eingriff wurde unterlassen, da sie verloren war. In einem zweiten Fall wurden bei offenem Zervikalkanal und bereits

---

[1]) Afebril = Temp. bis 38⁰ (nach HALBAN). Febril von 38,1⁰ angefangen.
[2]) Mit Voroperation = Eröffnung des Zervikalkanals mit Hegarstiften.

bestehenden Zeichen von Peritonitis Plazentareste digital entfernt. Die Frau starb noch am selben Tage. Die Peritonitis war zweifellos weit älteren Datums, wie die Obduktion ergeben hat. Von den restlichen 4 Fällen hatten 2 zur Zeit der Ausräumung hohes Fieber, einer überdies eine Druckempfindlichkeit neben dem Uterus. Diese 4 Fälle aber fallen dem Verfahren — nämlich der Ausräumung — zur Last. Die beiden eingangs erwähnten sind nicht durch die Austastung bzw. Ausräumung tödlich ausgegangen.

Demnach haben wir eigentlich eine Mortalität der digitalen Ausräumung beim afebrilen und febrilen unkomplizierten Abort von 0,4%. Auch unter den konservativ behandelten Abortus haben wir nur zwei Todesfälle zu verzeichnen, darunter einen Herztod. Dieser Umstand ist damit begründet, daß verhältnismäßig nur wenige Fälle von Puerperalprozessen post abortum an der Klinik Aufnahme finden, da wir die Betten unserer septischen Abteilung für Wochenbettfieber im Anschluß an Geburten bereit halten müssen.

Komplikationen weisen 14 Fälle auf, d. i. ein Perzentverhältnis von 1,23%. Die Komplikationen sind fünfmal Parametritiden, dreimal Adnexerkrankungen, viermal Thrombosen und zweimal Endometritis post abortum.

Das Ergebnis der digitalen Ausräumung also an einem Großstadtmaterial, das sich fast durchwegs aus kriminellen Aborten zusammensetzt, ist ein ganz ausgezeichnetes und kann sich getrost den besten Statistiken instrumenteller Uterusausräumung an die Seite stellen. Dabei hat es vor diesem noch den unschätzbaren Gewinn voraus, daß es auch nicht durch eine einzige Uterusperforation belastet ist. Wenn auch 1000 Fälle unseres Materiales weit hinter den Abortuszahlen stehen, wie sie LATZKO und HALBAN bringen konnten, so sind doch anderseits wieder 1000 Fälle eine Zahl, mit der man ohne größere Fehlerquellen operieren kann. Ohne auf die Abortusstatistiken näher einzugehen, was den Rahmen unserer Arbeit überschreiten würde, wollen wir doch erwähnen, daß unsere Statistik zunächst weit günstigere Zahlen ergibt, als die von WINTER an 4333 manuell ausgeräumten Aborten, der für diese Fälle der Sammelstatistik eine Mortalität von 3% berechnet. Unsere Ergebnisse decken sich mit denen von WARNEKROS aus der BUMMschen Klinik, der eine Mortalität von 0,5% unter ebenfalls 1000 Fällen ausweist. WINTER findet unter 2179 kürettierten Fällen der Sammelstatistik eine Mortalität von 2,6%, d. h. unsere Abortus haben eine weit geringere Mortalität, obwohl wir nach Ansicht der Anhänger der instrumentellen Ausräumung viel weniger schonend ausräumen!

Die besten Ergebnisse weist, wie bekannt SCHOTTMÜLLERS Klinik, welcher mit der Kürette ausräumt, auf. Die Mortalität beträgt, an 3500 Fällen gemessen nur 3‰. Unsere um ein ganz geringes höhere Mortalität nehmen wir aber dafür gern in Kauf, da wir eine Uterusperforation sicher vermeiden, während sich auch an Anstalten, wo instrumentell ausgeräumt wird, bei den wechselnden Ärzten solche Ereignisse auf die Dauer nicht vermeiden lassen.

Die auffallend guten Ergebnisse der Abortusbehandlung an unserer Klinik führen wir nicht zuletzt darauf zurück, daß wir in der Mehrzahl der Fälle erst dann digital ausräumen, wenn der Halskanal durch die Naturkräfte erweitert ist. Wenn wir auch in unserem Material unter 1061 Fällen 208 mal den Halskanal erst fingerdurchgängig machen mußten, so war dies in einem großen Prozentsatz der Fälle nur dazu nötig, die von der Natur schon gegebene Erweiterung zu vervollständigen, so daß also eine brüske Erweiterung kaum je stattgefunden hat. Hierin aber, in der möglichsten Vermeidung des brüsken Dilatierens des Halskanals, liegt unseres Erachtens nach auch der Kern für die Prognose der Abortusbehandlung. Je länger wir digitale Ausräumung betreiben, um so seltener dilatieren wir mit Hegarstiften, sondern warten lieber, bis die Dilatation durch die Wehen erzeugt ist. Dieser Zeitverlust lohnt sich. Daß trotzdem unsere Behandlungsmethode auch den sozialen Notwendigkeiten gerecht wird, geht schon daraus hervor, daß der durchschnittliche Spitalsaufenthalt nicht länger als 8,9 Tage beträgt, wobei wir alle durch Komplikationen belasteten Fälle mit einrechnen. Zu dieser Zahl bemerken wir, daß gerade unsere Klinik grundsätzlich die Frauen so lange als möglich auch nach einem afebrilen Abortus im Bette zu halten trachtet, daß von unserer Seite also der Spitalsaufenthalt keine Abkürzung erfährt.

Daß wir natürlich bei geschlossenem Halskanal eine Blutung nicht als unaufhaltsamen Abort, sondern nur als drohenden auffassen und die Frau allenfalls unter Gaben von Tinct. opii halten, wollen wir deswegen besonders hervorheben, weil in den dieser Abhandlung zugrunde liegenden Fällen nur zu oft die erste Blutung bei geschlossenem Halskanal der Anlaß zum Eingreifen und damit zum üblen Ausgange gewesen ist.

Wenn der Arzt in der Praxis den drohenden Abort behandelt, wie es diesem Zustand entspricht — also zuwartend, die Fehlgeburt, die unaufhaltsam geworden ist, bei fingerdurchgängigem Halskanal ausräumt oder den Naturkräften überläßt (was heute von vielen Ärzten ganz vergessen ist) und schließlich in schwierigen Fällen seine Patientin an ein Spital verweist, so hat er damit für seine Kranken und nicht zuletzt für sich bestens gesorgt und bleibt von allen Weiterungen verschont, die eine Uterusperforation für ihn nach sich zieht.

Die forensische Bedeutung der Uterusperforation

In diesem Abschnitt soll nur von der forensischen Bedeutung jener Uterusperforationen die Rede sein, die durch Ärzte verursacht sind. Es sei auch gleich vorweg genommen, daß es nicht im Rahmen dieser Betrachtungen liegt, sich über falsche oder richtige Anzeigestellung bei der Einleitung eines Abortus zu verbreitern, soferne nicht die Anzeigestellung untrennbar mit dem einzelnen Falle verknüpft ist und bei Gericht von Seite des Richters verknüpft wurde. Es liegt im Charakter des Menschlichen, von dem sich auch der völlig unabhängige Richter nicht freimachen kann, die Uterusperforation als solche mit anderen Augen anzusehen, wenn sie in einem Falle sicherer krimineller Aborteinleitung geschah, als wenn die Gebärmutter bei einer berechtigten oder gar notwendigen Behandlung perforiert wurde. So leicht der Richter geneigt ist, im allgemeinen auf das Gutachten der Sachverständigen hin die Uterusperforation als solche zu entschuldigen, so schwer entschließt er sich erfahrungsgemäß, eine Uterusperforation und deren Folgen in gleicher Weise zu beurteilen, wenn offenkundig eine Fruchtabtreibung von ärztlicher Hand vorliegt. In der Praxis der Wiener Gerichte, über die allein wir Erfahrung haben, zieht sich diese Auffassung von der Uterusperforation einheitlich durch die einschlägigen Fälle. Mit vollem Recht. Niemand kann dieselbe Beurteilung für eine Verletzung und deren Folgen aufbringen, wenn einmal die verletzende Hand von den besten Absichten, nämlich von dem Wunsche zu helfen, das andere Mal aber einfach von dem Begehren nach einem Operationshonorar für eine im Zustand der Patientin nicht begründete und verbotene Operation geleitet war. Abgesehen von den Motiven des Eingriffes, deren Geist über der Beurteilung eines jeden solchen Falles untrennbar schwebt, sind es für die Uterusperforation als solche die nachstehenden Fragen, die forensisch bedeutungsvoll sind.

Zunächst: Ist die Uterusperforation also ein Ereignis, welches dem Arzte entweder als Fahrlässigkeit oder als Unwissenheit, als sogenannter „Kunstfehler" auszulegen ist, oder aber ist sie in der menschlichen und ärztlichen Unzulänglichkeit begründet, im Einzelfalle unvermeidbar und darum auch forensisch als nicht strafbar zu bewerten? Der Richter ist zwar ein seinem Spruche völlig frei und an das Gutachten der ärztlichen Sachverständigen nicht gebunden, er ist aber als Laie außerstande, über dieses Gutachten hinwegzukommen; es bleibt ihm vielmehr in der weitaus größten Mehrzahl aller Fälle Richtlinie und Stütze für die richterliche Beurteilung des Vorkommnisses, und die Grundlage für das Schuldig oder Nichtschuldig. Somit steht eigentlich Wohl und Wehe des Arztes bei den Sachverständigen. Es ist merkwürdig, daß die Aussprüche führender Geburtshelfer in Lehrbüchern und einschlägigen literarischen Mitteilungen ebenso wie ihre Äußerungen in gelehrten Gesellschaften durchwegs härter sind als ihre Gutachten in derartigen Fällen. Die Auffassung dieser Männer über die Uterusperforation als solche ist für die Ärzte gesprochen eine strengere als für die Richter. Wenn auch nicht viele derartige Äußerungen vorliegen, so entnimmt man doch aus ihnen, daß die Geburtshelfer, besonders die akademischen Lehrer die Uterusperforation im allgemeinen viel öfter als ein Verschulden, denn als ein Unglück auffassen und aufgefaßt haben. Da aber anderseits im Einzelfalle nur äußerst selten eine Verurteilung wegen einer Fahrlässigkeit oder gar wegen eines sogenannten Kunstfehlers vorliegt, so klafft hier ein Spalt zwischen Auffassung der Geburtshelfer von der Bedeutung der Uterusperforation im Hörsaal und im Gerichtssaal. Auch dies ist aber verständlich. Vor der Hörerschaft, mögen es Studierende oder bereits graduierte Ärzte sein, sucht der Lehrer der Geburtshilfe, indem er jene Fehler unterstreicht, die besonders für die Uterusperforation verantwortlich zu machen sind, seine Schüler davor zu bewahren, daß sie eine solche Verletzung jemals erzeugen. Vor Gericht, in Kenntnis eines Einzelfalles, hat der Geburtshelfer als Sachverständiger die Aufgabe, nicht bloß etwaige Fehler als Ursache der Perforation zu beurteilen, sondern auch jene Umstände hervorzuheben, die eine Perforation begreiflich machen oder zumindest dem Verstehen des Richters näherrücken. Oftmals wird er auch Verhältnisse aufzudecken haben, die ohne weiteres infolge krankhafter Zustände des Uterus z. B. die Perforation erklären. Es wohnen also gleichsam zwei Seelen in des Geburtshelfers Brust. Die eine ist dafür, daß alles vermieden werde, eine Uterusperforation zu erzeugen, die andere muß sich mit der gegebenen Tatsache einer solchen auseinandersetzen. Daß die Beurteilung der Uterusperforation im allgemeinen ohne Beziehung auf den Einzelfall härter ausfällt, als im Sachverständigengutachten, ist aus dem Gesagten heraus zu verstehen. Genau das gleiche zieht sich auch durch unsere Arbeit. Auf den traurigen Erfahrungen dieser 100 Beobachtungen fußend, müssen wir zu dem Schluß kommen, daß so und so oft unbedingt falsch und fehlerhaft vorgegangen worden und so die Uterusperforation erzeugt ist. Jeder, der die Fälle durchgelesen hat, die Ärzte betreffen, wird in einem großen Bruchteil derselben mit uns zu der Überzeugung kommen, daß eine ganze Reihe der Perforationen mit ihren unglücklichen Folgen durchaus in dem Bereiche des Vermeidbaren war. Und doch sind wir, wenn wir heute als Sachverständige vor Gericht stehen, selbst dann, wenn wir uns von jedem subjektiven Gefühle für unseren Stand freimachen können, in der Auffassung des etwaigen Verschuldens eher zur Milde geneigt. Beginnen wir einmal mit der Bewertung der sogenannten vorbereiteten Perforationen im Sinne CHROBAKs, also jener, die bei der Eröffnung des Halskanals entstehen. ,,Die Perforationsfreiheit, wie sie heute besteht, entspricht mir nicht,'' sagte CHROBAK, aber er sagte dies nicht vor Gericht, sondern in der Wiener Gesellschaft für Geburtshilfe und Gynäkologie, und ein anderes Mal an derselben Stelle äußerte er sich über die forensische Beurteilung der Hegarperforation folgendermaßen: ,,Wenn ich vor Gericht zu urteilen hätte, wäre ich nicht in der Lage, Verletzungen mit dem Hegarstift — ausgenommen das Platzen — straffrei zu machen.'' Dieses Urteil erscheint hart, ist aber nicht in einem Sachverständigengutachten, sondern in einem Kreise von Ärzten gefallen. Im Einzelfalle hätte auch für die Hegarperforation der eine oder andere Umstand von dem Sachverständigen als mildernd, vielleicht sogar als entschuldigend angeführt werden müssen, man denke z. B. an das Verkennen einer Retroflexion trotz vorausgegangener Untersuchung, man denke an die Schwierigkeit der Feststellung einer solchen Lageanomalie für einen weniger geübten Arzt, bei starker Bauchdeckenspannung, gar bei einer dicken Patientin. Und alle anderen Umstände, wie die schlechte Assistenz, eine mangelhafte Beleuchtung, u. a. m., würde man begreiflicherweise auch für die Hegarperforation einigermaßen entschuldigend anführen. Man kann aber nicht diese Umstände wesentlich betonen, wenn die Hegarperforation in der Sprechstunde des Arztes gesetzt wird. Dann ist die ganze Handlung durch einen gewissen Leichtsinn oder gar in bewußter Verschleierung einer kriminellen Operation gemacht und damit ist schon jener Umstand in die Beurteilung des Falles gebracht, von der sich, wie eingangs erwähnt, Richter und Sachverständiger nicht freimachen können und auch gar nicht freizumachen haben.

In Österreich sind tödliche Uterusperforationen, die ja praktisch fast einzig und allein die Gerichte beschäftigen, soferne sie durch Ärzte bedingt sind, besonders in früheren Zeiten von den ständigen gerichtsärztlichen Sachverständigen beurteilt worden. Es haben also dieselben Sachverständigen, welche die Leichenöffnung vornahmen, ihr im Anschluß an die Leichenöffnung abgegebenes Gutachten in der Verhandlung erörtert und sich über alle jene weiteren Fragen oft ohne Zuziehung von praktischen Geburtshelfern ausgesprochen, die der Richter an die Sachverständigen gestellt hat. Dabei hat sich, man möchte sagen, ein gewisser Usus in dem Sinne entwickelt, daß von seiten der Gerichtsanatomen die Uterusperforation als stets unglücklicher Zufall bezeichnet wurde, den zu vermeiden im allgemeinen nicht in der Hand des Arztes liegt. Wenn heute neben den Gerichtsanatomen auch praktische Geburtshelfer als Sachverständige zu Worte kommen, so wird der eine oder andere wohl manche Frage etwas strenger beurteilen, als dies von seiten der Gerichtsanatomen zu geschehen pflegte. Weit entfernt, zum Schuldspruche über einen Operateur beitragen zu wollen, der einen Uterus perforierte, müssen wir doch sagen, daß wir auf jene so bedeutungsvolle, aber meist außer acht gelassene Regel, bei uneröffnetem Halskanal nicht instrumentell auszuräumen, in foro doch mehr Gewicht legen, als dies von seiten manch anderer Geburtshelfer und auch der Gerichtsanatomen geschehen ist. Wir sind der Ansicht, daß die Beurteilung von Uterusperforationen bei uneröffnetem Halskanal vom dritten Monate an oder gar im vierten oder fünften Monat der Schwangerschaft, wie sie in unseren Beobachtungen vorkommt, von seiten der Sachverständigen schärfer zu fassen wäre, als dies heute gemeiniglich der Fall ist. Wir betonen in derartigen Fällen immer gebührend eine mangelhafte oder gar nicht durchgeführte Erweiterung des Halskanals, ebenso wie wir die Bedeutung und Gefahren der einzeitigen Ausräumung des Uterus überhaupt stets dem Richter auseinandersetzen. Wir stehen auch nicht an, eine Ausräumung vom dritten Monat an als besonders gefährlich zu bezeichnen, wenn sie ohne Fingerkontrolle geübt wird.

Wir begegnen uns hier mit den Anschauungen MENGES, v. FRANQUÉS und SIGWARTS, welche im wesentlichen in dem intrauterinen Gebrauch von Küretten und Kornzangen bei engem Muttermunde und bei nicht gelösten Eiteilen von einem fehlerhaften, schuldbaren Verhalten sprechen. MENGE fordert unter Hinweis auf einen Fall von Uterusperforation mit der Kürette und Herausreißen von 7½ m Dünndarm vor die Scham mit Recht gewisse Richtlinien für die forensische Beurteilung derartiger Fälle. Er nimmt als höchste Grenze für den erlaubten Gebrauch der Kürette und Abortuszange die zehnte Schwangerschaftswoche an und verlangt die bequeme Fingerdurchgängigkeit der Cervix zur Zeit der Ausräumung. Seine Anregung, daß die Verfasser von Lehrbüchern den uneingeschränkten Gebrauch der Kürette und Abortuszange nicht empfehlen möchten, ist uns aus dem Herzen gesprochen. Ebenso wie MENGE urteilt v. FRANQUÉ. Er sieht in instrumentellen Ausräumungen bei Schwangerschaften vom dritten Monat an einen Kunstfehler, also nach österreichischem Recht ein Unwissenheit bekundendes Vorgehen. Er verdammt den Gebrauch der Abortuszange unter allen Umständen bei nicht fingerdurchgängigem Muttermund, also bei ungelöstem Ei oder ungelösten Eiteilen, worin wir ihm selbstverständlich nur folgen können. Er erlaubt den Gebrauch der Kürette, und zwar einer großen Kürette nur bis zur achten Woche der Schwangerschaft, welches Vorgehen wir in der Klinik, um überhaupt unsere Ärzte des Gebrauches der Kürette zu entwöhnen, auch nicht mehr anwenden. SIGWART hat im Jahre 1922 in einer äußerst lesenswerten Abhandlung die Frage des ärztlichen Verschuldens bei Uterusperforation ausführlich erörtert. Diese Abhandlung trifft insofern den Kern der Sache, als sie klar und deutlich herausarbeitet, daß des Gutachters Ansicht über die Technik der Abortusbehandlung oder der Einleitung der Fehlgeburt noch lange nicht dazu berechtigt, eine von der Technik des Gutachters abweichende Methode abzulehnen oder gar als fehlerhaft zu bezeichnen. So lange eine solche in Spitälern, also in öffentlichen Anstalten oder gar in Kliniken, demnach in Lehranstalten, die diesen Charakter auch nach außen hin tragen, geübt, gelehrt und als nachahmenswert empfohlen wird, so lange kann er sie als Gutachter nicht ablehnen, auch wenn sie schlecht ist. Man sollte nun glauben, daß gewisse Punkte, wie die ungenügende Erweiterung des Halskanals und die nachfolgende Ausräumung mit Instrumenten, besonders in Schwangerschaftsmonaten vom dritten angefangen ganz allgemein, von allen Gutachtern, mögen sie nun selbst die Fehlgeburt digital oder instrumentell erledigen, als fehlerhaft bezeichnet wird. Weit entfernt davon; SIGWART hat in seiner interessanten Mitteilung uns berichtet, daß ein anderer Sachverständiger (DUHRSSEN) sogar eine ambulatorische, in der Sprechstunde durchgeführte Abortbehandlung (ambulantes Einlegen eines Laminariastiftes bei fieberhaftem (!) Abort) als zulässig erachtet und diese seine Anschauung in foro vertreten hat. Solange zwei Geburtshelfer, beide mitten in der praktischen Tätigkeit stehend, solche entgegengesetzte Ansichten vor Gericht vertreten, so lange sind wir nicht in der Lage, mit aller Bestimmtheit ein Verfahren, wie die einzeitige Ausräumung bei ungenügend eröffnetem Halskanal, als fahrlässig oder gar auf Unwissenheit beruhend und darum als strafbar vor dem Richter hinzustellen. Es wird begreiflicherweise ein beschuldigter Arzt immer und immer wieder auf derartige Anleitungen oder Mitteilungen in der Literatur hinweisen. Freilich machen sich manche Autoren mit solchen Veröffentlichungen gleichsam einer „literarischen Fahrlässigkeit" schuldig, wie dies Sᴇʟʟʜᴇɪᴍ treffend ausgeführt hat. Indem sie Methoden zur Nachahmung empfehlen, die sie selbst erst mühevoll erlernen mußten, setzten sie bei ihren Lesern stillschweigend dieselbe Gewandtheit voraus, die naturgemäß nicht vorhanden ist, und das Unglück bleibt nicht aus. Sollte aber Mᴇɴɢᴇs Forderung nach Richtlinien für die forensische Beurteilung der Uterusperforation festere Gestalt annehmen, dann würden sich die Dinge ändern. Bis dahin hat es freilich seine Wege. Ja wir sind nicht sicher, ob es jemals überhaupt zur Festlegung solcher Richtlinien kommen wird. Was wir wünschen, ist nicht die Bestrafung der Ärzte, was wir wünschen ist vielmehr der Schutz unserer Frauen, und wir glauben, daß ein solches allgemeines Verbot bzw. die Androhung einer Gerichtsstrafe für ein Vorgehen wie das derartige, die Uterusperforation an Zahl vermindern, unseren Frauen und nicht zuletzt auch den Ärzten nützen würde, die solche Handlungen unterlassen müßten. Der Zweck dieser Schrift und ganz besonders dieses Abschnittes liegt nicht darin, zu zeigen, daß wir manch eine Uterusperforation als fahrlässige Handlung oder gar als Kunstfehler vor Gericht beurteilt wissen wollen, sondern darin, darzutun, daß tatsächlich eine ganze Reihe von Uterusperforationen in solcher Handlung seinen Ursprung hatte; wir wünschen aber den Arzt deswegen nicht bestraft, weil gewisse Schulen, vielleicht sogar jene, in der der Betreffende aufgewachsen ist, ihn in der instrumentellen Ausräumung des Abortus ohne den entsprechenden Hinweis auf die großen Gefahren unterwiesen haben.

Darum sind die Vorschläge Rᴜʜʟs zur Verhütung der Uterusperforation, die aus dem Mitleid für die hilfsbedürftigen Frauen heraus vorgebracht sind, heute in foro nicht anwendbar.

Er fordert, daß der Gutachter und Sachverständige sich auf den Standpunkt stelle, daß Ärzte für die Folgen von Uterusperforationen zivil- und strafrechtlich haftbar zu machen sind, wenn sie die Perforationen verschulden bei Ausführung von Operationen, wozu sie nicht die erforderliche Technik und Erfahrung besitzen. Wenn sie ferner namentlich nicht in der Lage sind, solche Verletzungen in der heute modernen wissenschaftlich anerkannten Weise zu behandeln, ferner wenn sie ohne genügende Assistenz operieren und ohne daß sie die heute üblichen Vorkehrungen für die Handhabungen der Anti- und Aseptik bei den Operationen treffen und für eine geeignete Nachbehandlung sorgen.

Freilich können wir auch heute, ohne daß die geforderten Richtlinien bestehen, einen Arzt von dem Vorwurf der Fahrlässigkeit in jenen Fällen nicht befreien, in denen Schwangerschaften in der Sprechstunde selbst bei einem Bestand von 4 bis 5 Monaten in einer Sitzung unterbrochen wurden. Mag ein solcher Arzt, der dies tut, die instrumentelle Ausräumung gelernt haben oder nicht, mögen seine Lehrer Anhänger der Kürette und der Abortuszange oder der Kornzange gewesen sein — das ist gleichgültig — seine Lehrer können und dürfen die Einleitung eines Abortus vom vierten Monat an in einer Sitzung bei ungenügend erweitertem Halskanal niemals gelehrt haben; sie müssen vielmehr die Erweiterung des Halskanals mit Instrumenten, allenfalls die Einführung eines Ballons und schließlich die Spontanausstoßung der Frucht in diesen Schwangerschaftsmonaten befürwortet haben. Ein solcher Fall, und wir haben derartige in unseren Beobachtungen mitgeteilt, ist und bleibt Fahrlässigkeit oder, wenn man will, Unwissenheit und verdient eine harte Beurteilung. Wir glauben, daß vor einem Forum von Geburtshelfern das Beispiel einer einzeitigen instrumentellen Ausräumung in der Sprechstunde vom vierten Monat ab als Richtlinie allgemeine Anerkennung fände, wenn dieses Vorgehen als strafbar dem Richter dargestellt würde. Es ist uns zwar unmöglich, das ganze Schrifttum danach durchzuforschen, ob irgendwo sich ein Satz findet, der auch ein solches Vorgehen, wie das oben beschriebene, von seiten einer anerkannten Autorität billigt. Wir glauben diese Frage aber verneinen zu dürfen. Wenn dem aber so ist, dann würde in einem solchen Falle eine Uterusperforation aufhören ein Unglück zu sein, denn wir können mit SELLHEIM sagen, daß die Durchbohrung der Gebärmutter nur dann ein Unglück ist (und kein Verschulden), sofern nicht nachgewiesen werden kann, daß ein Verstoß gegen allgemein anerkannte ärztliche Vorschriften vorliegt.

Nach dem Gesagten wären wir also nicht in der Lage, eine Uterusperforation wie in dem angeführten Beispiel als Unglücksfall hinzustellen, da wir sie als einen Verstoß gegen allgemein anerkannte Grundsätze bezeichnen.

Ist aber ein Grundfehler gegen allgemein gültige Regeln oder gar eine Häufung von unzweckmäßigen Methoden nicht zu erweisen, dann sind wir geneigt, die Perforation als „Unglücksfall" aufzufassen. Dabei bemerken wir für unsere ärztlichen Leser, daß wir auch von diesen „Unglücksfällen" den einen oder anderen vermeidbar halten, geben aber gerne zu, daß sich der Gutachter, wenn er vielbeschäftigter praktischer Geburtshelfer ist, in seiner Beurteilung des Falles auf den Standpunkt des die Perforation verschuldenden Operateurs stellen, also meist mit geringeren Kenntnissen, geringerer Erfahrung und mangelhafterer Technik gebührend rechnen muß. Es braucht aber nicht hervorgehoben zu werden, daß der Geburtshelfer als Sachverständiger, der ja meist akademischer Lehrer ist, zusammen mit dem Gerichtsarzt als Vertreter der forensischen Medizin alle jene die Perforationsmöglichkeit erleichternden Umstände in seiner Beurteilung wesentlich betonen wird. Wir haben über diese Umstände schon des öfteren gesprochen. Der Gutachter wird auch nicht umhin können, auf die Fragen versierter Verteidiger hin ohneweiters zuzugeben, daß anerkannte Fachmänner Uteri perforiert und dies öffentlich bekannt haben. Für die ärztlichen Leser aber sei wieder bemerkt, daß derartige Fälle öfter zitiert werden, als sie sich ereignen, und daß, wenn man der Sache auf den Grund geht, meist solche Uterusperforationen in Fällen geschahen, in denen sie eben in krankhaften Zuständen des Organes begründet waren. Daß Autoren, die ohneweiters geneigt sind, eine Uterusperforation als Unglück hinzunehmen und zu beurteilen, nicht unter allen Umständen an diesem Dogma festhalten, geht aus einer Äußerung WERTHEIMS in der Wiener Gesellschaft für Geburtshilfe und Gynäkologie hervor:

„Nach meiner Auffassung", sagt Wertheim, „ist die herrschende Praxis die, daß die Perforationen des Uterus kaum je als Kunstfehler qualifiziert werden. Nach meiner Ansicht ist hier die gerichtsärztliche Auffassung eine zu milde! Gewiß kann jedem Arzt eine Perforation passieren, aber es gibt geradezu Gewohnheitsperforierer, Ärzte, bei denen die Perforationen fast auf der Tagesordnung stehen."

Von einem solchen Arzt haben jüngst ENGELMANN bzw. HANSBERG berichtet: Dieser verschuldete innerhalb vier Tagen bei zwei Frauen Gebärmutterdurchstoßung mit schwerster Darmverletzung und sieht seiner Aburteilung entgegen.

Auch wir verzeichnen in unserem Material, ohne daß es für den Leser sichtbar wird, Fälle, die von ein und derselben ärztlichen Hand stammen. ja ein Arzt ist mit nicht weniger als drei tödlichen Perforationen beteiligt. In keinem dieser Fälle lag eine zwingende Notwendigkeit zu einem Eingriff überhaupt vor. In solchen Fällen nach gesuchten Entschuldigungen zu fahnden, Milderungsumstände von weiß Gott woher herzuholen, um den „Kollegen" dem Arm der Gerechtigkeit zu entreißen, ist eine unrichtige Schwäche. Das sind Übel des Standes, die ausgemerzt zu werden verdienen.

Es gibt in unseren Beobachtungen eine Reihe von Fällen — es sind ihrer vier — in denen die Obduzenten zu dem Schlusse kamen, daß möglicherweise, ja vielleicht wahrscheinlich sogar vor der instrumentellen Behandlung des Abortus durch den Arzt durch eine dritte Hand, meist in krimineller Absicht, eine Verletzung, allenfalls auch eine Uterusperforation gesetzt wurde. Es leuchtet ein, daß auch nur die entfernteste Möglichkeit eines solchen Ereignisses von dem Gutachter entsprechend gewürdigt wird, wie dies auch von STOECKEL in einem einschlägigen Falle betont worden ist. Es ist aber für den Arzt, der am Obduktionstisch eine solche Verletzung sieht, immer ein peinliches Gefühl, wenn auch er mit Instrumenten im Uterus gearbeitet hat, und gelegentlich kann es vorkommen, daß er mit seinem Instrument den schon gesetzten Perforationsweg verändert, in seiner Form vergrößert, vielleicht Nebenverletzungen setzt (Fall 18). Bei der Häufigkeit der kriminellen Eingriffe ist gerade die digitale Ausräumung in dieser Hinsicht für Arzt und Patientin wertvoll. Verletzungen, die zu Lasten eines vorangegangenen kriminellen Eingriffes kommen, werden durch die digitale Ausräumung nicht vergrößert, nicht perforierende Verletzungen werden nicht in Kommunikationen zwischen Uterus und Bauchhöhle umgewandelt, Wunden an Nachbarorganen bleiben unbedingt vermieden, die Verletzung kann rechtzeitig erkannt, der Patientin durch Operation Heilung bringen. Stirbt die Patientin, so hat der Arzt wenigstens die Gewißheit, daß er den bestehenden Zustand durch sein Eingreifen nicht ad pejus gewendet hat. Diese Beruhigung, für die er eine amtliche Bestätigung nicht braucht, und für die ein Sachverständigengutachten gar nicht vonnöten ist, ist ungemein wertvoll. Stets fanden in unseren Beobachtungen auch jene Fälle, in denen nach dem anatomischen Befund ein krimineller Eingriff vorausgegangen sein dürfte, da eine schwere Infektion vorlag, eine entsprechende Würdigung in dem

Sinne, daß eine durch ärztliche Hand gesetzte Uterusperforation in dem infizierten Organ als eher verständlich und als Unglücksfall von den Gutachtern dargestellt wurde. Das Bewußtsein aber, auch eine infizierte Gebärmutter perforiert zu haben, an der vorher wohl eine Infektion, aber keine Verletzung bestand, dieses Bewußtsein ist für den Arzt auch dann kein tröstliches, wenn das Gutachten der Obduzenten ihn völlig entlastet. Überhaupt die Entschuldigung der Uterusperforation durch den Gutachter, die Einstellung eines laufenden Gerichtsverfahrens gegen den eine Perforation verschuldenden Arzt, also die sichtbare Tilgung jedweden Verschuldens, können diese Äußerlichkeiten, deren Wichtigkeit wir keineswegs verkennen, können sie den Arzt auch darüber hinwegbringen, daß er eine Verletzung gesetzt hat, von der er wissen muß, daß sie bei Vermeidung instrumentellen Vorgehens nicht hätte geschehen müssen? Kann das Bewußtsein einer gesetzten Uterusperforation, die hundertmal ein Unglücksfall sein kann, deswegen die Tatsache aus der Welt schaffen, daß diesem Unglücksfall eine Frau mitten im Leben erlegen ist? Dies ist unseres Erachtens nach der Kern der Sache. Gewiß wäre es traurig um den Schutz des Arztes bestellt, wenn ein erwiesener Unglücksfall nicht öffentlich durch den Ausspruch der Gutachter, allenfalls durch das Urteil des Richters als solcher gekennzeichnet würde. Aber ein entlastendes Gutachten und ein Freispruch bedeuten noch lange nicht für den betroffenen Arzt eine Wiederherstellung seines äußeren Rufes und sie bedeuten auch nicht in jedem Falle eine Beruhigung seines Gewissens. Darum möchten wir gerade den jungen Ärzten, die noch lernen und umlernen können, um ihres ureigensten Vorteiles willen raten, die Instrumente vom Uterus zu lassen, damit sie nicht Frauen schweren, oft tödlich werdenden Schaden zufügen und sich selbst nicht in Lagen bringen, aus denen sie oft nur mit Müh und Not ein Gutachten vor Verurteilung retten kann. Sie möchten auch stets dessen eingedenk bleiben, daß auch die äußere Wiederherstellung ihres Ansehens, daß Brief und Siegel dafür, daß sie weder kunstwidrig noch fahrlässig gehandelt haben, sie noch lange nicht in den Augen ihrer Patienten reinwäscht. Und schließlich mögen sie bedenken, daß sie sich bei Übung der digitalen Ausräumung niemals selbst vor ihrem eigenen Gewissen werden Vorwürfe machen müssen, die sich der nicht ersparen kann, der instrumentell einen Uterus perforiert hat, selbst dann, wenn die Uterusperforation ein Unglück war.

Sind sich die Gutachter in der weitaus größten Mehrzahl aller Fälle von Uterusperforationen darüber einig, daß eine solche als Unglücksfall zu beurteilen ist, so tauchen schon bei der Beurteilung der nächsten Frage, ob der Arzt alles aufgeboten hat, um die Folgen der Uterusperforation nach Möglichkeit wettzumachen, Schwierigkeiten auf. Es gibt Gutachter, die strenge fordern, daß der Arzt die von ihm gesetzte Uterusperforation erkenne (STUMPF) und danach handle und andere wieder, die auch hierin zugeben, daß es mit dem Erkennen einer Uterusperforation sein Wenn und Aber haben kann, wie dies auch erfahrene Sachverständige, wie PUPPE, betonen. Wir stehen nicht an, zu behaupten, daß ein unerfahrener Arzt, der freilich besser die Hände vom

Uterus läßt, wenn er nicht in einer Zwangslage ist, auch eine Uterusperforation übersehen kann. Und wir glauben, aus unseren 100 Beobachtungen eine ganze Reihe von Fällen heranziehen zu dürfen, in denen tatsächlich die Entstehung einer Uterusperforation dem betreffenden Operateur entgangen war. Wir stützen diese Behauptung vor allem auf jene allerdings seltenen Fälle, wo im Spital solche Uterusperforationen entstanden sind und doch verkannt wurden. Gerade die Fälle einfacher Uterusperforationen, wie sie sich z. B. nach Perforation mit Hegarstiften ereignen, können Ungeübten um so leichter entgehen, als der Vorfall und das Sichtbarwerden eines Netzteiles, eines Darmes oder anderer Organe der Bauchhöhle bei kleiner Öffnung ganz ausbleiben kann und ein Vorziehen von Organen der Bauchhöhle dann unterbleibt, wenn überhaupt Faßinstrumente nicht benützt werden. Wir fanden in unserem Material, daß einfache durch Ärzte gesetzte Perforationen 20 mal (!) nicht erkannt worden sein dürften.

Wenn wir in diesem Zusammenhange mitteilen, daß von diesen Ärzten, die die einfache Perforation verkannt haben, keiner wegen Fahrlässigkeit oder „Kunstfehlers" gerichtlich belangt worden ist, so wird vielleicht mancher diesen Richterspruch auf eine schlecht angebrachte Milde des Gutachters zurückführen. Wer aber als Sachverständiger derartigen Prozessen beigewohnt hat oder auch nur schriftlich in der Voruntersuchung sein Gutachten abzugeben hatte, der wird zugeben, daß es in einem bestimmten Falle meist unmöglich ist, auf die kategorische Frage des Richters, ob die Perforation unbedingt erkannt werden mußte, ebenso kategorisch mit ja zu antworten. Die Wiener Gerichtärzte haben ferner von jeher betont und diese Ansicht auch dem Richter gegenüber stets vertreten, daß nach einer einmal verkannten Uterusperforation beim Eingehen mit den üblichen Faßinstrumenten die weiteren Geschehnisse nicht mehr in der Hand des Operateurs liegen. Auch wir vertreten diesen Standpunkt. Niemals ist in einem Gutachten der Wiener Gerichtsärzte das Fassen von Darm als ein besonders ungeschicktes, unentschuldbares Verhalten dargestellt, vielmehr ist stets betont worden, daß einem Faßinstrument, das die Eiteile herausbefördern soll, nur zu leicht Darm nach verkannter Perforation des Uterus zwischen die Branchen der Zange kommt, ohne daß der Operateur dies fühlen kann; alles kommt eben darauf an, ob er die Uterusperforation gemerkt hat oder nicht.

Hat er sie nicht gemerkt, so kann man ihm auch das Verkennen der ersten Anzeichen einer Peritonitis nicht als schuldbar anrechnen; denn das erste Erbrechen, das Auftreten von Schmerzen kann sich auch nach einer ohne Zwischenfall durchgeführten operativen Abortausräumung ereignen. Ist aber das Bild der Bauchfellentzündung einmal voll ausgebildet, dann nützt die späte Erkenntnis der Frau nicht mehr, sie stirbt trotz Operation. Und doch ist der Arzt strafrechtlich in einem solchen Falle nicht schuldbar, wie dies HABERDA in dem in der Wiener klin. Wochenschrift (1924) veröffentlichten Gutachten zu unserer Beobachtung 23 ausgeführt hat.

Wie verhält es sich nun in jenen Fällen, in denen der Darm vor das Gesichtsfeld des Operateurs kam? Mußte er den Darm als solchen erkennen, mußte er Netz als Bauchinhalt ansprechen, mußte ihn die Entfernung eines Fettsräubchens, etwa einer Appendix epiploica anatomisch als Gebilde klar werden, das im Uterus fremd, unter allen Umständen aus der Bauchhöhle stammen muß? Wir geben unsere Antwort darauf aus der Praxis der mitgeteilten Fälle und entnehmen denselben, daß durchaus nicht in jedem Falle der betreffende Operateur die der Bauchhöhle zugehörigen Gebilde als solche erkannt hat. Einmal z. B. hat erst die genaue Untersuchung der Uterusschabsel nach einigen Stunden unzweifelhaft Fett von einer Appendix epiploica ergeben (Fall 6). Ein anderes Mal (Fall 11) erkannte der operierende Arzt beim Bestehen einer $3^1/_2$ monatlichen Schwangerschaft den vorgezogenen Darm als solchen nicht, hielt ihn vielmehr für die Nabelschnur und schnitt ihn durch, worauf ihm erst klar wurde, was er angerichtet hatte. Dieser Fall, so furchtbar er ist, es war ein 2,50 m Dünndarm abgerissen worden, steht ja übrigens in der Literatur durchaus nicht vereinzelt da.

Wenn wir die Meinung vertreten, daß ein Mensch, der Medizin studiert hat, also unzählige Male Gelegenheit gehabt haben muß, einen Darm anzuschauen und zu befühlen, vielleicht sogar an ihm operiert hat, den Darm als solchen erkennen muß, so stehen wir mit dieser Ansicht nicht allein da. Dieselbe Meinung vertrat jüngst in der schon angezogenen hochinteressanten Arbeit SELLHEIM, der sagt, daß man z. B. einen Fall, in dem ein Arzt 30 cm Dickdarm und $6^1/_2$ m Dünndarm herauszerrt, auch mit bestem Willen nicht mehr als einen entschuldbaren unglücklichen Zufall ansehen kann. Hier ist die Grenze nach der Fahrlässigkeit schon überschritten. Ja, SELLHEIM sagt, daß man in derartigen Fällen auch nicht mehr von Unfähigkeit als Entschuldigungsgrund sprechen kann, denn so dumm sei kein Mensch, geschweige denn ein Arzt, daß er nicht erkennen könnte, daß der Darm nicht ins Operationsfeld gehört. Trotzdem sind uns Fälle bekannt, wo ein Gerichtshof selbst bei derartigem Vorgehen nicht auf Fahrlässigkeit erkannt und den beschuldigten Arzt straffrei erklärt hat, oder überhaupt das schwebende Verfahren, noch bevor es zu einer Verhandlung kam, eingestellt wurde. Wir erinnern an den Fall 33, bei dem im Spital bei der Ausräumung eines Uterus post abortum Dünndarm vorgezogen, als solcher erkannt, reponiert und wegen der bestehenden Schwäche und Blutarmut der Frau von einer Operation Abstand genommen wurde. In diesem Falle hat die Obduktion ergeben, daß 270 cm Dünndarm abgerissen worden war. Die Frage, die dabei zunächst auftaucht, ist die, ob nicht der betreffende Arzt wissen mußte, daß er nicht eine Darmschlinge als solche vorgezogen, sondern daß er sie vom Gekröse abgerissen hatte und das nicht in einem Umfang von einigen Zentimetern, sondern in einem Ausmaß von $2^1/_2$ m! Wenn die Gutachter in diesem Falle betont haben, daß die Weichheit und Morschheit des Uterus die Perforation erklärlich macht, daß solche Perforationen auch den besten Operateuren geschehen sind, und daß so lange der Arzt glaubt, er befinde sich mit seinem Instrument noch in der Uterushöhle, das Abreißen von Darm weder fahrlässig noch unwissend handeln heißt, so kann man bis dahin den Gutachtern folgen.

Wenn sie weiter ausführen, daß zwar im Spital die Möglichkeit zur
sofortigen Operation bestand, dieselbe aber deswegen nicht ausgeführt
wurde, da man erwarten mußte, daß die Frau den Eingriff nicht aus-
halten würde, so ist allenfalls zuzugeben, daß ja aller Voraussicht nach die
Operation das Leben der Frau nicht hätte retten können. Trotzdem
aber kommen auch hier an das Wunderbare grenzende Ereignisse vor,
wir erinnern an die von ALBRECHT und DÖDERLEIN mitgeteilten Fälle von
Heilung von Uterusperforation trotz bestehender Peritonitis und an den
von SELLHEIM erwähnten Fall, in dem ein Assistent PANKOWS eine
gangränöse Darmschlinge erst am Tage nach der Zerreißung durch den
praktischen Arzt reseziert und die Frau durchgebracht hatte. Es kann
sich einmal ein Staatsanwalt finden, der der Einstellung des Verfahrens
trotz eines Gutachtens, wie des obigen, nicht zustimmt. In derartigen
Fällen ließe sich fragen, ob eine Verhandlung auch tatsächlich im Sinne
des Gutachtens enden würde. Solche Verhandlungen können sich durch
breite Erörterungen von Umständen, die dem Laien, aber auch dem Arzt
fürchterlich klingen, ganz anders entwickeln als der beschuldigte Arzt auf
Grund des Sachverständigengutachtens zu erhoffen vermeint. Ausreißungen von Organen, Abschneiden oder Zurückschieben des aufge-
rissenen Darmes in die Bauchhöhle wurden im übrigen nach unseren
forensischen Erfahrungen in Wien noch eher hingenommen als z. B. der
Vorfall der Därme zwischen die Schenkel der Frau.

Ende der 90er Jahre hat in Wien ein einschlägiger Fall ungeheures
Aufsehen erregt. Ein Arzt hatte den Uterus perforiert, den Darm von seinem
Gekröse weit abgerissen und vor die Scham gezogen. Er schaffte die Pat.
ins Spital; während die Diener sie auf einer Tragbahre trugen, schleifte der
Darm am Boden nach und die Träger traten darauf. Dieser Umstand, der
durch eine sorgfältige Tamponade der Scheide zu verhindern gewesen wäre,
hat viel zur Verurteilung des Arztes beigetragen.

Wir sind, ohne es gemerkt zu haben, mitten hinein in eine andere
Frage gekommen, die forensisch von wesentlichster Bedeutung ist und die
lautet: „Hat der betreffende Arzt, dem die Perforation geschah und der
sie erkannt hat, auch alles getan, um die aus einer Perforation etwa entstehenden üblen Folgen abzuwenden?‘‘ Wir müssen für alle jene Fälle,
in denen einerseits vom Arzt die Perforation erkannt und das Vorziehen
oder gar die Eröffnung eines Darmabschnittes sicher festgestellt wurde,
fordern, daß der Arzt diesen Fall sofort in Spitalspflege bringt, oder was
dasselbe ist, einem Fachmann zur Operation überantwortet, wenn er den
operativen Eingriff nicht selbst ausführen kann. Es kann vor Gericht
die Frage auftauchen, war ein Arzt berechtigt, auch in einem solchen Fall,
in dem er eine Darmverletzung erkannte, sich zuwartend zu verhalten?
Wir müssen diese als Gutachter im allgemeinen verneinen. Wir würden
aber in der Fassung unseres Gutachtens dann schon einschränkend
werden müssen, wenn wir aus den Erhebungen erführen, daß zwar Darm
sichtbar wurde, der Arzt aber im Glauben sein konnte, er habe ihn nicht
verletzt, und zwar weder eröffnet noch abgerissen. In einem solchen Falle,
der sich sehr leicht ereignen kann und sich auch ereignet hat

(s. Fall 47), den Arzt der Fahrlässigkeit zu zeihen, weil er die Patientin zunächst nur beobachtete, würden wir schon mit Rücksicht auf Literaturbeispiele aus den 90er Jahren nicht wagen. Es sind Fälle bekannt, wo allerdings zarte und geübte Hände nach der Perforation des Uterus mit der Kornzange den Darm vorzogen, ihn erkannten und ihn, da er nicht verletzt war, reponierten: die Patientin blieb liegen, ohne daß ein Unglück weiter geschehen wäre. Wiewohl wir auf dem Standpunkt stehen, daß jede Uterusperforation die Anzeige zum Leibschnitt bildet, wie dies LATZKO formuliert hat, selbst dann, wenn die Uterusperforation — von fremder Hand ausgeführt — auch nur höchstwahrscheinlich ist, können wir doch diesen sagen wir therapeutischen Standpunkt nicht in foro in jedem Falle vertreten. Selbst dann nicht, wenn ein Ereignis, wie das beispielsweise angenommene vorliegt.

Eine weitere Gruppe von Fällen bietet dem Gutachter keine Schwierigkeiten. Es sind dies jene, in denen eine Uterusperforation mit schweren Nebenverletzungen ohne Zweifel von dem betreffenden Arzt erkannt, aber bewußt verschwiegen wurde. Wir verfügen in unseren Beobachtungen mindestens über zwei derartige Fälle, wahrscheinlich sind es mehr. Der eine ist deswegen besonders bemerkenswert, weil er geradezu einen Abgrund ärztlicher Gewissenlosigkeit vor uns auftut.

In diesem Fall (64) hatte der Arzt, obwohl der Laie, nämlich der Mann der Pat., den Darm erkannt hatte, die Stirne, die Pat. liegen zu lassen und sie am nächsten Tage unter einer bewußt falschen Diagnose, nämlich drohende Verblutung, ins Spital zu schicken und das erst auf Drängen der Angehörigen der Frau. Ja, er wagte es, über einen telephonischen Anruf der Spitalsärzte seine Wahrnehmungen bei der Uterusperforation, die hinsichtlich der Darmverletzung eindeutig gewesen sein mußten, zu verschleiern. Wenn in einem solchen Fall Verurteilung erfolgt, so ist dies nur mit Genugtuung hinzunehmen.

Höchst verdächtig dafür, daß die Uterusperforation von dem sie verschuldenden Arzt zwar erkannt, aber verschwiegen wurde, sind auch jene in unserem Material verzeichneten Fälle, in denen der betreffende Arzt die Ausräumung plötzlich wegen „Unruhe oder Ungebärdigkeit" oder wegen eines „Schwächeanfalles" der Patientin unterbricht, die Scheide tamponiert und die Frau liegen läßt. Bald darauf machen die Zeichen der Peritonitis auch für den nicht Eingeweihten die Sachlage klar (z. B. Fall 4 und 35).

SELLHEIM hat in seiner jüngsten Publikation Unglücksfall, Fahrlässigkeit und Unfähigkeit in der Geburtshilfe auch das Thema des Schutzes der Schwangeren vor fahrlässigen oder unfähigen Ärzten, wie wir glauben, als erster in geistvoller Weise beleuchtet. Er spricht von der Möglichkeit, einen fahrlässig handelnden, geburtshilflich unfähigen, auf deutsch gesagt also den Frauen gemeingefährlichen Arzt unschädlich zu machen. Man sollte glauben, daß ein Arzt, der seine Unfähigkeit erwiesen hat, von selbst mit seinem letzten Verschulden auch zum letztenmal operativ eingegriffen hat. Tatsächlich ist das nicht der Fall. Wie wir schon erwähnt haben, finden sich in unseren Fällen als die Perforation verschuldende Ärzte solche, die zwei- und dreimal mit tödlichem Ausgang perforiert haben. Es waren Abtreiber, die offenkundig fahrlässig handelten und die nach ihrer Aburteilung ihr sauberes Handwerk betrieben wie zuvor, wiewohl wenigstens vor dem Kriege mit der Aburteilung wegen § 144 ö. StG. auch der Verlust des Doktorates verbunden war. Da ihnen aber niemand, kein Gericht, keine Ärztekammer oder irgendwelche Standesvertretung ihre Kenntnisse nehmen kann, mögen sie diese auch zehnmal fahrlässig auswerten, und da sie immer wieder aus den Kreisen der Schwangeren Patientinnen finden, so ist praktisch der Schutz vor derartigen Leuten nur durch weitere Verurteilungen im Falle neuer, zur Kenntnis der Behörden kommender Eingriffe möglich. Wenn wir auch annehmen, daß unter den Ärzten, die in unseren Fällen Perforationen machten, vielleicht der eine oder andere tatsächlich im Sinne SELLHEIMS unfähig zum Betreiben der Geburtshilfe ist, so können wir auf ein konkretes Beispiel aus unseren Beobachtungen nicht hinweisen, da von den Wiener Gerichten kein Fall in diesem Sinne abgehandelt worden ist.

Aus einem Gerichte außerhalb Wiens aber ist uns ein Fall von Verurteilung eines Arztes wegen „Kunstfehlers" doch bekannt. Dieser Fall stellt freilich so ziemlich alles, was bisher in der Literatur an traurigen Verirrungen bei der instrumentellen Abortusbehandlung durch Ärzte mitgeteilt worden ist, in den Schatten: Ein junger Arzt brachte eines Vormittags eine Frau ins Spital, bei der er den Uterus links hinten im Zervikalbereich mit der Kornzange perforiert und die Flexura sigmoidea und das Rectum abgerissen, aber nicht eröffnet hatte. Am Nachmittag desselben Tages bringt derselbe Mann eine zweite Frau wieder in das gleiche Spital, nachdem er den Fundus uteri zweimal in der Nähe der Eileiterabgänge perforiert, den Dünndarm vorgezogen, zerfetzt, als solchen nicht erkannt und ihn im Glauben, eine Nabelschnur vor sich zu haben, abgebunden hatte!! Diese Frau war zwei Monate schwanger! Beide Patientinnen verstarben, die erste an Peritonitis, die andere an Erschöpfung, zu der freilich eine Tuberkulose der Lungen wesentlich beigetragen hatte. In beiden Fällen war der Uterus exstirpiert und der Darm kunstgerecht versorgt worden. Der Gerichtshof fand den Arzt der zutage liegenden Unwissenheit schuldig und verurteilte ihn gemäß § 356 ö. StG. bedingt zu sechs Monaten Arrest. Entsprechend der Vorschrift des Gesetzes ist dem verurteilten Arzt so lange die Ausübung der Heilkunde zu untersagen, bis er in einer neuen Prüfung die Nachholung der mangelnden Kenntnisse dargetan hat. Wie wir erfahren haben, wiederholte der Arzt sein Examen aus Geburtshilfe nach vier Monaten mit Erfolg. Er praktiziert weiter; ob er sich noch mit Geburtshilfe beschäftigt, ist uns allerdings unbekannt.

Wir können aber recht wohl verstehen, daß die gleichsam amtlich bestätigte Unwissenheit in der Geburtshilfe für den betreffenden Arzt ein Gebot des Selbstschutzes sein kann, in dem Sinne, daß er jeglichen geburtshilflichen Eingriff für seine Person ablehnt. Ob etwas derartiges in unserem Material sich ereignet hat, vermögen wir nicht anzugeben. Wir glauben, daß im allgemeinen eher Fälle von erwiesener Unfähigkeit bei Entbindungen am normalen Ende sich ereignen und daß aufgelegte Fahrlässigkeit ein Privilegium krimineller fruchtabtreibender Ärzte bleibt. Wie heute in Österreich die Dinge liegen, ist mit der Verurteilung wegen Fruchtabtreibung der Verlust des Doktortitels nicht mehr verbunden, so daß der betreffende Arzt im vollen Besitz seines Titels weiter abtreiben kann. Daß üble Ausgänge die Frauen vor solchen Ärzten nicht schützt, wie man annehmen könnte, wissen wir aus eigener Erfahrung; ja es sind Fälle bekannt geworden, wo sich die betreffenden Ärzte nach ihrer in den Zeitungen bekanntgegebenen Aburteilung erst recht eines regen Zuspruches von Seite jener Frauen erfreuten, die ihre Schwangerschaft los werden wollten. Man wußte eben, woran man bei diesem Arzte war, wenn man seine Sprechstunde aufsuchte und mußte nicht mit dem Foetus hausieren gehen, wie eine Frau einmal in einem Gerichtsverfahren ihre Wege zu den Abtreibern geschildert hat.

Demnach liegen die Dinge heute so, daß der Gutachter nur ausnahmsweise eine ärztliche Handlung, die eine Uterusperforation nach sich gezogen hat, dem Richter im Sinne des § 335 ö. StG. (Fahrlässigkeit) oder im Geiste des § 356 (am Tage liegende Unwissenheit) darstellen wird. Auch Ungeschicklichkeit, die nach § 358 strafbar ist, wenn durch ungeschickte Operation eine schwere körperliche Beschädigung oder der Tod des Kranken erfolgte, wird bei der heute herrschenden Verworrenheit in der Abortusbehandlung wohl kaum je von einem Sachverständigen behauptet werden können.

Die verschiedenen Auffassungen der Geburtshelfer in Fragen von der größten praktischen Wichtigkeit tragen hieran Schuld.

. Werden sich einmal die Lehrer der Geburtshilfe über die Grenzen dessen einig, was bei der Abortbehandlung als erlaubt und was wegen offensichtlicher Gefährdung der Frau unbedingt verboten sein muß, dann wird aus einer solchen Einigung nur Vorteil sprießen: Für die Frauen und die Ärzte.

Schluß

Wir sind mit unserer Darstellung zum Ende gekommen. Wer uns unvoreingenommen gefolgt ist, der muß über die Größe des Unglücks staunen, das die instrumentelle Behandlung des Abortus hervorzurufen vermag.

Die Frage, ob daran die Instrumente Schuld tragen oder die, welche sie handhaben, ist für die Frauen, die betroffen sind, im Grunde gleichgültig. Letzten Endes kommt es nicht darauf an, ob das Instrument schlecht ist oder gut, oder der, der es handhabt es schlecht gebraucht, sondern darauf, daß tatsächlich so viele Frauen der instrumentellen Uterusperforation in der Blüte der Jahre erliegen. Daß man sie aber weitgehendst einschränken kann, ja daß sie eine Seltenheit werden könnte im Gegensatz zu heute, wo sie ein gewöhnliches Ereignis ist, haben wir ebenfalls dartun können. Warum man aller Orten trotz dieser traurigen Erfahrungen der Uterusperforation an einer Behandlung der Fehlgeburt festhält, die solche Folgen nach sich ziehen kann, ist uns unerfindlich. Die Lehrer der Geburtshilfe haben die Pflicht, in Schrift und Rede heute mehr denn je immer und immer wieder vor den Instrumenten zu warnen, denn eine Therapie des Abortus, die solche Verletzungen zeitigt, wie die heute übliche, läuft der primitivsten Grundregel jeglichen ärztlichen Handelns zuwider, jener Grundregel, die da lautet:

„Primum non nocere."

Anhang
Die der Abhandlung zugrunde liegenden 100 Uterusperforationen

Fall 1. 22 J. alt, verh., 2 Spontangeburten. Grav. mens. III. Erste Periode mit 17 J., stets regelmäßig vierwöchentlich, 3 bis 4 Tage, schmerzhaft, letzte regelmäßige Periode Ende April 19... Seit Jänner dieses Jahres leidet Pat. an heftigen Kopfschmerzen, Appetitlosigkeit. Sie suchte vor 14 Tagen einen Arzt auf, welcher die Einleitung des Abortus für nötig hielt. Da sie an heftiger Atemnot litt, wenn sie schwer arbeitete, suchte sie den Arzt zum zweitenmal auf, der sie zur Vornahme der Operation zu sich bestellte. Der Arzt, der die Pat. am 11. 6. 19.. an die Klinik bringt, gibt an, die Pat. sei vor 14 Tagen in seine Sprechstunde gekommen. Er habe eine Gravidität konstatiert und sie wieder bestellt. Anfangs der Woche sei Pat. mit der Angabe wiedergekommen, daß es ihr nicht besser gehe. Es bestand blutiger Abgang aus der Scheide, weshalb er die Entfernung des Eies empfahl. Da er auch ein systolisches Geräusch konstatierte, schickte er die Frau noch zu einem anderen Arzt, welcher die Pat. untersuchte und bei der Ausräumung assistieren sollte. Die Pat. wurde in ihrer Wohnung narkotisiert und unter Assistenz einer Hebamme der Halskanal zunächst bis Hegar 8 dilatiert und sodann mit einer Kornzange eingegangen. Der Arzt bemerkte, daß er ein darmartiges Stück vorzog, weshalb er die Operation abbrach, tamponierte und die Pat. an die Klinik brachte. 2½ Stunden nach der Ausräumung wurde Pat. an die Klinik eingeliefert. Stat. praes.: Ängstlicher Gesichtsausdruck, halonierte Augen, Brechreiz, heftige Schmerzen im Bauch, Puls 100, Atmung beschleunigt. Bauch druckempfindlich, gespannt, besonders in der Mittellinie zwischen Nabel und Schoßfuge. Aus dem äußeren Muttermund ragt eine ungefähr 20 cm vom Mesenterium abgerissene, kollabierte und suffundierte Dünndarmschlinge in die Scheide. Laparotomie in Narkose: In der Bauchhöhle minimale Mengen flüssigen Blutes. In der Mitte der hinteren Uteruswand eine kleine Perforationsöffnung, in welche 2 Dünndarmschlingen hineinziehen. Der zuführende Schenkel ist etwas geblähter als der andere. Es gelingt nicht, den Darm aus der Uterusöffnung herauszuziehen. Auf einer Hohlsonde wird die Perforationsöffnung erweitert, aber auch jetzt gelingt es nicht, den Darm zu befreien. Es erfolgt deshalb die Resektion des vom Mesenterium abgerissenen Dünndarmes. Provisorische Abbindungen des zu- und abführenden Schenkels, zirkuläre Durchtrennung des Darmes, Resektion des überschüssigen Mesenteriums. Vereinigung des Darmes End zu End in drei Etagen. Entfernung der resezierten Darmschlinge durch die Vagina. Die Perforationsöffnung im Uterus wird erweitert und die digitale Ausräumung des Uteruscavums vorgenommen. Das Ei ist im ganzen wallnußgroß. Naht der Uteruswunde, Bauchnaht. Die Länge des resezierten Darmstückes beträgt 110 cm. Es gehört dem untersten Ileum an. 12. 7. Pat. befindet sich relativ wohl. Puls rhythmisch, äqual, Spannung etwas unter der Norm. Kein Stuhl. Temp. abends 36,6, Puls 120. 13. Keine Winde, Unruhe, Schmerzen im Bauch. Physiostigmin. salic. 0,001. Puls 126, abends 132, Temp. 37,3° bis 36,2°. 14. Etwas Stuhl auf Klysma; Wohlbefinden, Puls 120 bis 130, Temp. 36,6° bis 36,8°. 15. Puls 140 bis 150, 500 cm³ Kochsalz, Digalen. Nachmittags Diarrhöen, Magenspülung fördert Galle zutage. 17. Schlechtes Aussehen, halonierte Augen, Diarrhöen, Brechreiz, Schmerzen in der rechten Unterbauchgegend. 18. Entfernung der

Klammern, Heilung p. p. Diarrhöen, Stärkeklysmen, Magenspülung. 21.
15 diarrhöische Stühle, Puls 108, Brechreiz, Magengegend vorgetrieben,
Magenspülung. 3. bis 10. 8. täglich 6 bis 9 Stühle, 11. Gewicht 40 kg, 9 Stühle.
Am 14. auf die innere Klinik NOORDEN transferiert. Aus der Krankengeschichte dieser Klinik ergibt sich das Bild fortschreitenden Verfalles.
Trotzdem wird Pat. am 7. 11. auf eigenen Wunsch nach Hause entlassen,
stirbt aber 2 Tage später (am 9. 11.) zu Hause. Auszug aus dem gerichtlichen Obduktionsbefund: Operationsnarbe von 15 cm Länge zwischen
Nabel und Schoßfuge. Großes Netz mit klobiger Narbe in der Gegend des
rechten Darmbeintellers mit den Darmschlingen verwachsen, im kleinen
Becken mit den inneren Geschlechtsteilen. Fast der ganze Dünn- und Dickdarm gebläht. Bauchfellüberzug des Darmes, besonders des unteren Dünndarmes mit grauweißen Exsudatmassen beschlagen. In der Blinddarmgegend
eine Dünndarmschlinge, an die seitliche Bauchwand und an den Dickdarm
locker angewachsen. Bei Lösung der Anwachsungen findet man eine nußgroße
Höhle, welche von grauen, dicklichen, kotähnlich riechenden Massen erfüllt
ist. Die Wandungen der Höhle grau pigmentiert. Nach Lösung der Darmschlingen sieht man unmittelbar oberhalb der Bauhinischen Klappe eine
Verdickung des Gekröses und eine Nahtstelle am Darm. Einzelne Nähte
sind hier gelöst. Dünndarmlichtung frei, etwas verengt. Im kleinen Becken
150 cm³ eines dicken grauen Exsudates. Desgleichen ein Exsudat im Douglas.
Verwachsungen zwischen Gebärmutter und Mastdarm. Nach Lösung der
Verwachsungen sieht man an der Gebärmutterhinterwand, einen Querfinger
unterhalb des Fundus beginnend, eine furchenartige Vertiefung von 2½ cm
Länge mit 7 Knopfnähten genäht. Nahe dem unteren Ende dieser Furche
findet sich fast in der Mittellinie der Gebärmutter in halber Höhe derselben
eine linsengroße rundliche Öffnung, mit verdünnten abgerundeten Rändern,
durch welche die Sonde in den Gebärmutterkanal gelangt. In der Gebärmutterinnenwand erscheint die Öffnung als ein längsgestellter, 12 mm langer
Spalt. Gebärmutter klein, Wandungen kaum 1 cm dick. Schleimhaut mißfärbig, graugrün. Obduktionsdiagnose: Peritonitis chronica post abortum;
perforatio uteri; Darmzerreißung. Abszesse in der Bauchhöhle. Exhaustio.

Fall 2. 34 J., verh. 5. Schwangerschaft, aufgenommen am 23. 9. 19...
Letzte Regel Ende Mai. Seit gestern mittags Blutungen aus dem Genitale
und wehenartige Schmerzen. Der begleitende Arzt gibt an, heute mittags
zu Pat. gerufen worden zu sein. Wegen Blutung nahm er nach Dilatation
bis Hegar Nr. 13 ohne Narkose mit der Schulzeschen Abortuszange die Ausräumung vor. Nach Entfernung der Plazenta und Fötusteile zog er eine
5 cm lange Membran hervor, die ihm auf Darm oder Netz verdächtig erschien.
Er schob das Stück vorsichtig zurück, ging jedoch noch mit der stumpfen
Kürette ein, ohne jedoch etwas hervorzuholen und unterbrach die Operation.
Nach seiner Angabe sollen noch Fötusteile sich im Uterus befinden. 9 Uhr
abends Pat. sehr blaß, Temp. 37⁰, Puls 98. Bauch aufgetrieben, gespannt,
stark druckempfindlich, Unruhe und Singultus. ³/₄11 Uhr abends Narkoseuntersuchung, Riß in der Cervix rechts über dem äußeren Muttermund.
Innerer Muttermund für einen Finger durchgängig. Rechts über dem
inneren Muttermund in der Vorderwand des Uterus ein Loch, durch welches
der Finger in die freie Bauchhöhle kommt. Das Peritoneum der Blase abgehoben, Uterus faustgroß. Laparotomie: Im Bauchraum wenig flüssiges
Blut, in der Höhe der Umschlagstelle des Blasenperitoneums auf den Uterus
rechts an der Uteruskante ein zweihellerstückgroßes Loch im Bauchfell.

Aus der Öffnung quillt geronnenes Blut. Die Blätter des rechten Lig. lat. sind entfaltet, und zwar ist diese Entfaltung durch ein über faustgroßes Haematom bedingt; das runde Mutterband zieht darüber hinweg. Ablösung der Blase von der Cervix, Spaltung des Bauchfells über dem intralig. Tumor, Unterbindung der spermatikalen Gefäße und des Lig. rot. Es zeigt sich, daß der Tumor aus Blutgerinnseln besteht, dazwischen liegt der Rumpf einer 3monatl. Frucht. Exstirpation des Uterus. Annähung des Blasenperitoneums an die vordere und hintere Vaginalwand. Links extrap. Verlagerung der Stümpfe, rechts Vereinigung der Platten des Lig. lat. Drainage des intraligamentären Raumes durch die Vagina. Darm unverletzt. 3 cm³ Kampferöl in die Bauchhöhle, Kochsalzinfusion. 25. Erbrechen, Unruhe. 27. Stuhl auf Klysma. 8. 10. geheilt entlassen.

Fall 3. 44 J. alt, verh. 4. 12. 19.. aufgenommen. 6 Geburten, letzte vor 10 Monaten (Kraniotomie an der Klinik). Letzte Periode 18. 9. Seit einigen Tagen angeblich Blutung, weshalb die begleitenden Ärzte heute vormittags 11 Uhr eine Ausräumung ohne Narkose vornahmen. Sie dilatierten angeblich bis Hegar Nr. 15 und holten dann mit der Schulzeschen Zange Plazentastücke heraus. Dabei bemerkten sie ein abgerissenes Gewebsstück, das ihnen als Darm imponierte. Tamponade, sofortiger Transport an die Klinik. Stat. praes.: Puls 100, geringer Singultus. Abdomen etwas aufgetrieben, mäßig druckempfindlich, nach Entfernung des Tampons leichter Blutabgang aus der Vagina, Zervikalkanal knapp für einen Finger durchgängig. Uterus vergrößert, keine Verletzung zu konstatieren. 2¹/₄ Stunden nach der Ausräumung Laparotomie. In der Bauchhöhle reichlich flüssiges und geronnenes Blut. Quere, vollkommene Kontinuitätstrennung der Flexura sigmoidea. Der Riß reicht durch das ganze Mesenterium bis auf den Boden des Douglas. Der distale abgerissene Schenkel ist nur undeutlich in der Tiefe des Douglas zu sehen. Uterus faustgroß. Eine unregelmäßig konturierte, etwa 1½ cm lange Öffnung rechts hinten am Fundus. Um den distalen Darmabschnitt zugänglich zu machen, wird der Uterus exstirpiert. Das proximale Flexurende wurde vorher abgeklemmt. Während der Totalexstirpation des Uterus starke Blutung aus den mächtig erweiterten Gefäßen. Jetzt erst läßt sich das periphere Darmstück in typischer Weise einstellen, und es zeigt sich, daß von der zirkulären Rißstelle aus die Darmschleimhaut in Form eines Rohres so weit das Auge in die Tiefe reicht, von der Muskulatur abgerissen ist. Die Rißränder sind fetzig, auch die Muskularis ist der Länge nach eingerissen, mit ganz zerfetzten Rändern. Da an eine Vereinigung der Flexurenden nicht zu denken ist, wird beschlossen, das zentrale Ende in die Vagina zu implantieren. Nachdem Mucosa und Muscularis des Rectum übernäht ist, meldet der Narkotiseur (1 Stunde 15 Min. nach der bis dahin ruhig verlaufenen Narkose), daß die Frau zyanotisch ist und schlecht atme. Sofortige Einleitung der künstlichen Atmung. Exitus 2 Uhr 15 Min. Aus dem gerichtlichen Obduktionsbefund: Gebärmutter 12½ cm lang, an der oberen Peripherie und etwas hinten vom Scheitel, 2 cm vom rechten Eileiter abwärts entfernt, findet sich eine querstehende, 2 cm lange und 1 cm breite Lücke mit fetzig zackigen, blutig infiltrierten Rändern, durch welche man in die Höhle der Gebärmutter gelangt. Der Bauchfellüberzug der Gebärmutter dünn, schmutzig rot, zeigt nur an der Lücke, welche in die Gebärmutter führt, etwas Blutunterlaufung. Die Höhle der Gebärmutter enge. Ihre Innenfläche zeigt an der Hinterwand und ober der rechten Horngegend eine unebene, wulstige, fast guldenstückgroße Stelle, in deren Mitte sich, von zerwühlter Muskulatur begrenzt, die in die Bauchhöhle führende Lücke findet. Unterhalb des inneren Muttermundes beiderseits eine von oben nach unten ziehende, 2 cm lange Auseinanderweichung der Schleimhaut und der innersten Muskelschichten mit leicht blutig infiltrierten Rändern. Hinter dem Wundbette (nach der Totalexstirpation) liegt der Mastdarm, welcher 10 cm ober dem tiefsten Punkte des Douglasschen Raumes und 20 cm ober der Afteröffnung quer durchtrennt und durch zahlreiche Nähte abgeschlossen ist. Oberhalb der Durchtrennung des Mastdarms ist eine zweite handflächengroße Wundfläche des Bauchfells mit blutig infiltriertem Grunde sichtbar, welche in das Gekröse der vom Mastdarm quer abgerissenen S-Schlinge des Dickdarms bis zur Öffnung des abgetrennten Darmes reicht. Am Grunde dieser Wundfläche liegt die Bandscheibe des Promontoriums, von blutig infiltriertem Zellgewebe bedeckt. Das knöcherne Becken verengt, indem der Durchmesser von der Schoßfuge zum Vorberg nur 9 cm mißt und der Schamfugenknorpel stark nach dem kleinen Becken zu sich vorwölbt, so daß ihm entsprechend der Durchmesser nur 8 cm beträgt. Querer Durchmesser 13½ cm. Kreuzbein der Länge nach nicht gewölbt. Obduktionsdiagnose: Paralysis cordis inter narcosim et exstirpationem uteri. Perforatio uteri inter excochleationem. Dilateratio flexurae sigmoideae.

Fall 4. 45 J. alt, verh. aufgenommen am 4. 4. 19.., 15. Schwangerschaft, darunter 12 spontane Geburten, letzte vor 5 J. Letzte Periode 22. 1. 19.. Mitte März begann Pat. zu bluten. Die Blutung hielt bis zum 3. 4. an. In den letzten Tagen angeblich Fieber. Am 3. konsultierte die Frau einen Arzt, der am selben Nachmittag wegen inkompletten Abortus die Ausräumung durchführen wollte. Er fand angeblich bei der blassen fiebernden Frau eine Blutung aus dem Zervikalkanal, der durchgängig war und entfernte ohne Narkose mit der Schulzeschen Abortuszange größere Plazentareste. Die Gebärmutter erschien ihm sehr weich und morsch, weshalb er die Ausräumung nicht vollenden wollte, sondern die Frau tamponierte und ins Bett legte. Des näheren befragt, bemerkt er, daß er wegen der Morschheit des Uterus einen Rest der Placenta zu entfernen sich nicht getraut hatte. Während der Nacht hatte Pat. Schmerzen und erbrach öfter. Der Arzt fand morgens peritoneale Erscheinungen vor und schickte die Pat. an die Klinik. ½1 Uhr mittags: Verfallenes Gesicht, halonierte Augen, Schweiß auf der Stirn, freies Sensorium. Atmung frequent, Brechreiz, Puls 96, Arterie gut gefüllt, Temp. 37,3°. Geblähter Bauch, der besonders im Bereich des Beckens druckempfindlich ist. Keine Flankendämpfung. Aus der Scheide ragt ein blutiger Tampon heraus. Laparotomie: In der Bauchhöhle ungefähr ein halber Liter flüssiges Blut und einige Coagula. Uterus über faustgroß. Die Darmschlingen und das Peritoneum parietale injiziert, an einigen Stellen ein fibrinöser Belag. In einen Defekt in der hinteren Uteruswand zieht ein vom Mesenterium angerissenes Darmstück hinein, entsprechend dem unteren Teil der Flexura und dem oberen Teil des Rectums. Dieses Darmstück wird aus der Perforationsstelle herausgezogen; die in das Uteruscavum hineinziehende Darmschlinge hatte eine Länge von 3 cm. Die Länge des vom Mesenterium abgerissenen Darmstückes beträgt 12 cm. Die Perforationsstelle an der hinteren Uteruswand ist kronenstückgroß, mit unregelmäßig blutunterlaufenen Rändern. Es wird der Uterus mit den Adnexen exstirpiert. Dann wird das vom Mesenterium abgerissene Darmstück reseziert. Der Darm zeigt hiebei eine für eine mittlere Steinsonde durchgängige Perforationsöffnung, aus welcher Darminhalt vorquillt. Die Darmenden werden zirkulär vereinigt (3 Etagen) und der Mesenterialschlitz vernäht. Umsäumung des Scheidenrandes mit Peritoneum, Ausspülung der Bauchhöhle mit 6 Liter Kochsalz. Drainage durch die Vagina, Digalen, Kochsalz. Während der Nacht ist Pat. sehr unruhig; häufiges Erbrechen, Puls aussetzend, Dyspnoe. $^1/_4$7 Uhr a. m. Exitus. Obduktionsbefund: In der Bauchhöhle etwa ein Liter brauner, trüber, mit Faserstoff vermengter Flüssigkeit. Bauchfell gerötet, überall mit faserstoffigen Auflagerungen versehen, matt. Die Darmschlingen untereinander ziemlich fest verklebt. Der Douglassche Raum ausgefüllt mit einem Jodoformgazetampon, der durch die Scheide herausgeleitet ist. Status nach Totalexstirpation des Uterus: Die Bauchfellblätter vernäht. Am Übergang der S-Schlinge zum Mastdarm, 16 cm oberhalb des Afters, findet sich eine zirkuläre, aus einzelnen Seidenknopfnähten bestehende, die ganze Darmwand fassende Naht, über welcher das angrenzende Bauchfell zugenäht ist. Präparat der Gebärmutter: 14 cm Länge, 9 cm Breite, im Grunde bis 5 cm Dicke. Die Muskulatur ziemlich fest, nur in der Hinterwand in der Umgebung der noch zu beschreibenden Lücke weicher. Die Innenwand ist rötlich durchtränkt, unregelmäßig höckerig, ohne erkennbare Ansatzfläche des Mutterkuchens, nur da und dort ein anhaftendes Blutgerinsel. Der Überzug ist blaß rötlich matt, mit anhaftenden Faserstoffgerinseln. An der Hinterwand der Gebärmutter, 11 cm oberhalb des äußeren Muttermundes, knapp nach rechts von der Mittellinie, findet sich eine ovale längsgestellte, 2,2 cm lange und bis 1,7 cm breite, ziemlich scharfrandige, nur in der unteren Umrandung lappig begrenzte Lücke, welcher an der Innenseite der Gebärmutter eine trichterförmig sich erweiternde und namentlich nach unten sich verlängernde Lücke entspricht. Darmpräparat: 1 Stück Darm entsprechend der S-förmigen Schlinge, 14½ cm lang, an der Vorderseite fast überall vom Bauchfell entblößt; dieses dort, wo es erhalten ist, seicht der Länge nach eingerissen, stellenweise die Längsmuskulatur deutlich sichtbar. 3½ cm oberhalb des unteren Endes, etwas nach rechts von der Mittellinie findet sich eine runde, etwa 5 mm im Durchmesser haltende, ziemlich scharfrandige Lücke, durch welche man in die Lichtung des Darmes gelangt. Die Ränder etwas rötlich durchtränkt, ohne Blutaustritte, Bauchfellüberzug, soweit erhalten, etwas gerötet, mit faserstoffartigen Auflagen. Obduktionsdiagnose: Peritonitis acuta purulenta, perforatio uteri.

Fall 5. 26 J. alt, led. aufgenommen am 7. 8. 19.. Eine Geburt vor 5 J. Letzte Periode vor etwa 14 Tagen. Am 30. 7. begann die Pat. stark zu bluten. Der Arzt verordnete zuerst Pillen: da die Blutung nicht stand, nahm er eine Uterusausräumung vor. Seither (heute vormittags) hat Pat. heftige Schmerzen im Unterbauch, Erbrechen und Aufstoßen. Der Arzt, der die Frau an die Klinik bringt, gibt an, daß er sie in seiner Wohnung kürettiert habe. Er dilatierte zunächst ohne Narkose mit Hegarstiften (bis zu welcher Nr.?), ging sodann mit einer Kornzange ein, wobei er ein Gebilde vorzog, das ihm als Darm imponierte. Er brach die Operation ab, tamponierte die Frau und brachte sie sofort an die Klinik. Stat. praes.: Blässe, Trockenheit der Zunge, Puls 96, Temp. 37,7°, starke Schmerzen in der Nabelgegend. Vagina tamponiert. Nach Entfernung der Gaze fällt ein etwa 20 cm langes Gebilde heraus, welches sich als ein vom Mesenterium abgerissenes Dünndarmstück erweist, das an seinem Ende ein offenes, dem Abriß entsprechendes Lumen zeigt. Uterus wegen großer Druckempfindlichkeit nicht deutlich abzutasten, scheint aber nicht vergrößert zu sein, Cc. für die Fingerkuppe einlegbar, das Darmstück ragt aus dem Mm. heraus. Laparotomie: In der Bauchhöhle flüssiges Blut. Der ganze Douglas von Blut überschwemmt. Vorziehen des Uterus. Derselbe ist nicht vergrößert und trägt am Fundus eine unregelmäßige Perforationsöffnung, in welchem eine vom Mesenterium abgerissene Darmschlinge zieht. Diese wird provisorisch mit einem Seidenfaden zirka 4 cm oberhalb des Eintrittes in den Uterus abgebunden und entlang dem zum abgerissenen Darm führenden blutigen Mesenterium das andere Ende des Darmes gesucht, welches aber vorderhand nicht zu finden ist. Bei der Revision des Darmes zeigt sich zunächst an einer Ileumschlinge ein ungefähr guldenstückgroßes Loch gegenüber dem Mesenterialansatz. Diese Schlinge wird provisorisch in eine Kompresse gelegt und auf die Bauchdecken gelagert, nachdem der zuführende und der abführende Schenkel mit Jodoformgaze abgebunden sind. Bei weiterer Untersuchung findet sich in der Tiefe der ebenfalls vom Mesenterium abgerissene und zerquetschte zuführende Schenkel des vor die Vagina gezogenen Dünndarmstückes. Es wird nun dieser Schenkel und das in den Uterus eintauchende Darmstück (das letztere 3 cm oberhalb der Ligatur) provisorisch mit Jodoformgaze abgeschnürt und das letztere reseziert. Die beiden Darmlumina werden nun nach Resektion des durchbluteten Mesenterialstückes in zirkulärer Zweietagennaht vereinigt, wobei es sich zeigt, daß ungefähr $^3/_4$ cm von der scheinbar im gesunden gemachten Resektion sich noch eine zirka stecknadelgroße Perforationsöffnung sich befindet, welche übernäht wird. Die früher in Kompressen gelegte Darmschlinge wird scheinbar im Gesunden reseziert (in einer Ausdehnung von zirka 3 cm) und in zirkulärer Zweietagennaht werden beide Lumina vereinigt. Auch hier zeigt sich in der Nähe des Loches die Darmserosa auf eine Strecke von 2 cm abgerissen, weshalb auch hier einige Seidennähte angelegt werden. Bei der Revision zeigt sich wohl keine weitere Darmverletzung, wohl aber eine ungefähr 15 cm lange Rißwunde im Netz, sodaß ein Netzlappen von zirka 15 cm Länge reseziert werden muß. Typische Totalexstirpation mit Belassung der Adnexe, Drainage nach der Scheide. An der Flexur zeigt sich ein scheinbar frischer, fibrinös-eitriger Belag, welcher behufs mikroskopischer Untersuchung abgestreift wird, Bauchdeckennaht. 500 cm³ Kochsalzinfusion, Puls schlecht gespannt, 108. 8. Pat. erbricht oft, Puls 112, Temp. 38⁰, Bauch aufgetrieben, keine Winde. 10. Kein Erbrechen. 12. Stuhl. 14. Heilung p. p. 4. 9. geheilt entlassen. Präparat: 6 cm langer, dünner, schmaler, offenbar überhaupt nicht schwangerer Uterus. Darmstück durch ihn durchgezogen.

Fall 6. 39 J. alt, ledig, eine Geburt vor 11 J., aufgenommen am 2. 5. 19.. Letzte Periode am 1. 3. Seit 2 Tagen Fieber und Blutung, wobei größere Stücke abgegangen sein sollen. Ein Kassenarzt soll Pat. ohne Anwendung von Instrumenten untersucht haben und wies sie an ein Spital. Sie fand hier zunächst an einer chirurgischen Abteilung Aufnahme. Mit Rücksicht auf die stehende Blutung wurde Pat. sofort (5 Uhr nachmittags) auf den Tisch gebracht. Die Cervix wurde ohne Narkose mit Hegarstiften (bis zu welcher Nummer?) dilatiert, worauf mit der Schulzezange eingegangen wurde. Hiebei sollen die verwendeten Instrumente abnorm tief eingedrungen sein. Man dachte an eine Uterusperforation und fragte die I. Frauenklinik um Rat, da der diensthabende Assistent der chirurgischen Abteilung wegen einer frischen septischen Erkrankung des Zeigefingers nicht operieren konnte. Die von Seite der Frauenklinik vorgenommene Untersuchung ergab, daß im Bereich der Scheide keine Verletzung war. Äußerer Muttermund für den untersuchenden Finger nicht durchgängig. Zirkumferenz des Muttermundes intakt. Uterus gut kontrahiert, in deutlicher Retroversionsstellung, mannsfaustgroß, beweglich. Parametrien vollkommen frei. Keine wesentliche Blutung. Aussehen der Pat. anämisch, Puls etwas frequent, keine deutlichen peritonealen Reizerscheinungen. Obwohl angeblich bei der Ausräumung fremdartige Gewebe nicht sichtbar wurden, so wurden doch die aus dem Uterus entfernten Gewebspartikeln einer Revision unterzogen, wobei sich innerhalb der entfernten Deziduareste ein Fettläppchen vom Aussehen einer Appendix epiploica vorfand. Mit Rücksicht auf diesen Befund mußte eine Läsion des Darmes nach Uterusperforation angenommen werden. Infolge der oben erwähnten Erkrankung des Assistenten der chirurgischen Abteilung wurde die Pat. der I. Frauenklinik überstellt. Stat. praes.: Anämische Frau, frequenter Puls, Temp. 37,6°. Im Bereiche der Abdomens keine wesentliche Druckempfindlichkeit. 2½ Stunden nach der anzunehmenden Uterusperforation Laparotomie: Reichlich blutige Flüssigkeit im kleinen Becken. An der Vorderwand des retrovertierten Uterus eine Perforationsöffnung. Darmrevision. Im Bereiche der Flexur eine zirka guldengroße Läsion der Serosa und der Muscularis. Das Darmlumen ist nicht eröffnet. Die Darmwand hämorrhagisch imbibiert. An einer Stelle erkennt man deutlich die Wurzel der ausgerissenen Appendix epiploica. Einige Zentimeter nach abwärts finden sich ebenfalls kleinere artifizielle Serosaläsionen. Die Verletzungen werden sorgfältig durch Lembertnähte versorgt, worauf in typischer Weise die Totalexstirpation des Uterus unter Zurücklassung der Adnexe ausgeführt wird. Scheidendrainage. Heilung. Präparat: Uterus vergrößert, entsprechend dem 2. L. M. In der Mitte der vorderen Korpuswand befinden sich 2 Perforationsöffnungen, durch welche je eine Kornzange passieren kann. Zwischen beiden eine zerfetzte Gewebsbrücke.

Fall 7. 20 J. alt, ledig, aufgenommen am 2. 9. 19.. Pat. lag vom 7. bis 14. 8. an der I. Frauenklinik. Damals Spontanabgang eines 3½ monatl. Foetus mit Placenta. Kein operativer Eingriff. Bald nach der Entlassung fing Pat. zu bluten an und blutete bis zu ihrer Aufnahme. Erste Periode mit 17 J., regelmäßig, letzte am 23. 5. Stat. praes.: Uterus klein, retroponiert, Adnexe frei, Blutung. Wegen Verdachtes auf Plazentareste wird in Narkose zum Kürettement geschritten. Beim Erweitern des sehr rigiden Zervikalkanals wird die vordere Uteruswand perforiert. Nach Zurückziehen des Stiftes zeigt sich im äußeren Muttermund ein kleiner Netzteil. Sofortige Laparotomie: Suprasymphysärer Faszienquerschnitt. Ein Schöpflöffel voll Blut im Douglas. Perforationsöffnung an der vorderen Wand ungefähr 3 cm unterhalb des Fundus. Der in der Perforationsöffnung befindliche Netzzipfel wird abgetragen. Typische supravaginale des Uterus mit Zurücklassung der beiderseitigen Adnexe. Peritonealisierung der Stümpfe. Keine Darmverletzung. 10. Afrebrile Entfernung der Klammern, Heilung p. p. 17. 11. Geheilt entlassen. Präparat: Uterus normal groß, verdickt, in der Vorderwand eine glatte kleine komplette Perforation, durch welche ein Netzzipfel zieht, die Mucosa dick, derb wulstig, mikroskopisch auf der Mucosa Reste von Decidua. Die Muskulatur zeigt lange und dicke hypertrophische Muskelfasern.

Fall 8. 19 J. alt, ledig, aufgenommen am 1. 9. 19..[1] Pat. wird

---

[1] Demonstriert von THALER in der Wiener Gesellschaft f. Geburtshilfe u. Gynäk. am 28. 11. 1911.

um 8 Uhr abends von einer chirurgischen Abteilung an die Klinik gebracht. Es wurde ohne Narkose wegen bestehender Blutung zwecks beabsichtigter Ausräumung bis Hegar Nr. 12 dilatiert und mit der Schulzeschen Zange eingegangen. Beim ersten Herausziehen wurde Darm weit vorgezogen. Der Darm wurde reponiert. Stat. praes.: Sehr anämische Pat., stark gespannter Bauch, etwas über dem Niveau der Brust, Puls 100. Cc. für den Finger nicht durchgängig. In der Vagina einige Tampons. Keine Blutung nach außen. Uterus entsprechend einer Grav. von 3 Monaten vergrößert. Mediane Laparotomie: In der Bauchhöhle massenhaft flüssiges Blut, an der Hinterwand des entsprechend einer 3 monat. Schwangerschaft vergrößerten Uterus in der Höhe der pars supracervicalis eine zackig umrandete Perforationsöffnung. Aus derselben ergießt sich Blut. Totalexstirpation des Uterus mit Belassung der Adnexa. Eine mehr als ½ m lange Partie des Ileum in der Nähe seines Ansatzes am Coecum blutunterlaufen und vollkommen von seinem Gekröse unmittelbar an der Ansatzstelle desselben am Darm abgerissen. Im Bereiche dieser Darmpartie zahlreiche Serosa- und Muscularisdefekte. Am Rande des Mesenteriums zahlreiche offene, zum Teil noch blutende Gefäße. Typische Resektion von 50 cm Darm. Vereinigung der Dünndarmlumina durch zirkuläre Naht. Drainage des Douglas durch die Vagina. Bauchnaht. Heilung. Präparat: Fast mannsfaustgroßer Uterus, in der Hinterwand etwas über dem inneren Muttermund eine für den kleinen Finger passierbare Perforationsöffnung. Reseziertes Darmstück von 50 cm Länge.

Fall 9. 36 J. alt, verh., I. grav. aufgenommen am 4. 3. 19.. Schwangerschaft im 4. L. M. Tbc. apic. progrediens. Einleitung des Abortus an der Klinik, Uterusperforation bei der Ausräumung. Pat. war schon am 28. 2. wegen Abortus imminens in die Klinik eingetreten. Da keine Blutung erfolgte, wurde sie am 3. 3. entlassen. Da jedoch am nächsten Morgen viel blutig gefärbtes Fruchtwasser abgegangen sein soll und Wehen aufgetreten waren, wird Pat. wieder aufgenommen. Uterusfundus 2 Querfinger unterhalb des Nabels. 7. Wegen Progredienz der Lungenspitzentuberkulose Einleitung des Abortus mit Gazestreifen. 8. 8 Uhr 30 p. m. Streifen entfernt, stark blutig, keine Wehen. Cc. sehr rigide. Ein Hegarstift ist kaum durchzubringen. Injektion von 0,04 Papaverin in die hintere Zervixwand. Sodann Hegardilatation bis Nr. 20, was ohne wesentliche Schwierigkeiten und ohne Verletzung gelingt. Digitale Lösung des Eies. Extraktion des Foetus mit der Schulzezange. Der Kopf wird mit der Schulzezange mehrmals gesucht, aber nicht gefunden. Bei einem dieser Versuche erscheinen im Muttermund ein Eierstock und Fettläppchen. Die sofortige digitale Untersuchung ergibt hoch im Fundus eine für den Finger durchgängige Perforationsöffnung. Uterushöhle leer. Mediane Laparotomie: Totalexstirpation des Uterus mit Belassung der rechten Adnexe. Das linke Ovarium fehlt. Am Colon descendens eine kleine Verletzung des Mesenteriums, die mit Catgut übernäht wird. Drainage der Bauchhöhle. 15. Klammern entfernt, Heilung p. p. 16. Pat. steht auf. 21. Erbrechen nach jeder Nahrungsaufnahme. 23. und 24. Erbrechen galliger Massen. 25. Erbrechen fäkulenter Massen, Bauch weich, nirgends schmerzhaft, Magenspülung. Puls 120. 26. Leichte Bauchdeckenspannung und Schmerzhaftigkeit des Bauches. Sichtbare Darmperistaltik. Digitale Untersuchung des Rectums ergibt keinen Befund. Physostigmin. Ölklysma, trotzdem kein Stuhl. 27. 3. Erbrechen. Nach jeder Mahlzeit sichtbare Darmsteifung und Erbrechen. Bauchdeckenspannung,

Puls 120. Temp. wie die ganze Zeit vorher unter 37°. Relaparotomie:
Meteoristischer Darm. An einer Stelle über dem linken Darmbein, wo eine
der untersten Ileumschlingen durch feste Adhäsionen mit dem S-Romanum
und Peritoneum U-förmig geknickt ist, Lösung der Adhäsionen. Abszeß, aus
welchem sich übelriechender Eiter entleert und in dessen Höhle man einige
fötale Knochen (Rippen) findet. Nach Übernähen der adhärenten Stelle
des S-Romanum mit Lembertschen Nähten wird der Darm reponiert und
die Bauchhöhle geschlossen. Gazedrainage im unteren Wundwinkel. Exitus
noch am selben Abend. Obduktion: Fibrinöse eitrige Bauchfellentzündung,
gelöste Adhäsionen an den Dünndarmschlingen und an einem Stück des
großen Netzes. Lobulärpneumonie im rechten Ober- und linken Unterlappen.
Parenchymatöse Degeneration des Herzmuskels, der Leber und der Nieren.

Fall 10. 23 J. alt, verh., aufgenommen am 6. 11. 19... Letzte Periode
vom 5. bis 10. 9. Eine Geburt ein Jahr vorher. Pat. wird an die Klinik eingeliefert, 1 Stunde nachdem ein Arzt die Ausräumung des graviden Uterus
wegen chronischen Lungenspitzenkatarrhs versucht hatte. Dilatation mit
Hegar ohne Narkose bis Nr. 14. Dann Kürette. Da nichts herauskam, ge-
wöhnliche Kornzange. Mit derselben wird Netz erfaßt und vorgezogen. Pat.
wird um 5 Uhr nachm. der Klinik SCHAUTA überstellt. Die Scheide tamponiert. Aus derselben ragt ein 10 cm langer Netzzipfel heraus. Uterus einer
2 monat. Grav. entsprechend vergrößert. Mediane Laparotomie: An
der rechten Kante des Uterus eine für einen Finger durchgängige Perforationsöffnung, durch welche fast das ganze Netz durchgezogen ist. Darm intakt.
Abtragung des Netzes an seiner Insertionsstelle. Totalexstirpation des
Uterus mit den rechten Adnexen. Der rechte parametrane Raum ist zerwühlt und mit Blut erfüllt, der rechte Harnleiter unverletzt. Abschluß der
Vagina und des Peritoneums. Afebriler Verlauf. Pat. wird am 17. 11. geheilt
entlassen. Präparat: Schwangerer, 11 cm langer Uterus. Der Fundus uteri
kinderfaustgroß. In der Gegend des inneren Muttermundes rechts hinten eine
Perforation, durch welche ein mächtiges Netzstück durchgezogen ist. Das
Peritoneum an der Hinterwand des Uterus unterminiert und abgehoben. Der
Kopf eines jungen Foetus in der Perforationsöffnung.

Fall 11. 24 J. alt, ledig, I. grav., aufgenommen am 28. 8. 19... Pat.
wird von einem Arzt an die Klinik in hochgradig ausgeblutetem Zustand
gebracht. Der begleitende Arzt teilt mit, daß er bei der Ausräumung eines
3 Monate schwangeren Uterus denselben mit der Kornzange perforiert und
den Darm verletzt habe. Er habe die Cervix nicht entsprechend erweitert
und unter starker Blutung den Foetus und die Nachgeburt sowie einen langen
Strang vorgezogen, den er für die Nabelschnur hielt. Erst beim Durchschneiden dieses Stranges erkannte er, daß es Darm war. Er schnitt das
vorgezogene Stück vollkommen durch, tamponierte die Scheide und führte
die Pat. an die Klinik. Stat.praes.: Hochgradige Anämie, Puls nicht zählbar.
Bauch stark gespannt, druckempfindlich, Flankendämpfung. Beim Entfernen
des Streifens fällt ein 10 cm langes Stück Darm heraus. Laparotomie: Im
Bauch große Mengen frischen und· geronnenen Blutes. Am abgerissenen
Gekröse spritzende Gefäße. Mehrere Meter Dünndarm fehlen. In der rechten
Fundusecke des 3½ Monate schwangeren Uterus eine kronenstückgroße
unregelmäßige Perforation. In dieselbe zieht eine Dünndarmschlinge, deren
einer Schenkel vollständig vom Gekröse abgerissen ist und zum Coecum
führt, der andere, blauschwarz, ohne Zusammenhang mit seinem Gekröse nur

aus Schleimhaut bestehend, mündet frei in die Bauchhöhle. Totalexstirpation
des Uterus. Revision des Darmes. Das Gekröse von der Ileocoecalklappe
angefangen zeigt auf eine lange Strecke an seinem durchbluteten Rißrand
keinen Darm, sondern eine seichte Rinne. Resektion des darmlosen Mesenteriums Seit zu Seit, Anastomose des gesunden Dünndarmendes mit dem
Colon ascendens. Drainage durch die Scheide, Kochsalz, Herzmittel, trotzdem
Tod $^3/_4$ Stunden nach der Operation. Auszug aus dem gerichtlichen
Obduktionsbefund: In der Bauchhöhle flüssiges Blut, welches in der
Lebergegend in der Menge von etwa 200 cm³ gesammelt ist. In der Bauchhöhle findet sich außer dem Blut links in der Lendengegend auch ein Gewebsstück, welches der rechten Beckengegend eines menschlichen Foetus
entspricht. Es ist daran der rechte Hüftknochen zu erkennen, das Kreuzbein
und die Lendenwirbelsäule, ferner die obere Hälfte des rechten Oberschenkels,
sowie ein mehrere Zentimeter langes Stück des Mastdarmes. Die an dem
Gewebsstück hängenden Muskeln sind vielfach zerfetzt, teils rot, teils weißlich
verfärbt. Es läßt sich sohin die Länge des Mittelstückes des Oberschenkels
messen und beträgt das Maß 18 mm. Im Darmbein sieht man den Knochen-
kern, welcher 6 mm hoch und 7 mm lang ist. Das Darmbeinmaß ist von vorn nach
hinten 15 mm, das Hüftbeinmaß von vorn nach hinten 20 mm. Vom Dünndarm
der Leiche fehlt der untere Teil und ist nur ein vom Zwölffingerdarm ab 90 cm
langes Stück des Dünndarmes vorhanden, welches an seinem unteren abgenäh-
ten Ende seitlich an die vordere Blinddarmwand eingepflanzt ist, wodurch eine
Kommunikation zwischen dem Dünndarm und dem Blinddarm hergestellt ist.
Von dem unteren Dünndarmende ist nur ein 2 cm langer, abgenähter Stumpf
vorhanden, welcher mit einem Lappen des abgetragenen Gekröses übernäht
ist. Der Wurmfortsatz, welcher in seinem Gekröse blutunterlaufen erscheint,
ist kurz und dünn. In der Tiefe des kleinen Beckens ein Gazestreifen, dessen
Ende durch die Scheide nach außen geführt ist. Operativer Gebärmutter-
defekt. Der Leiche sind beigegeben: A. Eine Gebärmutter. Sie ist 13 cm lang,
an den Eileiteransätzen 8 cm breit, im Körper 5 cm dick. Ihr Überzug glatt,
glänzend, rot. In der rechten Gebärmutterecke liegt eine dreieckig geformte
Lücke, mit etwa 2 cm langen Seiten, durch welche man bequem einen Finger
einführen kann. Die Ränder der Lücke sind zackig, der Bauchfellüberzug ist am
Rand etwas unterminiert und leicht blutunterlaufen. Am inneren Muttermund
links ein 3 cm langer, 1 cm tiefer Riß bis in die äußeren Schichten. Der Riß
reicht 2 cm in den Halskanal und 1 cm weit über den inneren Muttermund
hinaus. Die Muskulatur des Gebärmutterkörpers ist 2 cm dick, auch im
Bereich der Perforationsstelle ist sie derb, zäh, rötlich, weiß. B. Ein über
mannsfaustgroßer Klumpen abgetragenen, fettreichen Dünndarmgekröses,
an dessen einem Ende noch ein 6 cm langes, mit einem Gazestreifen ab-
gebundenes Restchen unverletzten Dünndarmes hängt. Der eine Rand des
Gekröses zeigt eine gerade Schnittfläche, welche der Abtrennungsfläche an
der Leiche entspricht. Der andere Rand ist wulstig, blutunterlaufen und rot
gefärbt und zeigt hie und da eine der abgelösten Ansatzstelle des Darmes
entsprechende schmale Rinne. Die Messung der Länge der abgelösten Darm-
teile längs des blutig unterlaufenen Randteiles vorgenommen ergibt, daß
das Gekröse einer Länge von über 2 m (zirka 2 m 20 cm gemessen) entspricht.
C. Ein 13 cm langes, daumendickes, gekrösloses Dünndarmstück, beiderseits

---

¹) Von JUL. RICHTER in der Wiener Gesellschaft für Geburtshilfe und
Gynäkologie am 11. 1. 1916 demonstriert und im Zentralblatt f. Gyn. 1917,
Nr. 2, S. 41 ausführlich beschrieben.

abgebunden. D. Ein 14 cm langes, 1½ cm breites Stück der Dünndarm-
schleimhaut von brauner Farbe, gefüllt mit bräunlichem Brei. E) Ein zweites,
9 cm langes solches Schleimhautrohrstück, welches an dem einen Ende und
neben seiner Mitte je einmal abgebunden ist. Obduktionsdiagnose:
Anaemia gravis e perforatione uteri cum dilaceratione intestini tenuis.

Fall 12. 35 J., verh., drei Spontangeburten, 3 bis 4 monat. Schwangerschaft. Wegen Lungenspitzenkatarrhes wurde vom Hausarzt in einer Privatanstalt die Unterbrechung der Schwangerschaft vorgenommen. Dilatation
der Cervix mit Hegarstiften in Narkose bis Nr. 20 ohne weitere vorbereitende
Maßnahmen. Die Dilatation soll leicht vor sich gegangen sein. Sodann
wurde eine Abortzange eingeführt, wobei sofort Netz gefaßt wurde, das als
solches erkannt und reponiert wurde. Tamponade. Der von dem Hausarzt
sofort zum Konsilium gerufene Gynäkologe erhob folgenden Befund: Uterusfundus über der Symphyse. Nach Entfernung des Streifens findet man den
Cc. für einen Finger offen. Rechts in der Cervix eine für einen Finger
durchgängige Perforationslücke. Keine Blutung. Gutes Aussehen der Pat.
Sofortige Laparotomie: Rechts am Uterus finden sich 2 Perforationen. Netz
verletzt. Darm an einer Stelle blutig suffundiert. Nach Übernähen am Darm
Totalexstirpation des Uterus mit Belassung der Adnexe. Drainage der Vagina.
Heilung. Das von Prof. THALER der Klinik freundlichst überlassene Präparat
zeigt folgenden Befund: Perforierter, 4 Monate gravider Uterus mit einer
für den Daumen passierbaren Öffnung in der Zervixwand. Die untere
Zirkumferenz der Öffnung sitzt zirka 1 cm oberhalb des äußeren Muttermundes.

Fall 13. 19 J. alt, ledig, I. grav., aufgenommen am 4. 5. 19...Letzte
Periode am 23. 1., nur von eintägiger Dauer. Seither Üblichkeiten. Pat. wußte,
daß sie schwanger sei. Am 1. 5. nach einem Sturz eine Blutung mit starken
Schmerzen im Bauch. Am 2. ging beim Stuhlgang „etwas Größeres" ab,
das in eine Haut eingewickelt zu sein schien. Seither haben sich die Schmerzen
im Bauch vermehrt, seit gestern besteht Erbrechen. Seit vorgestern keine
Winde, gestern Stuhl auf Einlauf. Stat. praes.: Atmung frequent, Zyanose
Puls 112, Temp. 37,6⁰. Singultus, Erbrechen, starke Schmerzen im Bauch,
Zunge trocken. Abdomen meteoristisch aufgetrieben, sehr stark gespannt
und sehr druckschmerzhaft. Die Auftreibung hauptsächlich im Mesogastrium.
Bei Lagewechsel kann flüssiges Exsudat nachgewiesen werden. In der Vagina
keine Verletzungen. Cc. durchgängig. Im Uterus — hoch oben — ein Plazenta-
rest. Der Uterus ist nicht gut herauszutasten, die Umgebung des Uterus
überall stark gespannt. 4. Laparotomie nach Morphinvorbereitung in
Lokalanästhesie. Bei der Inzision entleert sich massenhaft Eiter aus der Tiefe
des Beckens und weniger aus beiden Flanken. Die Därme gebläht. Drainage
beider Flanken durch je ein Rohr. Der Uterus wird abgetastet und dabei an
der Vorderfläche eine Dehiszenz gefunden, die vielleicht einer Perforationsöffnung entspricht. Anlegung von 2 Ileumfisteln. 5. Puls schlecht, Darmparalyse, Exitus 6 Uhr nachm. Auszug aus dem gerichtlichen Obduktionsbefund: In der Bauchhöhle wenig flüssiger Eiter, doch reichlich
eitrig faserstoffiges Exsudat, durch welches die Baucheingeweide untereinander und mit der vorderen Rumpfwand verklebt sind. Das große Netz
stark verdickt, lebhaft gerötet und mit den Beckenorganen durch Exsudat
innig verklebt. Von den 4 Gummiröhrchen, welche aus der Bauchwunde
vorragen, führen drei in die Bauchhöhle zwischen die Bauchorgane hinein,

das vierte ist in die Lichtung einer in die Bauchwunde eingenähten Dünndarmschlinge eingenäht. Die eingenähten Darmschlingen liegen 17 cm
oberhalb der Ileocoecalklappe. Gebärmutter faustgroß, sehr matsch, mit ihren
Anhängen und mit dem Mastdarm durch ziemlich reichliche Massen eitrig
faserstoffigen Exsudates bedeckt. An der Vorderfläche der Gebärmutter
nahe dem Grund liegt eine nahezu quergestellte, 11 mm lange, im äußeren Teil
auf 3 mm klaffende Lücke, in deren Umgebung das Gewebe schmutzigrot
gefärbt ist und etwas einsinkt. Von der Lücke aus führt in der Richtung
nach der Mittelebene ein Wundkanal in die Gebärmutterhöhle hinein und
mündet innen mit einer queren, etwas kleineren Lücke. Gebärmutterwand
auch auf dem Durchschnitt auffallend gelockert, weich, schmutzigrot, die
Körperhöhle der Gebärmutter erweitert, an derselben haften vorne und
rechts mißfärbige weiche Reste der Nachgeburt, desgleichen links an der
Hinterwand. Im übrigen ist die Innenauskleidung glatt und gerötet. Der
Halskanal ist im oberen Teil erweitert, das Gewebe im oberen Teil der Mittelebene flachgrubig eingesunken, dabei zerfließend weich, mißfärbig, schwarz-
rot. Muskelsubstanz blaß, stark durchfeuchtet. In der Vorderwand des
Körpers, innerhalb derselben eine haselnußgroße, mit Eiter gefüllte Höhle,
welche bis nahe an die oberflächlichen Muskelschichten reicht. Beide Eileiter, der linke stärker als der rechte, geschwollen, enthalten dicken rahmigen
Eiter. Eierstöcke mit dickem Exsudat beschlagen, im linken ein bohnengroßer
Körper. In den Eileiterecken sind die Saugadern mit Eiter angefüllt.
Knöchernes Becken verengt, mißt im geraden Durchmesser des Einganges
8 cm. Obduktionsdiagnose: Peritonitis acuta purulenta ex perforatione
uteri gravidi. Abortus criminalis.

Fall 14. 20 J. alt, ledig, I. grav., aufgenommen am 3. 12. 19... Letzte
regelmäßige Periode vom 14. bis 17. Juli. Am 20.11. brennende und schneidende
Schmerzen und Blutungen. Seither blutet Pat. mit kurzen Unterbrechungen
stark. 3. 12. Starke Wehen, Muttermund leicht geöffnet, geringe Blutung.
4. Temp.-Steigerung bis 39,5°, starke krampfartige Schmerzen im Unterbauch. Muttermund gut für einen Finger durchgängig. In der Scheide tastet
man einen Fuß, beim Versuch der Extraktion reißt der Fuß ab. ½7 Uhr p. m.
mit Rücksicht auf die lange Wehentätigkeit und die Temp. von 39° wird in
Narkose die Cervix dilatiert, wobei sich erst beim Einführen des Stiftes
Nr. 19 ein größerer Widerstand bemerkbar macht. Ein Nachlassen des
Widerstandes nach Entrieren mit dem Stifte wird nicht festgestellt. Beim
Versuch, mit der Schulzezange die Extremität herauszuholen, wird im Muttermund ein Netzstück sichtbar. Es wird mit der Sonde vorsichtig nachgetastet,
wobei die Sonde in die freie Bauchhöhle kommt. Es scheint eine Perforation
in der Höhe des inneren Muttermundes, und zwar mehr nach rechts hin zu
bestehen. Laparotomie: In der Bauchhöhle einige Kubikzentimeter blutig-
seröser Flüssigkeit. Etwas oberhalb der Plica-vesicouterina, rechts von der
Mittellinie, ein spaltförmiger Defekt von 1 cm Breite, aus welchem etwas
blutige Flüssigkeit sickert. Das Netz zunächst der Perforationsöffnung
liegend, aber nicht abgerissen. Da übelriechender Uterusinhalt in die Bauchhöhle gekommen ist, wird die typische Totalexstirpation des Uterus mit
Belassung beider Adnexe durchgeführt. Nach reaktionslosem Heilungsverlauf wird Pat. am 19. entlassen.

Fall 15. 32 J. alt, verh., II. grav., aufgenommen an 19. 11. 19.. Eine
Geburt vor 4 J., Kind lebt. Letzte regelmäßige Periode anfangs Sept. Vor

4 Jahren das erstemal Nachtschweiße, Husten, Stechen zwischen den Schultern. Seit anfangs Dez. wieder dieselben Beschwerden. Da von einem Internisten ein Floridwerden des alten Spitzenprozesses festgestellt wurde, wird von dem Arzt der Pat. in der Wohnung derselben am 19. 11., 11 Uhr vorm. die Einleitung des Abortus vorgenommen. Uterus anteflektiert, Sondenlänge von 10 cm Länge. Es wurde mit Hegar, und zwar mit ganzen Nummern angeblich ohne Schwierigkeiten dilatiert. Beim ersten Eingehen mit einer gebogenen Abortuszange wurde ein Stück Placenta entfernt. Beim nächsten Eingehen kam ein Gebilde zum Vorschein, das sofort als Appendix epiploica erkannt wurde. Tamponade der Vagina, Einlieferung in die Klinik um 1 Uhr nachm. Stat. praes.: Anämische Pat. Bauch etwas gespannt, oberhalb der Symphyse eine anscheinend vom vergrößerten Uterus herrührende Resistenz, keine Flankendämpfung, kein Meteorismus. Temp. 36,9°, Puls 100, Cervix für den Finger nicht durchgängig, Muttermund nur etwas klaffend. Uterus faustgroß, weich, in Mittellage. Laparotomie in Lumbalanästhesie (mit Rücksicht auf den Spitzenprozeß): In den unteren Partien der Bauchhöhle ziemlich viel flüssiges und geronnenes Blut. In einem hinter dem Uterus gelegenen Blutkuchen ein 7 cm langer Foetus. An der Hinterwand des Uterus rechts eine von der Umschlagstelle des Peritoneums bis in die Mitte reichende Perforationsöffnung, die fast für 2 Finger durchgängig ist, Ränder fetzig eingerissen. Das Peritoneum in der Umgebung, besonders im Gebiete der lockeren Anheftung, blutunterlaufen. Aus dem Loch hängt Plazentargewebe heraus. Die Revision des Darmes zeigt ungefähr in der Mitte der Flexur einen oberflächlichen Defekt. Es fehlt hier eine Appendix epiploica. Der Darm ist stellenweise blutunterlaufen, aber nirgends eröffnet. Typische Totalexstirpation des Uterus mit Belassung der Adnexe, Drainage durch die Vagina, Übernähung des Darmes. Zunächst bis 28. Wohlbefinden; jetzt wird festgestellt, daß sich aus der Scheide Urin entleert, 30. Zystoskopie, Injektion von Indigokarmin. Blase ohne Besonderheiten. Der rechte Ureter zeigt schon einige Minuten nach der Injektion eine deutliche Funktion mit tadelloser Farbstoffausscheidung, die linke Ureteröffnung zeigt ebenfalls rhythmische Einziehungen und Öffnungen, doch nur eine minimale Farbstoffausscheidung. Es scheint sich um eine Ureterwandfistel mit größerem Wanddefekt zu handeln. Präparat: Dem 2. Lum.-Monat entsprechend vergrößerter Uterus mit weichem Corpus. In der Höhe des inneren Muttermundes an der Hinterwand rechts eine fünfkronenstückgroße, stark zerwühlte Perforationsöffnung, daneben ein 8 cm langer Foetus und kleine Plazentastücke.

Fall 16. 34 J. alt, verh., VI. grav., aufgenommen am 12. 12. 19... Als Kind und später immer gesund. Letzte Schwangerschaft endete mit der Spontangeburt eines angeblich 4½ kg schweren Kindes. Vor diesem Partus waren 4 Abortus. Letzte Periode am 10. 10. Am 8. 12. bekam Pat. Fieber, dann eine starke Blutung. Eine Frucht oder Stücke seien nicht abgegangen. Am 9. war die Blutung gering. Am 10. starke Kopfschmerzen, geringe Blutung, Fieber bis 39,8. Der herbeigerufene Arzt verordnete Pulver. Seither immer hohes Fieber, Kopfschmerzen, geringe Blutung. Der Arzt wollte Pat. wiederholt ins Spital schicken, Pat. weigerte sich aber und bat den Arzt, daß er sie zu Hause auskratze. Der Arzt habe abgewartet, bis Pat. fieberfrei war und nahm heute abds. (12.) um 9 Uhr das Kürettement vor. Als der Arzt am Schluß des Kürettements eine kalte Spülung vornahm, habe Pat. äußerst heftige Schmerzen im Bauch verspürt, worauf er die Frau wegen Verdachtes auf Perforation ins Spital bringen ließ. Bei der Aufnahme keine Schmerzen. Stat. praes.: Temp. 36, Puls 100, regelmäßig, gut gespannt. Zunge leicht belegt, feucht, Abdomen weich, ohne Druckempfindlichkeit. Gyn. Befund: Geringe Blutung, Uterus in retroversio-flexio, vergrößert, weich, Muttermund für die Fingerkuppe einlegbar. Adnexe und Parametrien frei. 12. 12. Kein Erbrechen oder Singultus, keine Defence. Bauch schmerzlos und eindrückbar. Puls 110, Temp. normal. Abgang von Winden. Pat. sehr aufgeregt. 14. Wegen starker Schmerzen Eisbeutel. 10 Uhr vorm. Puls 120, Temp. 39,8° rektal. Abdomen druckempfindlich, besonders links. 4 Uhr nachm. Zunge trocken, Puls 120, Temp. 39,6°. Nachts flüssiger Stuhl. 15. Unruhige Nacht trotz Veronal. Temp. 39,2°, Puls zwischen 90 und 120. 16. Schmerzen in der rechten unteren Extremität. Zunge trocken, belegt, Puls 140 klein, Bauch gespannt, insbesondere rechts. Kampfer. 17. Blutagarplatte negativ, morgens Bewußtseinsstörung, ½9 Uhr Exitus letalis. Auszug aus dem gerichtlichen Obduktionsbefund: Gebärmutter 8½ cm lang, 6½ cm breit und 3 cm dick. Die Oberfläche ist an der Rückseite ebenso wie die Oberfläche der übrigen Eingeweide des Beckens von einer zusammenhängenden, leicht abziehbaren Faserstoffhaut bedeckt. In der Höhle des Gebärmutterkörpers findet sich rechts vorne eine fünfkronenstückgroße, flach pilzförmige, wulstige, speckig belegte Stelle. Auch die übrige, größtenteils glatte, der Schleimhaut entblößte Innenfläche mit einem graugelben Häutchen bedeckt. Knapp oberhalb des inneren Muttermundes öffnet sich rechts vorne mit erbsengroßer Lücke ein Gang, der an der Vorderseite der Gebärmutter, etwas über 1 cm weiter oben, knapp am Ansatz des breiten Mutterbandes mit einer dreieckigen Lücke von fast 1 cm Seitenlänge mündet. Obduktionsdiagnose: Peritonitis purulenta diffusa, Endometritis, perforatio corporis uteri.

Fall 17. 23 J. alt, ledig, erste Schwangerschaft, aufgenommen am 30. 6. 19... Seit 6 Wochen Stechen zwischen den Schulterblättern, Husten, wenig Auswurf, starke Nachtschweiße, abends Temp.-Steigerung bis 39°. Oft Erbrechen, in den letzten Wochen 6 kg Gewichtsabnahme. Letzte regelmäßige Periode 28. 4. bis 3. 5. Lungenbefund: Schallverkürzung und rauhes Atmen über der linken Lungenspitze mit Verdacht auf floriden Prozeß. Anämie, Nachtschweiße, Fieber, 46 kg Gewicht. Röntgenologisch nachgewiesenes Ulcus ventriculi. Uterus in anteversio-flexio, einer 2 monatlichen Grav. entsprechend vergrößert, Hegar positiv, Cc. geschlossen. 30. 6. Einleitung des Abortus, Hegardilatation bis 9. Sondenlänge des Uterus 10½ cm. Einführung eines Streifens, keine Blutung. 1. 7. Temp. 38,2°, Krämpfe. Entfernung des Streifens, der blutdurchtränkt ist und nicht übel riecht. In Narkose vorsichtige Dilatation. Cervix sehr rigide. Bei 10 muß der Stift mehrmals eingeführt werden. Da der Uterus sehr rigide ist, wird versucht, mit der kleinen Kürette einzudringen. Es werden dabei nur kleine Gewebsstücke herausgebracht. Durch genaue Sondenuntersuchung wird das Vorhandensein einer Uterusperforation festgestellt. Mediane Laparotomie: In der freien Bauchhöhle etwas Blut. Oberhalb des inneren Muttermundes findet sich an der hinteren Wand des Uterus eine etwa 2 cm lange, querverlaufende Perforation. Das Peritoneum an der Hinterwand des Uterus etwas abgeschabt. Oberflächliche Substanzverluste und Suffusionen an der Oberfläche des Rectum, welche einer weiteren Versorgung nicht bedürfen. Auch am unteren Teil des Ileum finden sich Suffusionen. Totalexstirpation des Uterus mit Belassung beider Adnexe. Peritonealisierung des Defektes,

Scheidendrainage. Afebriler Verlauf. 17. 7. Geheilt entlassen. Präparat:
Gravider, faustgroßer Uterus mit Perforationsöffnung, die etwa einen kleinen
Finger passieren läßt, und die rund 4 cm oberhalb des inneren Muttermundes
liegt. Uterus über 11 cm lang, 4 cm dick, 8 cm breit.

Fall 18. 28 J. alt, verh., aufgenommen am 16. 12. 19… Stets gesund
gewesene Frau. Erster Partus 1913 spontan, Kind lebt, zweiter Partus 1919
Zwillinge, beide leben. Letzte Periode am 4. 9. Am 12.12.Wehen, am 13. angeblich
Erbrechen und geringe Blutung. Heute vorm. dilatierte ein herbeigeholter
Arzt den Muttermund in der Wohnung der Pat. und förderte mit der Schulze-
zange einen Foetus zutage. Nach mehrmaligem Eingehen mit dem Instrument
mußte der Eingriff infolge großer Schmerzhaftigkeit unterbrochen werden,
worauf Pat. an die Klinik gebracht wurde. Stat. praes.: Blasse, unruhige
Frau. Puls 120, Abdomen stark gespannt, druckempfindlich, besonders rechts
vom Nabel. Kein Aufstoßen, kein Erbrechen. Nach der Entfernung des
Streifens aus der Vagina leichte Blutung. Cc. geschlossen, Uterus einer
Gravidität von 3 Monaten entsprechend vergrößert. Temp. 37,3°, Brief des
Arztes: Gestern erschien bei mir die persönlich bekannte Hebamme R. mit
der Bitte, ich möge bei einem Abortus intervenieren. Da nach Angabe der
Hebamme nur geringe Blutungen bestanden und ich erst nach Einbruch der
Dunkelheit hätte intervenieren können, so verschob ich den Eingriff auf
heute ½11 Uhr vorm. Ich fand einen leichten Abgang von bräunlich ver-
färbtem Blut, ließ die Frau auf den Tisch legen und begann mit Stift 9, der
sich ohne Mühe einführen ließ, bis 16 zu dilatieren. Hierauf entfernte ich
mit der Abortuszange Teile der Placenta und Teile einer 3monatigen
Frucht (einen Arm, ein Bein, Anteile des Brustkorbes). Als ich aber weiter
mit dem Instrument ohne jede Gewaltanwendung nach Kindesteilen suchte,
zog ich plötzlich einen Teil herunter, der deutlich einen Bauchfellüberzug
aufwies (Darm?). Zur Entfernung der Plazentateile hatte ich vorher nur
einmal, auch ohne jede Gewaltanwendung, die größte stumpfe Kürette angewendet. Nun sprach ich der Pat. gegenüber meinen Verdacht aus, daß sie
sich etwas getan hätte. Zunächst sagte sie, sie hätte einen schweren Gegenstand gehoben, dann aber gab sie zu, daß sie sich selbst am Sonntag abends
einen halbsteifen Katheter, der mir auf Verlangen auch vorgewiesen wurde,
eingeführt und seit Montag öfter erbrochen habe. Ich brach die Operation
sofort ab und wies die Pat. an die Klinik. Mit Rücksicht auf diese Angaben
und den Befund sofort Laparotomie am 16. 12., 6 Uhr abds.: Im rechten
Funduseck des faustgroßen, in leichter Retroversion befindlichen Uterus
sitzt pilzförmig ein apfelgroßes Blutcoagulum, welches an seiner Unterlage
sehr fest haftet, bis auf eine kleine Stelle, wo es abgehoben ist. Hier sieht man
einen Teil der Perforation. Eine ziemliche Menge Blut in der Bauchhöhle.
Mit dem Coagulum sind Netz und Dünndarmschlingen leicht verklebt. An
2 Stellen des Dünndarmes oberflächliche Verletzungen der Serosa und Muscularis. In der Nähe der Ileocoecalklappe eine perforierende Verletzung, aus der
sich Dünndarminhalt entleert. In der Umgebung leichte Verklebungen, keine
fibrinöse Auflagerungen. Totalexstirpation des Uterus unter Zurücklassung
der Adnexen, Versorgung der oberflächlichen Darm- und Mesenterium-
verletzungen. Enteroanastomose Seit zu Seit unter Resektion eines zirka
8 cm langen Dünndarmstückes, Drainage durch die Scheide. Bauchdeckennaht, Kochsalz, Kampfer. Reaktionsloser Heilungsverlauf, Bauchdecken
pp. geheilt, am 1. 1. entlassen. Präparat: Uterus 15 cm lang, mit weiter
Perforation am Fundus. Daselbst ein taubeneigroßes Coagulum. Anbei ein

6 cm langes Dünndarmstück, das ein Loch vom 2 cm Durchmesser zeigt. Mikroskopischer Befund: Das Hämatom enthält neben frischen Blutpartien auch vollkommen zersetztes Blut. Einzelne Chorionzotten sind hämorrhagisch infarziert, andere vollkommen normal. Auch findet man Fibrinniederschläge an verschiedenen Stellen.

Fall 19. 39 J. alt, verh., IV. grav., aufgenommen am 11. 4. 19... Seit 3 J. lungenleidend. Stechen zwischen den Schulterblättern, Husten, viel Auswurf. Appetit gut, keine Abmagerung. 3 Schwangerschaften, und zwar alle spontan verlaufen mit lebenden Kindern. Letzte regelmäßige Periode vom 24. bis 27. 12. Pat., die bei der geringsten körperlichen Anstrengung über Atemnot klagt, wird von der Tuberkulosenfürsorgestelle wegen ihres Lungenleidens der Klinik zur Unterbrechung der Schwangerschaft überwiesen. Lungenbefund: Dämpfung über dem rechten Oberlappen, bronchiales Atmen. Nach Hustenstößen Rasseln. Röntgenbefund: Intensive Verschattung des rechten oberen Lungenfeldes mit einer zentralen Aufhellung, darunter herdförmige Schatten, Herz normal, Abdomen ohne Besonderheiten. Stat. gyn.: Uterus in anteversio-flexio, sein Fundus in der Mitte zwischen Nabel und Schoßfuge. Cc. geschlossen, keine Blutung. 14. 4. Nach Dilatation bis Hegar 10 werden 2 Laminariastifte mittlerer Größe eingeführt, ein Streifen in die Vagina. 24 Stunden später werden die Laminariastifte entfernt, hiebei stärkere Blutung. Dilatation des Cc. bis Hegar 18. Da die Frau blutet, wird der Versuch gemacht, ein Füßchen herunterzuholen und die Extraktion der Frucht auszuführen. Das heruntergeholte Füßchen reißt aus. Mit der großen Schultzezange wird versucht, den Steiß, den man tasten kann, zu fassen und die Frucht im zerstückelten Zustand zu entfernen. Bei mehrmaligem Eingehen mit der Schultzezange gelingt es nur, Teile des fötalen Darmes zu entfernen, der ganze Rumpf kann nicht gefaßt werden. Schließlich wird die Frucht bis auf den Kopf extrahiert. Der Versuch, den Schädel zu fassen, mißlingt. Ein Gewebsanteil, der mit der Zange gefaßt und vorzuziehen versucht wird, scheint seiner Konsistenz nach dem Schädel zu entsprechen. Da die Entwicklung nicht gelingt, wird die Cervix gespalten und hierauf nachgetastet. Hiebei ergibt die Untersuchung, daß der Gewebsanteil ein Teil der vorderen Uteruswand ist. Daneben kommt der untersuchende Finger durch eine Lücke der vorderen Wand des Uterus in die Bauchhöhle. Sofortige mediane Laparotomie: Mäßig reichlich Blut in der Bauchhöhle. Die vordere Uteruswand weist eine große, unregelmäßig begrenzte Lücke auf, ein Fetzen der vorderen Wand ist abgelöst und ragt in den inneren Muttermund hinein. Vorne links ist das Blasenperitoneum auf eine kurze Strecke (2 cm) dehiszent. Totalexstirpation des Uterus mit Belassung beider Adnexe. Drainage durch die Scheide. Schädel liegt in der Bauchhöhle, links in der Milzgegend. Kochsalzinfusion, Tropfklysma, Kampfer. Am 4. Tage nach der Operation erster Stuhl, fieberfreier Verlauf. Am 1. Mai wird Pat. geheilt entlassen. Präparat: Ausreißung eines schmalen zungenförmigen Lappens aus der Vorderwand des Uterus, wodurch dieselbe fast gänzlich aufgeklappt erscheint. Ein zerstückelter Foetus, etwa dem Ende des 4. Lumarmonats entsprechend.

Fall 20. 26 J. alt, verh., aufgenommen am 29. 4. 19.. Erste Periode mit 16 Jahren, regelmäßig, 4wöchentl., 3 bis 4 Tage dauernd, 3 normale Geburten. Nach der 3. Geburt stillte Pat. bis 15. 3. 19.. Bis 10. 3. war sie amenorrhoisch. Am 10. 4. blieb die Regel neuerlich aus. Um sie zu provozieren, nahm Pat. ein warmes Bad, worauf sich eine 2tägige Blutung einstellte. Nach Aufhören der Blutung ließ sich Pat. von einem Arzt untersuchen, der eine Gravidität von 5 Wochen feststellte. Wegen neuerlich eintretender Blutungen wurde am 27. von einem Arzt eine Dilatation und Auskratzung ausgeführt. Da Verdacht auf eine Perforation bestand, wurde am 29. von dem Arzt ein Gynäkologe beigezogen, der die Kranke an die Klinik wies. 29. Stat. praes.: Temp. 37,9. Puls 80. Abdomen nicht druckschmerzhaft, nicht aufgetrieben, Zunge feucht, Augen etwas haloniert. Mediane Laparotomie: Uterus von annähernd normaler Größe mit 2 Perforationsöffnungen, eine entsprechend dem inneren Muttermund und eine entsprechend der Mitte des Corpus, beide an der Vorderwand gelegen. Am Uterus Netz und Darm adhärent, jedoch nicht ins Cavum uteri hineingezogen. Lösung der Verwachsungen. Resektion des zerrissenen Netzes. Der vielfach gequetschte und mit der Kürette geschädigte Darm, an dem aber makroskopisch keine Lücke zu sehen ist, wird wegen seines stark infiltrierten schlechten Zustandes in typischer Weise reseziert und eine Seit zu Seit-Anastomose dreischichtig angelegt. Uterus wird total exstirpiert, der rechte Adnex belassen. Drainage durch die Scheide. Anfänglich Erbrechen, vom 3. Tage an Aufnahme flüssiger Kost, gutes Befinden. Am 3. 5. Stuhlgang, Bauchdeckeneiterung. Pat. wird auf eigenen Wunsch mit noch nicht ganz geschlossener Bauchdeckenwunde entlassen. Präparat: Uterus von nahezu normaler Größe, bleistiftdicke Perforation an der Oberfläche des Uterus, und zwar die eine entsprechend dem inneren Muttermund, die 2. entsprechend dem Corpus. Anbei ein 13 cm langes Dünndarmstück mit suffundiertem Peritoneum. Ein über taubeneigroßes durchblutetes Netzstück. Mikroskopischer Befund der Uterusschleimhaut: Dünne Mucosa dem Intervallbeginn entsprechend, nirgends Decidua oder fötale Elemente erkennbar.

Fall 21. 31 J. alt, verh., II. grav., aufgenommen am 2. 7. 19.. Seit der ersten Geburt, die vor 8 Monaten erfolgte, keine Periode. Pat. soll am 21. 7. nachmittags (5 Uhr) wegen plötzlich einsetzender Blutung zu einem Arzte gekommen sein, der eine ca. 3monat. Schwangerschaft feststellte. Da die Frau blutete, wurde die Ausräumung ohne Narkose nach Dilatation bis Hegar 14 gemacht. Nach derselben bildete sich bei zunehmender Anämie über der Symphyse eine Geschwulst, durch welche der Uteruskörper nach links gehoben wurde. Geringe Blutung nach außen. 10 Uhr abends Einlieferung in die Klinik. Sehr anämische Frau mit kleinem, kaum fühlbarem, sehr beschleunigtem Puls. Geringe Blutung nach außen. Nach Entleerung der Blase über der Schoßfuge ein bis zur Nabelhöhe reichender weicher Tumor, durch welchen der vergrößerte weiche Uteruskörper bis unter den linken Rippenbogen hinaufgehoben wird. Keine Üblichkeiten, kein Brechreiz. Der Bauch weich. Vaginalbefund: Cc. für den Finger offen, in der Höhe des inneren Muttermundes kommt man links in das mit Blutgerinseln erfüllte Uteruscavum, rechts durch eine Perforationsöffnung in einen mit Blut gefüllten weiten Raum. Von Darmschlingen nichts zu tasten. Diagnose: Innere Blutung nach Uterusperforation. Laparomotie ½11 Uhr nachts In der freien Bauchhöhle kein Blut. Der überfaustgroße weiche Uterus liegt unter dem Rippenbogen, emporgehoben durch eine dunkelblauschwarze weiche, kindskopfgroße Geschwulst, die sich im Cavum vesico-uterinum befindet und sowohl nach rechts als auch nach links unter dem Peritoneum zwischen den Blättern des Ligamentum latum, das Ligamentum inf.-pelv.

entfaltend bis in die Nierengegend sich erstreckt. Von einer Perforationsöffnung ist vorerst nichts zu sehen. Erst nach Eröffnung der Plica vesico-
uterina und nach Ausräumung der Blutgerinnsel sieht man links eine über
kronenstückgroße Perforationsöffnung. Die Blase von der Cervix vollständig
abgehoben, an ihrer Kuppe und an der Hinterwand stark zerwühlt. Kein
Blasenloch. Anlegung von Klemmen an die Lig. inf.-pelv. und rot. Unterbindung der Uterina. Entfernung der Blutgerinnsel. Es blutet in der Gegend
der Spermatica. Ligatur. Ausräumung der hoch emporreichenden Blut-
klumpen. Kochsalz, Excitancien. Der sehr schlechte Puls bessert sich.
Supravaginale Amputation des Uterus, Tamponade der Höhlen von der
Vagina her, Bedeckung mit Bauchfell. Kochsalzinfusion. Herzmittel.
23. 7. 1. Stuhlgang, Pat. wird ständig unter Herzmitteln gehalten. 29. 7.
Wunde p. p. geheilt. Pat. fiebert aber. Bis 6. ist Pat. durch halbe Tage unter
Fieberhöhe, nachmittags steigt die Temp. stets an. Am 10. entwickelt
sich eine Thrombose am linken Unterschenkel. Am 16. ist Pat. fieberfrei,
das Bein beginnt abzuschwellen. Geheilt entlassen.

Fall 22. 34 J. alt, verh., mehrgeschwängert, aufgenommen am 26. 3. 19..
Die Frau wird in hochgradig anämischem Zustande von einem Arzt an die
Klinik gebracht, der folgendes angibt: Die Frau habe sich im 3. oder 4. Monat
der Schwangerschaft befunden. Am 25. 3. sei er wegen Blutung zu der Frau
gerufen worden, und habe festgestellt, daß der Cc. verstrichen und der Muttermund offen war. Am 26. sei Temp. über 38⁰ aufgetreten, weshalb er sich
zur Ausräumung entschloß. Bei derselben fand er ein Gebilde vor, das er
für mütterlichen Darm hielt. Er habe mit der Kürette dieses Gebilde herausgezogen. Auf diesen Befund hin überführte er die Pat. an die Klinik.
Stat. praes.: Hochgradig anämische Pat., Puls 140, kaum fühlbar,
Schmerzen im Bauch, keine Blutung aus der Scheide. Muttermund vollständig
geschlossen, Scheide leer, Bauch weich. Hierauf wird in der Klinik der
Cc. bis Hegar 18 erweitert. Die digitale Untersuchung durch den dienst-
habenden Assistenten ergibt, daß sich die Frucht zum größten Teil noch im
Uterus befindet. Eine Perforation kann nicht getastet werden. Hierauf
wird der Uterus entleert. Die Frucht dürfte eine Länge von 12 bis 15 cm
gehabt haben. Bei der Ausräumung keine Blutung, 2 cm³ Secale, 6 cm³
Kampfer, Koffein, Kochsalzinfusion. Tamponade des Uterus. Pat. erholt
sich etwas. Die Nacht hindurch ist der Puls fühlbar, setzt aber um 5 Uhr
morgens aus. Trotz Herzmitteln erfolgt um ½8 Uhr morgens der Eintritt
des Todes. Gerichtlicher Obduktionsbefund: Gebärmutter vergrößert,
zeigt am Grunde rechts neben der Mittellinie eine selten große fetzige, in die
Gebärmutterhöhle hineinführende Lücke, neben welcher der Gebärmuttergrund linkerseits eingesunken ist. Halskanal nur wenig erweitert. Der
Anfangsteil des Dickdarms, der sogenannte Blinddarm, ist in seiner äußeren
und inneren Wandung frei aufgerissen und es zeigt sich, daß bei Entfaltung
desselben eine 7 cm lange und 5 cm breite Öffnung in die Darmlichtung
hineingeht. Der Bauchfellüberzug liegt bis faustbreit darüber durch geronnenes Blut abgehoben, schwarzrot gefärbt und an der oberen Grenze
des Loches zum Teil von der Darmmuskelwand abgerissen. Auch hinter
dem Blinddarm ist Blut ausgetreten. Obduktionsdiagnose: Anaemia
universalis gravis. Perforatio uteri, dilateratio intestini coeci.

Fall 23. 32 J. alt, ledig, V. grav., aufgenommen am 8. 6. 19..
3 Geburten am normalen Ende, ein Abortus spontan, afebril. Letzte Periode

vor ungefähr 2 Monaten. Vor 2 Tagen bekam Pat. beim Stehen plötzlich einen Blutsturz. Der herbeigeholte Arzt verordnete Ergotin, worauf die Blutung sich etwas besserte. Da sie aber nicht vollkommen zum Stillstand kam, wollte er am 7. 6. eine Ausräumung machen. Er dilatierte nach seiner Angabe um 4 Uhr nachmittags des 7. mit Hegarstiften, wobei er bei der dicksten Nummer (?) das Gefühl hatte, als ob ein Widerstand plötzlich nachgeben würde. Nach diesem Ereignis wurde die Operation angeblich unterbrochen und mit keinem Instrument mehr eingegangen. Der untersuchende Finger gelangte in eine große Höhle, Frucht wurde keine gefunden, nur Nachgeburtsreste. Einführung eines Streifens in den Cc. Noch am selben Tage wird derselbe entfernt, da Pat. große Schmerzen hat. Um die Mittagszeit des nächsten Tages veranlaßt der Arzt die Aufnahme der Pat. in die Klinik wegen peritonealer Erscheinungen. Stat. praes.: Blasse Frau, blau verfärbte Lippen, Puls 120 bis 140, klein, Augen haloniert, Nase spitz, Zunge trocken. Bauch bretthart gespannt, sehr druckschmerzhaft. Flankendämpfung. Ausgesprochen thorakale Atmung. Gynäk. Befund: Weite Vagina, zapfenförmige Portio, die weich ist, Muttermund spaltförmig, für die Fingerkuppe einlegbar. Cc. geschlossen, Uterus vergrößert, entsprechend einer ca. 1 monatl. Grav. in anteversio-flexio. Im Douglas und kleinen Becken unbestimmte fluktuierende Resistenzen nachweisbar, aus denen die Adnexe nicht herauszutasten sind. Diagnose: Peritonitis universalis. Mediane Laparotomie in Äthernarkose: Nach Eröffnung der Bauchhöhle entweicht stinkendes Gas und stinkende Flüssigkeit aus derselben. Das kleine Becken, die Gegend der Darmbeinschaufeln sind mit dieser Flüssigkeit erfüllt. Das Netz entzündlich geschwollen, mißfärbig. Der Uterus in anteversio-flexio, im Fundus eine fingerkuppengroße Perforation. Eine Ileumschlinge zeigt eine für den Finger durchgängige Öffnung. An dieser Stelle scheint wegen der schlechten Beschaffenheit des Darmes eine Naht aussichtslos, anderseits eine Lagerung der Darmschlinge in das kleine Becken wegen der Kürze des Gekröses unmöglich, Daher typische Resektion von ca. 40 cm Dünndarm, mit dreischichtiger Naht (Seit zu Seit). Auf diese Weise können Darmstücke vereinigt werden, an denen Peritoneum und Darmwand nicht so exquisit geschädigt sind. Drainage des Beckens durch die Vagina, Eingießen von Pregllösung in die Bauchhöhle. Gegen Ende der Operation verfällt die Pat. und stirbt einige Minuten nach Schluß der Bauchhöhle. Gerichtliche Obduktion: Gebärmutter 10 cm lang, 6 cm breit, 4 cm hoch, an der Oberfläche etwas gerötet und vielfach mit Fetzchen von dünnen Exsudatschichten überlagert. Am Gebärmuttergrunde knapp neben der Mitte nach links eine etwa 1 cm im Durchmesser haltende Perforationsöffnung mit nach außen aufgeworfenen unregelmäßig gezackten Rändern, welche auf mehr als $\frac{1}{2}$ cm klaffen. Das operativ entfernte Dünndarmstück ist in seinem Bauchfellüberzug gerötet, mit Exsudathäutchen beschlagen, welche sich leicht abziehen lassen. An einer Stelle 14 cm von dem einen Ende entfernt, findet sich eine mehr dem Gekröseansatz genäherte, den Darm eröffnende Lücke, welche fast den kleinen Finger einlegen läßt. Die Resektionsstelle liegt rund 1½ cm oberhalb der Ileocoecalklappe. Die Nähte sind vollkommen dicht. Obduktionsdiagnose: Peritonitis diffusa, perforatio uteri, Durchquetschung des Dünndarmes bei der Ausräumung.

Fall 24. 43 J. alt, verh., aufgenommen am 28. 4. 19.. Die Pat. wurde anfangs April an eine innere Klinik wegen Verdachtes auf Appendicitis aufgenommen. Sie klagte am 5. über Abgeschlagenheit und Krankheitsgefühl und hatte hohes Fieber. Bei der Aufnahme auf die innere Klinik bestand Temp. von 39⁰, die Frau erbrach und hatte Schmerzen im Unterbauch, ohne daß eine besondere Druckempfindlichkeit der Appendixgegend bestanden hätte. Menstruationsstörungen gab die an einen Arzt verheiratete Frau nicht an. Ein von der Klinik zu Rate gezogener Chirurg konnte sich zur Annahme einer Appendicitis nicht entschließen, da er weniger den Druckschmerz im Rectum, als vielmehr in der Vagina fand. Und in der Tat stellt der daraufhin von den Internisten zum Consilium gerufene Gynäkologe eine entzündliche Erkrankung der Adnexe, vielleicht bei gleichzeitigem Bestande eines Uterus myomatosus fest. Er rät Aufnahme auf eine gynäkologische Klinik, weshalb Pat. am 28. 4. an die Klinik Peham transferiert wird. Stat. praes.: Mittelgroße, grazile Frau mit frequentem Puls (112), Temp. 38,9⁰. Gyn. Befund: Äußeres Genitale o. B. Uterus in anteversioflexio, größer, eleviert, nach vorne gedrängt. Das ganze kleine Becken hinter dem Uterus ist ausgefüllt mit einer plastischen Exsudatmasse. An der Hinterwand der Vagina ist eine grübchenförmige vertiefte Stelle zu spüren, die von einem härteren Infiltrat umgeben ist. (Stelle des drohenden Durchbruches). Beide Parametrien sekundär ergriffen. In den nächsten Tagen Temperaturanstieg, Brechreiz, Schmerzen. Am 5. 5. starke Druckempfindlichkeit des Unterbauches. Rechts vom Uterus, vom Scheidengewölbe tastbar, ein faustgroßer sehr schmerzhafter Adnextumor. Linke Adnexe etwas vergrößert. Dem Mann der Pat. gegenüber wird der Verdacht irgendeines stattgefundenen intrauterinen Eingriffes betont, dessen Möglichkeit aber unbedingt zurückgewiesen wird. 11. Quere Inzision im hinteren Scheidengewölbe. Eröffnung des Peritoneums, digitale Ablösung eines mit dem Uterus eng verbundenen kindskopfgroßen perisalpingitischen Abszesses, der mit der Kornzange stumpf eröffnet und nach Entleerung einer großen Menge stinkenden Eiters drainiert wird. 14. Temp. 41,5⁰, Schüttelfrost. Im kleinen Becken links ein elastischer Tumor, von dem nicht entschieden werden kann, ob er dem infiltrierten Darm oder den linken Adnexen angehört. Deshalb wird vorderhand von der Inzision abgesehen. An der Hinterwand des Abszesses zeigt sich eine breite, senkrecht absteigende Rektumfistel. aus der sich massenhaft breiiger Stuhl entleert. 20. Temp. wechselnd bis 41⁰. Seit heute Nasenflügelatmen. Schmerzen in der linken Brustseite. Intern lobulärpneumonische Herde in beiden Unterlappen, links frischer, rechts älter. Im Sputum kurze Kettenkokken und Kokken in kleinen Haufen. Die Kultur ergibt nebst Staphylokokken auch Pneumokokken. 27. Exitus letalis. Obduktionsbefund: Pyämie, multiple ödematöse Polypen im Corpus uteri und ein zirka haselnußgroßes submuköses Myofibrom ebendaselbst. Das linke Parametrium Sitz einer großen Phlegmone, die sich nach vorne bis hinter die Symphyse fortsetzt und mit dem Lumen des Corpus uteri mittels einer Perforationsöffnung knapp unterhalb des linken Tubenwinkels kommuniziert. Vom rechten Scheidengewölbe (vor 11 Tagen) Eröffnung des Douglasabszesses, der mit der parametranen Phlegmone nicht kommuniziert, aber in das Rectum und an einer Stelle in das Lumen S.-Roman. durchgebrochen ist. Durch Anwachsung des S.-Roman. und des großen Netzes an das Genitale ist die Entwicklung gegen die Bauchhöhle abgeschlossen, die frei von Entzündung ist. Leichte sekundäre Anwachsung der Appendixspitze an die rechten Adnexe. Durch die Adhäsionen sind die Adnexe zum größten Teil verdickt. Pyämische Infarkte im akuten Milztumor. Pyämische Abszesse in beiden Lungen mit frischer fibrinöser Pleuritis.

Fall 25. 28 J. alt, verh. Ein Arzt übernahm am 12. 3. 19.. die Behandlung der Frau und stellte damals eine Infiltration beider Lungenspitzen auf tuberkulöser Grundlage fest. Nach Consilium mit einem zweiten Arzte erweiterte er bei der etwa 3 bis 4 Monate schwangeren Frau den Muttermund und legte ein elastisches Bougie ein. Am 18. nahm er zusammen mit seinem Kollegen die Ausräumung der Gebärmutter vor. Hiebei bediente er sich einer Kornzange. In den nächsten Tagen traten die Erscheinungen eines Darmverschlusses bzw. einer Bauchfellentzündung auf, weshalb Pat. in eine Privatheilanstalt gebracht und von einem Chirurgen operiert wurde (20.). Bei der Operation wurde eine Perforation der Hinterwand der Gebärmutter gefunden. Daselbst waren 2 Darmschlingen verlötet. Verwachsungen wurden gelöst, der Uterus vernäht, der Darm entleert, drei Tage später Tod. Aus dem gerichtlichen Obduktionsbefunde: Mannsfaustgroße Gebärmutter, sehr schlaff. An ihrer Hinterfläche daumenbreit unter dem Fundus etwas oberhalb der Eierstockbänder eine durch mehrere Nähte vernähte längsgestellte schlitzförmige 3 cm lange, nach Durchtrennung der Nähte auf 1 cm klaffende Wunde. In der Gebärmutterhöhle, deren 1 bis 3 cm dicke Wand etwas schlaff ist, stinkende Flüssigkeit. Innen, an der Vorderwand unterhalb des Scheitels, eine fünfkronenstückgroße mißförmige Verdickung mit Resten der Placenta. An der hinteren Wand fingerbreit oberhalb des inneren Muttermundes beginnend, ein 1 cm langer, 3 cm weit klaffender Riß, der in seinem untersten Anteil nur die Muskelschichten betrifft (bis 1 cm tief). Innerer Muttermund an der hinteren Peripherie auffallend dick, deutlich schwielig, linkerseits findet sich eine vom inneren Muttermund bis zur Mitte des Halskanals reichende 1½ cm lange und ebenso breite oberflächliche Auseinanderweichung der Schleimhaut. Gegenüber der Rißstelle der hinteren Gebärmutterwand findet sich am oberen Mastdarmteil gut handbreit oberhalb der tiefsten Stelle des Douglas der Bauchfellüberzug dieses Darmteiles und die Muskulatur an der ganzen Zirkumferenz und zweifingerbreit auseinandergewichen, so daß hier die Darmwand nur von der Schleimhaut gebildet wird. Hier eine linsengroße Lücke, durch welche Kot austritt. Bauchfell allenthalben lebhaft gerötet, namentlich an den Dünndärmen, überall klebrig, in den seitlichen Bauchgegenden und im kleinen Becken stinkende Flüssigkeit in der Menge von ungefähr 100 cm³. Ein Dochtstreifen durch die Hautwunde bis ins kleine Becken reichend. Obduktionsdiagnose: Peritonitis universalis post perforationem uteri, Durchquetschung des Rectum.

Fall 26. 25 J. alt, ledig. Die Frau kam am 2. 9. 19.. in die Wohnung einer Hebamme mit starken Blutungen und bat um Wohnung und Pflege. Die Hebamme, die sie nicht weiter untersuchte, soll sie nur ausgespült und Umschläge gemacht haben. Morgens Blutsturz. Ein herbeigerufener Arzt führt die Blutung auf eine Schwangerschaft zurück, nimmt eine Auskratzung der Gebärmutter vor und tamponiert. Abends hat Pat. Schmerzen. Die Hebamme entfernt den Tampon, spült wieder, hierauf stehen die Blutungen angeblich. Am 4. untersucht der Arzt, der eingegriffen hatte, die Frau, findet keine Verletzungen, ordnet Ausspülung und Umschläge an. Am 6. beruft er einen anderen Arzt, der eine Bauchfellentzündung feststellt. Überführung in eine Anstalt, daselbst am 6. 9 Uhr abends Laparotomie, wobei ein Liter stinkenden Eiters entleert und eine Perforation des Uterus festgestellt wird. 20 Stunden später Exitus. Auszug aus dem gerichtlichen Obduktionsbefund: In der freien Bauchhöhle eine ziemlich große

Menge bräunlich mißfärbigen Eiters. Bauchfell der stark geblähten Darmschlingen und Bauchfell des kleinen Beckens faserstoffig belegt und gerötet. Reichlich Exsudat im kleinen Becken. Die stark geschwollenen Eileiter ebenso wie die Eierstöcke von faserstoffigen Exsudatmassen überzogen. Im rechten Eierstock ein gelber Schwangerschaftskörper. Gebärmutter 8½ cm lang, zwischen den Eileitern 6 cm breit. Nahe der linken Eileiterecke ein quergestelltes 12 mm langes und 8 mm klaffendes Loch mit weichen, unterminierten Rändern. In der Gebärmutterhöhle mißfärbige, stinkende Massen. An der Hinterwand der Gebärmutter findet sich in der Innenfläche etwa in der halben Höhe zwischen Fundus und innerem Muttermund eine linsengroße Öffnung mit fetzigen Rändern, durch welche die Sonde 1½ cm nach oben unter die Gebärmutterschleimhaut dringt. Dieser Kanal endigt blind und kommuniziert nicht mit der oben beschriebenen Lücke. Obduktionsdiagnose: Peritonitis septica.

Fall 27. ? J., ? grav., ledig. Zu dem hochfiebernden Mädchen wurde am 29. 3. 19.. ein Arzt geholt, welchem sie angab, daß sie klumpenweise Blut verloren habe. Der Arzt nahm einen Abortus an und räumte zusammen mit einem anderen Kollegen die Gebärmutter aus, in der er eine Schwangerschaft am Ende des 2. Monats fand. Bei der Ausräumung bedienten sich die Ärzte einer Kürette. Am nächsten Tage war Pat. fieberfrei, am 31. setzten Fieber und heftige Schmerzen ein. Pat. gestand, daß ihr auch eine Hebamme ein Instrument eingeführt habe. Die Ärzte hatten 5- bis 6mal die Kürette geführt, sie ging leicht in die Gebärmutter ein, die schlaff gewesen sein soll. Am 6. 4. starb die Pat. Auszug aus dem gerichtlichen Obduktionsbefund: In der Bauchhöhle zwischen den Eingeweiden verteilt, dicker gelber Eiter. Im kleinen Becken sowie unterhalb des linken Rippenbogens durch miteinander verklebte Därme abgeschlossen, mehrere 100 cm³ stinkende bräunliche Jauche. Die Därme miteinander verklebt, ihr Bauchfell gerötet. Gebärmutter 9½ cm lang, schlaff, nach hinten zu umgekippt, zeigt an ihrer hinteren, mit eitrigen, jauchig faserstoffigen Massen bedeckten Fläche fingerbreit unter dem rechten Eileiteransatz eine dreieckig zackig begrenzte, 1 cm weit klaffende Lücke mit 1½ cm langen Seiten. Durch diese Lücke gelangt man durch einen 2 bis 3 cm langen, für einen Finger passierbaren Kanal in die Gebärmutterhöhle. Diese ist etwas erweitert, an ihrer Hinterfläche eine bis zum Scheitel hinaufragende, guldenstückgroße, ½ cm weit vorspringende wulstige mißfarbige Stelle, an deren unterem Rand der Kanal beginnt. Wandmuskulatur 12 mm dick, im Halskanal 10 mm dick. Linker Eierstock von Jauche umspült, mit einem Schwangerschaftskörper, Eileiter geschwollen, enthalten eitrige Flüssigkeit. Obduktionsdiagnose: Peritonitis post abortum, perforatio uteri mit Kürette.

Fall 28. 35 J. alt, mehrgeschwängert, wurde sterbend in ein Spital gebracht, ohne daß Angaben von der Pat. zu erhalten gewesen wären. Die pathologisch-anatomische Sektion ergab eine Perforation der Gebärmutter, weshalb der Fall dem gerichtlich-medizinischen Institute abgetreten wurde. Auszug aus dem gerichtlichen Obduktionsbefund: In der Bauchhöhle reichlich trübe Flüssigkeit, Bauchfell schmutziggrün, zeigt zwischen den Dünndarmschlingen Eiterflocken und faserstoffige Auflagerungen. Bauchfell fleckig gerötet und matt. Gebärmutter 9½ cm lang, im Grunde 1 cm dick. Im linken Gebärmutterhorn, knapp am Abgang des Eileiters, eine annähernd kronenstückgroße, aus der Gebärmutterhöhle in das Cavum peritonei führende Lücke, deren Ränder ebenso wie das angrenzende Bauchfell von dicken gelben festhaftenden Häuten überzogen sind. Innenwand des Uterus höckerig, mit dicken, gelblichen, festhaftenden Auflagerungen versehen, die bis zum äußeren Muttermunde reichen. In den Lymphspalten der Mutterbänder gelber Eiter. Eileiter geschwollen, zum Teil mit der Umgebung verwachsen. In ihrer Lichtung dicker gelber Eiter. Obduktionsdiagnose: Peritonitis purulenta post perforationem uteri. Fruchtabtreibung.

Fall 29. 31 J. alt, verh. Ein Arzt, der bei einem Freunde übernachtete, wurde zu dessen Wohnungsgeberin gerufen und fand die Frau mit kleinem Puls und blassem Gesicht vor. (?) Eine Untersuchung lehnte sie ab. 2 Tage vorher soll die Frau sich unwohl gefühlt und Erscheinungen von Depression geboten haben. Dieser Arzt verständigte einen zweiten Kollegen, der sie in kollapsähnlichem Zustande mit benommenem Sensorium und fadenförmigem Puls auffand. Die Atmung war unregelmäßig, die Frau erbrach wiederholt, aus dem Genitale rann etwas Blut. Die innere Untersuchung ergab einen leicht vergrößerten Uterus. Wegen der wiederholt aussetzenden Atmung machten die Ärzte künstliche Atmung durch 4 Stunden. Die Frau starb noch am selben Tage um 3 Uhr nachmittags. Auszug aus dem gerichtlichen Obduktionsbefund: In der Bauchhöhle 1½ l Blut. Gebärmutter ungefähr mannsfaustgroß, starr, kugelig, an ihrer Hinterfläche, rechts von der Mittellinie, 4 cm unterhalb der Höhe der Eierstockbänder eine quere, 2 cm lange, zackig begrenzte Zusammentrennung des Bauchfells; von hier gelangt man durch einen für den kleinen Finger fast durchgängigen Kanal in die Gebärmutterhöhle. Gegenüber dieser Lücke der Gebärmutter findet sich im Bauchfell des Beckeneinganges an der hinteren rechten Peripherie eine quere, bis in das Gekröse der S-Schlinge reichende, 12 cm lange, bis 4 cm klaffende Zusammenhangstrennung des Peritoneums, um welche herum das Zellgewebe unter dem Bauchfell blutig unterlaufen ist. Am Grunde dieser Trennung liegt die Arterie und Vena iliaca communis bloß. Die Gefäße sind teilweise von ihrer Unterlage abgehoben. Unter ihnen ein einen kleinen Finger fassender Kanal, der nach aufwärts zieht, gebildet. Derselbe ist von blutig unterlaufenem Zellgewebe begrenzt. An der Hinterwand der Vena iliaca communis eine fetzig begrenzte zehnhellerstückgroße Lücke. Gebärmutter 13 cm lang, an ihrer Innenfläche haften Deziduafetzen. Die Plazentarinsertionsstelle an der Vorderseite gegen das rechte Horn zu. Obduktionsdiagnose: Innere Verblutung und Luftembolie (künstliche Atmung?) nach Uterusperforation bei Auskratzung oder Ausräumung der schwangeren Gebärmutter (Grav. M. III.).

Fall 30. 31 J. alt, verh. Die Frau klagte seit 24. 2. über Blutungen. Am 10. 3. wurde ein Arzt gerufen, der nach der Untersuchung erklärte, eine Auskratzung vornehmen zu müssen. Am 11. nahm der Arzt die Operation vor. Er operierte ¼ Stunde mit der Zange und konnte nur Blut entfernen. Die Frau hatte große Schmerzen und auf ihre Frage, was der Arzt jetzt herausgezogen habe, antwortete dieser: „Gedärme". Der Arzt gab den Rat, die Frau sofort in ein Spital zu überführen. Die Spitalsärzte gaben an, daß der betreffende Arzt von einer Verletzung des Darmes nichts erwähnt habe, sonst wäre sofort eine Operation gemacht worden. Auszug aus dem gerichtlichen Obduktionsbefund: Das Bauchfell selbst ist allenthalben sehr lebhaft gerötet, klebrig und an den Dünndarmschlingen mit eitrigen Faserstofflamellen bedeckt. Die Dünndärme und sind miteinander mit den eingeführten Gazestreifen verklebt. Ungefähr der Mitte des Dünndarmes entsprechend, zirka 170 cm oberhalb der Blinddarmklappe findet sich eine zirkuläre Darmnaht, die noch 2½ cm weiter in das Gekröse hineinreicht. Derselben entsprechend tastet man in der Darmlichtung einen kugeligen kirschengroßen Körper, welcher sich als ein lege artis eingenähter Murphyknopf erweist. Gebärmutter 10 cm lang, an der Eileiteransatzstelle 5½ cm breit. Innen von der Einmündungsstelle des rechten Eileiters findet sich eine mit faserstoffigem Exsudat bedeckte Stelle, wo 2 in der Entfernung von ½ cm Länge angelegte Nähte liegen. Nach Durchtrennung derselben zeigt sich eine quere, 12 mm lange, schlitzförmige, ziemlich scharfrandige Zusammenhangstrennung des Bauchfellüberzuges und ein Kanal in der Gebärmutterhöhle. Der Kanal ist ungefähr 1½ cm lang, hat annähernd schlitzförmigen Querschnitt, welcher eine Länge von 10 mm besitzt und wird von ziemlich fester Muskulatur begrenzt. Der untere Rand dieser Stelle liegt 1 cm unter dem oberen Rand der Gebärmutterhöhle. Der Halskanal enthält eine schleimig-eitrige, dickliche Flüssigkeit, er ist ziemlich weit, so daß sein innerer Umfang 4 cm beträgt. Auch der äußere Muttermund besitzt diese Weite. Die Wand des Halskanals ist 1 cm dick. Obduktionsdiagnose: Perforation des Uterus nach Abortus im ersten Monat. Dünndarmquetschungen, Laparotomie, Darmresektion, Peritonitis acuta purulenta.

Fall 31. 30 J. alt, verh., mehrgeschwängert. Die Frau wurde am 18. 12. 19.. in eine Spitalsabteilung gebracht, wo sie angab, daß ihr vor mehreren Wochen von einem ihr unbekannten Mann ein weiblicher Glaskatheter in die Geschlechtswege eingeführt wurde, angeblich um ihre Bauchschmerzen zu bessern. Der Gatte der Verstorbenen gab an, daß seine Frau im Spätherbst über Schmerzen im Bauch klagte, weshalb er eine Hebamme fragte, die meinte, daß seine Frau schwanger sei. Ein befragter Arzt sagte, er könne nicht helfen. Zu Allerheiligen besprach sie sich mit einem ihr unbekannten Mann, der zu helfen versprach. Dieser Agent soll 3- bis 4mal bei seiner Frau gewesen sein. Im Spital, wohin die Frau auf Veranlassung des Arztes gebracht wurde — der Arzt fand Fieber und eine beginnende Blinddarmentzündung — stellte man einen kindskopfgroßen Uterus fest, in dem sich ein weiblicher Glaskatheter mit Kautschukschlauch zirka 12 cm tief steckend fand. Im Katheter Eiter, stinkender Ausfluß aus dem Uterus, dessen Halskanal nicht für den Finger durchgängig war. Operation: Laparotomie, Drainage. Exitus am 31. Auszug aus dem gerichtlichen Obduktionsbefund: Bauch aufgetrieben, gespannt, zeigt drei Operationswunden, eine mediane zwischen Nabel und Symphyse, drainiert, eine zweite oberhalb des vorderen Teiles des Darmbeinkammes, drainiert, die dritte in der Mitte zwischen linken Rippenbogen und vorderem oberen Darmbeinstachel, ebenfalls drainiert. Aus dem weiten Scheideneingang ragt ein dickes Drainrohr heraus. Die erwähnten Gazestreifen sind in die Bauchhöhle eingeführt und ziehen bis ins kleine Becken hinab. Das Drainrohr der mittleren Wunde führt durch eine im hinteren Scheidengewölbe liegende Lücke in die Scheide hinab und entspricht dem im Scheideneingang liegenden Drain. Die Baucheingeweide sind z. T. untereinander durch faserstoffeitrige Membranen verklebt und ist dazwischen hie und da dicker, gelber Eiter angesammelt. Das Bauchfell ist überall streifig gerötet und klebrig. Die tiefen Schichten der Bauchwand in nächster Umgebung der mittleren Bauchschnittwunde eitrig infiltriert und mißfärbig. Der Uterus nach vorn umgeknickt,

bis 9 cm lang, wovon 2½ cm auf den Halskanal kommen. An der hinteren
Fläche des Körpers findet sich an einer Stelle, wo die unteren Dünndarmschlingen besonders ankleben, eine zackig begrenzte, halblinsengroße
Öffnung mit schiefergrauen Rändern, durch welche man in die Höhle
der Gebärmutter gelangt. Die Wand des Gebärmutterkörpers ist starr,
1½ cm dick, weiß, rötlich. In der Höhle des Gebärmutterkörpers findet
sich etwas faserstoffeitriges Exsudat, welches insbesonders an der hinteren
Wand reichlich ist und hier an einer fast guldengroßen wulstigen Stelle
fester haftet. Sonst ist die Innenfläche des Gebärmutterkörpers glatt,
dunkelrot. Am unteren Rand der wulstigen Stelle, 2 cm ober dem inneren
Muttermund, liegt in der Mittellinie eine hanfkorngroße runde Lücke, durch
welche man in der Richtung nach hinten oben zu einem 2 cm langen Kanal
gelangt, der durch die an der hinteren Seite der Gebärmutterwand liegende
Öffnung in die Bauchhöhle führt. Der Durchmesser des Kanals beträgt
2 bis 3 mm. Er wird von lebhaft geröteter Muskulatur begrenzt. Die Halskanalwand ist 1 cm dick, seine Schleimhaut ist dunkelrot, der äußere Muttermund stellt einen dreistrahligen klaffenden Spalt dar, der innere Umfang
des Halskanals beträgt 2½ cm, der des äußeren Muttermundes fast 4 cm.
Die Mutterscheide ist weit, schlaffwandig, Schleimhaut blaugrau gerunzelt,
am Eingang sind lappige Reste einer Scheidenklappe vorhanden. Die Eileiter
geschwollen, dunkelrot, mit den Eierstöcken durch faserstoffeitrige Membranen verklebt; sie enthalten dicken gelben Eiter. Eierstöcke klein,
gekerbt. Am äußeren Pol des rechten Eierstockes findet sich ein erbsengroßer
ockergelber Schwangerschaftskörper. Gegenüber der Lücke in der hinteren
Wand der Gebärmutter, welche 4 cm unter dem Gebärmutterscheitel liegt,
findet sich im Gekröse der S-Schlinge eine zackig begrenzte, von lebhaft
gerötetem, zottigem Gewebe bedeckte wie zerwühlte Stelle, an welche sich
eine etwa kronenstückgroße, wie zerwühlte Stelle der vorderen Wand
der S-Schlinge anschließt. Diese zerwühlte und mißfarbige Stelle reicht bis
an die Schleimhaut des Darmes, welche hier in undeutlicher Begrenzung
rötlichviolett verfärbt ist; sonst ist die Schleimhaut in der Umgebung blaß.
Obduktionsdiagnose: Peritonitis e perforatione uteri gravidi durch
weiblichen Glaskatheter.

Fall 32. 28 J. alt, verh., mehrgeschwängert. Nach den gepflogenen
Erhebungen erschien die Frau am 5. 7. 19.. bei einer Hebamme. Diese
stellte eine Schwangerschaft fest. Die Frau klagte sehr darüber, daß sie
wieder Mutter werden müßte. Am 8. sollen sich Blutungen aus den Ge-
schlechtswegen eingestellt haben. Am 10., 4 Uhr morgens, wurde eine andere
Hebamme gerufen, welche die Frau nicht untersuchte. Sie wartete, bis ein
Arzt erschien, der die Überführung der Pat. in ein Krankenhaus verfügte.
30 Stunden später starb die Frau im Spital unter Umständen, die auf eine
Phosphorvergiftung und einen Abortus den Ärzten verdächtig erschienen.
Eine Operation war im Spital nicht vorgenommen worden. Auszug aus
dem gerichtlichen Obduktionsbefund: Ikterus der Haut- und
Schleimhäute. Im kleinen Becken und beiden Flanken dickliche, schmutzigbraune Flüssigkeit und schmierige, bräunliche Exsudatmassen, die auf der
Oberfläche der Bauchorgane auflagern und sich von diesen leicht abziehen
lassen. Die Dünndarmschlingen sind mit geringen Schichten solchen Exsudates belegt. Gebärmutter vergrößert, 11 cm lang, am Grund 8 cm breit,
antevertiert, von schmutzigbraunroter Farbe. An ihrer Hinterseite nahe der
rechten Eileiterecke eine fast kreisrunde, 3 cm im Durchmesser haltende

Stelle, an welcher das Gewebe zerfallen ist, und in deren Tiefe eine Verbindung mit dem Inneren der Gebärmutter besteht. Äußerer Muttermund für einen Finger durchgängig. Die Gebärmutterhöhle weit, ausgelegt mit zum Teil weichen, in Wasser flotierenden Massen, zum Teil derb infiltriert. Innenwand mißfarbig, Muskulatur ziemlich fest, blaßbraun, mit einem Stich ins gelbliche, die Blutadern der Gebärmutterwand und in beiden Mutterbändern führen mißfarbiges Blut, die Lymphgefäße frei. Die schon erwähnte Lücke in der Gebärmutterwand für einen kleinen Finger durchgängig. In der Umgebung der Lücke zwei den äußeren Schichten angehörige Stellen, an denen das Gewebe erreicht, oberflächlich eingesunken und gallig verfärbt ist. Eileiter frei, der rechte Eileiter und beide Eierstöcke mit Eiter beschlagen. Obduktionsdiagnose: Sepsis acuta post abortum criminalem, perforatio uteri.

Fall 33. 46 J. alt, verh., IX. grav., 8 Geburten, letzte vor 4 J., angeblich kein Abortus. Vor 5 Wochen soll die Frau wegen Blutmole ausgekratzt worden sein. Auszug aus der damaligen Krankengeschichte des Spitales, in dem die Auskratzung gemacht wurde: Abortus incompletus. Eintrittstemp. 40⁰. Geringe, äußerst übelriechende Blutung. Uterus leicht vergrößert. Cervix für einen Finger durchgängig. Rechter Fundus papierdünn. Festhaftende Plazentareste, manuelle Lösung. Ausspülung. Verlauf normal, Aufenthalt vom 2. bis 8. 12. 19... Seit diesem Spitalsaufenthalt sollen anhaltende Blutungen aus dem Genitale bestehen, in letzter Zeit bedeutend an Intensität zunehmend. Bei der Einlieferung in ein Spital am 16. 1. 19.. war die Frau hochgradig anämisch. Gyn. Befund: Beide Scheidenwände prolabiert, Cc. für 2 Finger durchgängig. Uterus in leichter retroflexio, sehr groß. Starker, blutig seröser Ausfluß, Adnexe frei. Am 16., ½7 Uhr abends, Dilatation mit Hegar 15 bis 17. Die Uterussonde gelangt nach Passieren des Cc. in einen Hohlraum, dessen kraniales Ende sie nicht erreicht. Auch durch digitale Austastung nicht. Beim Eingehen mit breiter Kürette stößt man auf eine weiche Masse, etwa 10 cm kranialwärts vom Orificium uteri internum. Mit der Schultzeschen Löffelzange wird nunmehr in einer Höhe von 8 bis 10 cm über dem inneren Muttermund ein weicher Körper erfaßt, der sich als eine kollabierte, ihres Mesenteriums beraubte Dünndarmschlinge erweist. Die Schlinge wird sofort reponiert und der Uterus mit Jodoformgaze ausgestopft, ebenso die Vagina. Am 17. zunehmender Verfall, Puls 140. Bauch sehr schmerzhaft, druckempfindlich, galliges Erbrechen. Exitus ½8 Uhr abends. Von einer Laparotomie wurde wegen zu großer Schwäche und Anämie Abstand genommen. Den Eingriff machte ein Sekundararzt einer chirurgischen Abteilung in Gegenwart des Abteilungsassistenten. Wegen des Befundes einer Uterusperforation und Abreißung von Darmschlingen wird die pathologische Sektion abgebrochen und die Anzeige erstattet. Auszug aus dem gerichtlichen Obduktionsbefund: Äußerlich Zeichen der Anämie. Innerlich.... Vom Dünndarm ist ein 271 cm langes Stück der unteren Dünndarmhälfte vom Gekröse abgerissen. Die Abreißung reicht bis zu einer 50 cm ober der Blinddarmklappe liegenden Schlinge. Dieses Darmstück ist zusammengezogen, aber schlaff, schmutzigrot verfärbt und zeigt an den noch haftenden Resten des Gekröses schwarzrote Blutaustritte, während der Stumpf des Gekröses zahlreiche streifige, dunkelrote Blutaustritte aufweist. Von diesem Gekrösestumpf zieht ein dünner Faden zum abgerissenen Darm, an welchem er sich zirka 130 cm ober der Blinddarmklappe ansetzt. Die unteren 50 cm langen Schlingen des Dünndarms zeigen einen etwas geröteten und mit eitrigfaserstoffigen Lamellen bedeckten Bauchfellüberzug. An den nicht abgerissenen 420 cm langen, mäßig geblähten Dünndarmschlingen ist das Bauchfell blaß, glatt und glänzend. Nur im Douglas finden sich neben einigen kleinen, schwarzroten Blutgerinnseln spärlich eitrige Faserstofflamellen, die dem Bauchfell aufliegen. Am oberen Ende der abgelösten Schlingen ist die Wand des Darmes auf eine mehrere Zentimeter lange Strecke sehr stark verdünnt, bis auf den Bauchfellüberzug, der auch hier eingerissen ist. Eine zweite eingerissene Stelle liegt etwa 110 cm tiefer. Füllt man den abgerissenen Darm mit Wasser, so fließt dasselbe nur an den beiden Stellen aus. Entsprechend der oberen eingerissenen Stelle ist die Schleimhaut etwa 20 cm unterhalb des Rißendes auf eine zwei Querfinger breite Strecke zerrissen und die Muskulatur braungrünlich verfärbt. An der anderen Rißstelle ist keine solche Veränderung sichtbar. Die Rißstelle ist sehr klein und am Gekröseansatz liegend. Gebärmutter: Deren Höhle mit einem mehrere Meter langen Streifen ausgelegt ist, 10 cm lang, wovon 3½ cm auf den Halskanal kommen. In der Mitte ihres Scheitels findet sich eine rundliche, ½ cm im Durchmesser besitzende Lücke, welche in die Gebärmutterhöhle führt. Der Bauchfellüberzug an der linken Seite dieser Lücke in einer Ausdehnung von etwa einem Heller blutig unterlaufen und zeigt sich in demselben 1 cm links von der erwähnten Lücke eine zweite, etwa erbsengroße Lücke. Aus der erstgenannten ragt ein 8 cm langer, 2 mm dicker Gewebsfaden heraus, an dem deutlich Fettgewebe zu erkennen ist. Ebenso ragt in die Gebärmutterhöhle ein 4 cm langer gleicher Gewebsfaden. Beide Fäden entsprechen einem Strang, der innerhalb der erwähnten Lücke liegt. Die Höhle des Gebärmutterkörpers ist 6 cm lang, 3½ cm breit. Seine Auskleidung glatt, graubräunlich, die Wand des Gebärmutterkörpers ist 1 cm dick, hart anzufühlen, aber leicht zerreißlich, die des Halskanals über ½ cm dick, die Eileiter gerade, kurz. Die Eierstöcke klein, stark gekerbt, im rechten findet sich ein haselnußgroßer Körper, der aus einem ockergelben Gewebe besteht, und ein zweiter hanfkorngroßer Körper. In der Bauchhöhle nur geringe Mengen von Blut. Obduktionsdiagnose: Perforatio uteri inter excochleationem. Ablatio ilei (271 cm) mit Schultzescher Zange. Anaemia gravis universalis, peritonitis incipiens.

Fall 34. 19½ J., ledig, I. grav. Das Mädchen wurde am 7. 2. 19... nachmittags schwer krank in ein Spital gebracht und starb dortselbst 10 Tage später (17. 2.) um ½9 Uhr abends. Sie soll am 10. 12. zum letztenmal menstruiert gewesen sein und am 25. 1. mit einer Freundin zu einer Frau auf der Mariahilferstraße gegangen sein, um sich untersuchen zu lassen. Die Frau soll eine Schwangerschaft festgestellt und das Mädchen für den nächsten Tag bestellt haben. 2 Tage vor dem Tod wurde im Spital die Bauchhöhle operativ geöffnet und dabei mehrere Liter Eiter entleert. Auszug aus dem gerichtlichen Obduktionsbefund: Beide Lungen von zerstreutstehenden hanf- bis haselnußgroßen Herden durchsetzt..... Bauchfell überall grünlich verfärbt, die Baucheingeweide zum Teil miteinander verklebt, und zwischen den Verklebungen überall reichlich grüner Eiter, reichlich Eiter auch an der ganzen Fläche des rechten Leberlappens. Das große Netz mißfärbig, zeigt zwei von oben nach unten ziehende Risse. Die aus dem Beckenraum herauspräparierten Organe zeigen folgende Verhältnisse: Die etwas nach rechts gelegene Gebärmutter zeigt an dem Scheitel gegen das rechte Horn hin eine nahezu fünfkronenstückgroße kraterförmige Lücke mit wulstigem Grund

und unregelmäßig zackigen Rändern. Vom Grund der Lücke gelangt man in die Höhle der Gebärmutter. Am rechten Rand der Lücke sind die miteinander verklebten rechtsseitigen Gebärmutteranhänge angeklebt. Die linksseitigen, gleichfalls miteinander verklebt, liegen an der linken Beckeneingangsperipherie. Der ganze Bauchfellüberzug und der Gebärmutterüberzug mißfärbig, mit einer dünnen Exsudatschicht bedeckt. Die Gebärmutter ist 6½ cm lang, wovon 2½ cm auf den Halskanal kommen. Die Wand des Körpers ist 12 mm dick, schmutziggrauweiß, ziemlich derb, aber leicht zerreißlich. Die Innenfläche des Körpers zeigt der Lücke entsprechend am Scheitel und der hinteren Wand eine annähernd kreisrunde, etwa über kronenstückgroße wulstige Stelle, in deren Mitte die in die Bauchhöhle führende Lücke sich befindet. Sonst ist die Innenfläche glatt. Beide Eileiter stark geschwollen, entleeren mißfärbigen Eiter, der rechte Eierstock stark geschwollen, von wässriger Flüssigkeit durchtränkt, gegen seinen inneren Pol hin von Eiter enthaltenden Blutadern entsprechend Gängen durchsetzt, enthält außerdem nahe dem inneren Pol einen an der Oberfläche vorgewölbten, über erbsengroßen, dünnwandigen, mit Eiter gefüllten Hohlraum. Die Gebärmutterblutadern an der rechten Wand der Gebärmutter, im breiten Mutterband und am rechten Horn mit jauchigem Eiter erfüllt. Obduktionsdiagnose: Peritonitis purulenta, abscessus gangraenosi pulmonum. Uterus post abortum cum perforatione ad fundum.

Fall 35. 36 J., war angeblich wegen Bauchschmerzen und Blutungen am 5. 3. 19.. bei einer Hebamme, welche eine Schwangerschaft konstatierte. Am 6. begab sich die Frau zu einem Arzt, der Bettruhe anordnete, da er einen Abortus imminens feststellte. Am 11. traten starke Blutungen auf. Der gerufene Arzt, derselbe, der die Frau einige Tage vorher untersucht hatte, fand sie anämisch. Den Muttermund für einen Finger durchgängig, reichlich Blutungen und Wehen. Am 12. profuse Blutung. Operativer Eingriff. Zunächst nach der Reinigung bei der Einführung des Spatels Entfernung eines Stromes schwarzen, übelriechenden Blutes. Mit der Schultzeschen Zange entfernte er Blutmassen und Plazentateile. Nachher ging er mit der Zange weiter und entfernte Teile, die im Wege lagen, ohne die geringste Kraftanwendung. Den Foetus wollte er stückweise entfernen. Während der Operation traten derartige Schwächezustände ein, daß sie abgebrochen werden mußte. Der Arzt tamponierte und entfernte sich. Am nächsten Tag verschlimmerte sich der Zustand derart, daß zwei Ärzte zum Consilium gerufen wurden, welche nur noch von einer großen Operation sich allenfalls Rettung versprachen. Noch bevor die Frau operiert wurde, starb sie am selben Tag um 2 Uhr nachmittags. Auszug aus dem gerichtlichen Obduktionsbefund: Bei der Eröffnung der Bauchhöhle entweicht zischendes Gas. In der Bauchhöhle finden sich 100 cm³ eines blutigen, bräunlichroten Blutbreies, vermengt mit einer öligen Flüssigkeit. Gesamtmenge etwa 100 cm³. Das Bauchfell allenthalben rötlich mißfarbig, klebrig, mit Spuren von Faserstoff bedeckt. Die Gebärmutter ragt kugelig vergrößert bis über die Schoßfuge hinauf. Hinter ihr findet sich viel von der erwähnten Flüssigkeit und hängt an ihrer hinteren Wand auf einem daselbst befindlichen Loch der zerquetschte Kopf einer Frucht samt Hals und zerquetschtem oberen Rumpfteil heraus. Die S-Schlinge des Dickdarms zeigt an einer Stelle eine vollkommene Unterbrechung ihrer Kontinuität. Die Stelle liegt etwa handbreit ober dem tiefsten Punkt des Douglas und sind die Rißenden handbreit auseinandergewichen. Das dazwischenliegende Gekrösestück zeigt mehrere, bis an seine Basis reichende Risse und hängt an demselben ein Fetzen des Darmbauchfellüberzuges. Die Rißenden schmutzigrot. Mutterscheide und Halskanal der Gebärmutter mit einem zusammengeballten, 160 cm langen und 8 cm breiten, mißfarbigen Gazestreifen ausgestopft, ihre Schleimhaut fleckig und streifig gerötet. Die Gebärmutter ist 14 cm lang, wovon 4 cm auf den Halskanal kommen. Sie ist starr, Wand ihres Körpers $2\frac{1}{2}$: 4 cm dick, die Muskulatur blaßrötlich, starrer, schwer zerreißlich. Halskanalwand etwa 1 cm dick, innerer Umfang der Halskanalhöhle etwa 5 cm, äußerer Muttermund fast guldenstückgroß. Die Höhle des Gebärmutterkörpers etwas erweitert, zeigt in der Mitte der hinteren Wand ein fetzig begrenztes guldenstückgroßes Loch, in welches hinein ein kinderfaustgroßer Klumpen von morschem schmutzigroten Mutterkuchengewebe, welches in der rechten Horngegend der Innenfläche aufsitzt, eingetreten und nach rückwärts in die Bauchhöhle hinausgestülpt ist. In dem Loch hängt auch noch der Rumpf des Foetus, dessen Kopf außen in der Bauchhöhle liegt. Es besitzt dieser Kopf einen Umfang von 15 cm, seine Knochen liegen bloß, sind nur von mißfarbigen Weichteilfetzen bedeckt, die Gesichtsteile sind zertrümmert, der linke Augapfel herausgerissen, der rechte hängt noch daran. Die Innenfläche des Gebärmutterkörpers uneben, schmutzigrot, zeigt noch Reste von anhängenden Eihäuten. Unter dem schmutzigroten Bauchfellüberzug der Gebärmutter, rechts von dem Loch, zwei über erbsengroße Muskelgeschwülste, links ober dem Loch eine hanfkorngroße solche Geschwulst. Auch in der Vorderwand der Gebärmutter eine bohnengroße, unter dem Bauchfell liegende Muskelgeschwulst. Eileiter kurz, gerade, im rechten Eierstock ein erbsengroßer Schwangerschaftskörper. Die der Leiche beigegebenen Fötusteile entsprechen in ihrer Größe denen eines zirka 5 monatlichen Foetus. Obduktionsdiagnose: Peritonitis diffusa per dilacerationem flexurae sigmoideae inter excochleationem uteri gravidi mensis V.

Fall 36. 28 J. alt, ledig, I. grav. Sie hatte ihrer Mutter 14 Tage vor dem Tode die Mitteilung gemacht, daß sie sich unwohl fühle und Bauchschmerzen habe. Die Mutter wußte wohl von einer Schwangerschaft, aber nichts von der Fruchtabtreibungsabsicht der Tochter. Bei einer Hebamme soll sie nicht gewesen sein. Im Sommer 19. . kam sie mit Ausfluß zu Dr. X. Sie kam 2- oder 3mal. Im März des nächsten Jahres kam sie wieder mit Ausfluß. 2 Tage später aber machte sie die Angabe, ihr sei die Periode ausgeblieben. Am 5. 4. — 4 oder 5 Tage später — erschien sie wieder bei dem Arzte und klagte ihm, daß sie blute. Der Arzt soll ihr geraten haben, ein Spital aufzusuchen. Sie gab an, sich zu genieren, weshalb er riet, zu einem Kollegen zu gehen. Sie bat Dr. X., sie zu begleiten. X. telephonierte an Dr. Y., ob er eine blutende Pat. noch heute vornehmen wolle. Y. bejaht, beide gehen hin. Dr. Y. untersuchte sie bimanuell, findet den Muttermund für die Fingerkuppe einlegbar. Dann desinfiziert er in seiner Sprechstunde die Scheide, führt Spiegel und Hegarstifte ein. Hegarstift 5 und 6 seien ziemlich leicht durchgegangen. Weiter hat er offenbar nicht dilatiert. Hierauf sondiert er und sagt, er kommt zu hoch. Pat. hat dabei keine Schmerzen. Er sagt der Pat., der Fall sei ihm nicht klar, er könne weiter nichts machen. Und übernimmt es, die Pat. in ein Spital zu schaffen und die Mutter zu verständigen. Die Sonde sei 25 bis 30 cm lang gewesen und ohne Widerstand eingedrungen. Er habe weiter nichts, vor allem keine Ausräumung unternommen. Im Spital, in welches die Pat. alsbald eingeliefert wurde, fand sich ein vergrößerter, weicher, antefleckierter Uterus, der Cc. für einen

Finger durchgängig. Der palpierende Finger tastet Blutkoagula. Dann kontrahiert sich der Uterus kräftig. Blutung nicht nennenswert, Tamponade. Einlieferung ins Spital am 5. und 6. Nacht ruhig verlaufen, keine Blutung, Temp. normal, Wohlbefinden. Abends 11 Uhr plötzlich zweimaliges Erbrechen von grünlicher Farbe, aber dabei Wohlbefinden. Abdomen unempfindlich auf Druck, nicht gebläht. 7. In der Nacht kein Erbrechen, ruhiger Schlaf, 7 Uhr früh Erbrechen, Temp. 37,4°, frequenter Puls, Flankendämpfung beiderseits, keine Druckempfindlichkeit des Bauches. 1 Uhr mittags Laparotomie: Massenhaft bräunliche Flüssigkeit mit Speisebröckeln untermengt in der Bauchhöhle. Peritonitis. Mittleres Ileum durch Coagula und Fibrin verklebt. Bei Entwicklung des Ileum eine Schlinge aus den mittleren Partien dieses Darmabschnittes, auf 20 cm Länge mehrfach perforiert, mißfarbig, belegt mit Fibrin und Coagulis, 15 cm lang vom Gekröse abgerissen. Resektion der Dünndarmschlinge, Seit zu Seit Anastomose. Tamponade des kleinen Beckens, teilweise Verschließung der Wunde. 8. Gute Nacht, kein Aufstoßen, 2 mal erbrochen. Am Morgen normale Temp., kleiner Puls, Meteorismus, keine Winde, kein Stuhl. 10. Exitus letalis. Pathologische Sektion, Anzeige. Auszug aus dem gerichtlichen Obduktionsbefund: Bauchfell an zahlreichen Stellen der Dünndärme fleckig gerötet, mit eitrigen Faserstoffmassen bedeckt, 60 cm ober der Blinddarmklappe ist die Darmkontinuität unterbrochen, indem eine ungefähr 30 cm lange Schlinge entfernt ist. Der fehlenden Schlinge entsprechend, zahlreiche Unterbindungsfäden. Die operativ entfernte Darmschlinge ist 32 cm lang, ihre beiden Enden sind zusammengezogen, ihr Mittelstück ist auf eine Länge von 20 cm vielfach eingerissen, besonders auf einer 7 cm langen Strecke nur das mißfarbige, mehrfach eingerissene Schleimhautrohr bloßliegend. Der Bauchfellüberzug der Schlinge ist lebhaft gerötet und mit eitrigen Faserstofflamellen bedeckt. Die ganze 20 cm lange Strecke ist gekrösefrei, und hängt am Ende der Strecke beiderseits eine Gekröselappen, der in einen Gekrösesaum der Enden der erweiterten Schlinge übergeht. Die Gebärmutter ist 7½ cm lang, wovon 2½ cm auf den Halskanal kommen. Links von der Mitte ihres Scheitels findet sich ein rundlicher zehnhellerstückgroßer Substanzverlust des Bauchfellüberzuges und in der Mitte desselben eine linsengroße, annähernd kreisrunde Lücke, durch welche man in die Gebärmutterhöhle gelangt. Dunkelrotes Gewebe kleidet den Perforationskanal aus. Die Höhle der Gebärmutter enthält einige weiche, dunkelrote, der Wand anhaftende Gewebefetzen, nach deren Entfernung glatte, blaßgraue Muskulatur bloßliegt. Die rechte Wand der Gebärmutter zeigt in der unteren Hälfte des Körpers und in der Halskanalwand einen 4½ cm langen, weit klaffenden und bis ins breite Mutterband hineindringenden Riß, der bis ins Scheidengewölbe hinabreicht und von dunkelrotem Gewebe ausgekleidet ist. Legt man die Rißränder aneinander, so zeigt sich, daß der Halskanal am inneren Muttermund eng, am äußeren weit ist. ..... Im rechten Eierstock ein haselnußgroßer Schwangerschaftskörper. Obduktionsdiagnose: Peritonitis per dilacerationem intestini ilei; uterus post abortum mens. II. Perforatio uteri mit Schultze- oder Kornzange?

Fall 37. 39 J. alt, verh., VIII. grav. Die Frau klagte seit längerer Zeit über Schmerzen in der rechten Unterbauchgegend. Sie soll seit ihrer 5. Geburt — sie hat 7 mal geboren — eine geschwulstartige Bildung zurückbehalten haben. Nach Angabe ihres Mannes hatte die Frau ihre letzte Periode am 17. 3. 19... Die für 12. 4. erwartete Menstruation blieb aus.

Nach einem Wannenbad am 22. kam sie wieder, jedoch nur schwach und
stückweise. Die Frau besorgte weiter ihre häuslichen Arbeiten, bis sie sich
am 29. mit Schmerzen in der rechten Bauchgegend und Hitzegefühl nieder-
legen mußte. Ihr Zustand verschlimmerte sich, so daß sie sich am 1. 5. in
ein Spital überführen ließ, wo sie auch operiert wurde. Sie starb post
operationem. Die pathologische Obduktion ergab eine Uterusperforation.
Anzeige. Auszug aus dem gerichtlichen Obduktionsbefund:
Gebärmutter 13½ cm lang, wovon 4½ cm auf den Halskanal kommen,
schlaff, zeigt an ihrem Scheitel ein über kronenstückgroßes Loch des Bauchfells und einen bequem für den Daumen durchgängigen, die Muskulatur
durchsetzenden Kanal, durch den die Höhle des Gebärmutterkörpers mit
der Bauchhöhle kommuniziert. In der Umgebung des Loches ist der Bauchfellüberzug der Gebärmutter unterminiert und abgehoben. Die Wände
des den Muskel durchsetzenden Kanales werden von schlaffer Muskulatur
gebildet. Die Höhle des Körpers etwas erweitert, von mißfarbigem, morschem,
von Gas durchsetztem, zerfallendem Muskelgewebe ausgekleidet. Die Muskulatur des Körpers 2 cm dick, in den äußeren Schichten schmutziggrau,
in den inneren schmutzigrot, leicht zerreißlich. Halskanal am inneren Muttermund 2½ cm im Umfang messend. Der äußere Muttermund 4 cm Umfang
besitzend. An der linken Seite des Scheidengewölbes findet sich ein kreis-
rundes über kronenstückgroßes Loch mit reaktionslosen Rändern, welches
in die Bauchhöhle führt. In dieses Loch von der Scheide aus ein fingerdickes
Drainrohr in die Bauchhöhle eingeführt. Eileiter gerade, Eierstöcke mit
Faserstofflamellen bedeckt, schlaff, der linke Eierstock enthält einen kirschgroßen ockergelben Körper. Die Blutadern im rechten Gebärmutterhorn
von einer gelbbraunen Flüssigkeit erfüllt. Das Zellgewebe in der Umgebung
deutlich infiltriert. Obduktionsdiagnose: Peritonitis, perforatio ad
fundum uteri, Abszeß nach Anbohrung der Uteruswand. Uterus post abortum
mens. II.

Fall 38. 37 J. alt, verh., mehrgeschwängert. Die Frau befand sich
angeblich im zweiten Monat der Schwangerschaft. Am 13. 10. 19.. soll
sie wieder eingetreten sein und klagte die Frau über Schüttelfrost. Am
darauffolgenden Tage wurde eine Hebamme gerufen, die 39,8⁰ Temp. feststellte und einen Arzt verlangte. Dieser nahm am 14. eine Auskratzung
vor und konstatierte eine Blutvergiftung. Die Hebamme spülte täglich in
Gegenwart des Arztes aus. Am 19. ordnete der Arzt den Transport in ein
Spital an, wo sie am 24. starb. Angeblich soll die Frau am 9. beim Tragen
einer Mistkiste Schmerzen im Kreuz bekommen haben. Auszug aus dem
gerichtlichen Obduktionsbefund: Gebärmutter 10 cm lang, wovon
3½ cm auf den Halskanal kommen. Die Wand des Körpers ist bis 10 mm,
die des Halskanals bis 7 mm dick, die Muskulatur des Körpers rötlichbraun,
leicht zerreißlich, die Wandblutadern an der linken Gebärmutterecke enthalten eine jauchig eitrige Flüssigkeit. Sonst sind die Gebärmutterwand-
gefäße dickwandig und springen an der Schnittfläche vor, die Innenfläche
des Körpers ist mit einer rauhen braungelben festhaftenden Schichte bedeckt
und zeigt an der vorderen Peripherie des Scheitels eine wulstig belegte,
undeutlich abgegrenzte Stelle. An der hinteren Wand findet sich 2½ cm
ober dem inneren Muttermund die belegte Innenfläche wie zerwühlt und
führt von hier aus in der Richtung nach hinten oben ein 2 cm langer Kanal,
der an der hinteren Gebärmutterfläche mit einer längsstehenden 1 cm langen
Schlitzöffnung des Bauchfelles in die Bauchhöhle führt. Im Umkreis dieser

Stelle ist der Bauchfellüberzug der Gebärmutter mißfarbig, klebrig, während
er sonst glatt und glänzend ist. Der Halskanal ist weit, am inneren Muttermund 3 cm, am äußeren 5 cm messend. Seine Schleimhaut ist an der vorderen
und hinteren Fläche gelbbraun belegt und zeigt oberflächliche Auseinander-
weichungen. Der rechte Eileiter kurz, enthält gelblichen Schleim, im kleinen
rechten Eierstock ein erbsengroßer braungelber Schwangerschaftskörper.
Der linke Eileiter mit dem Eierstock verwachsen, enthält eine dickliche
Flüssigkeit, der linke Eierstock ist von Jauche enthaltenden Höhlen durchsetzt. Die Blutadern des linken breiten Mutterbandes in der Gebärmutterecke dickwandig und mit Jauche erfüllt. Diese Jauche setzt sich auch in die
linke Vena uterina fort. Auch die rechtsseitige Blutader enthält in ihren
oberen Abschnitten ein der Wand anhaftendes mißfarbiges Gerinnsel. Lungen-
abszesse. Obduktionsdiagnose: Pyaemia post abortum. Perforatio uteri
inter excochleationem.

Fall 39. 26 J. alt, verh., mehrgeschwängert. Wurde am 28. 2. 19..
unwohl und verspürte Bauchschmerzen. Ein am 2. 3. gerufener Arzt konstatierte Bauchfellentzündung und ließ am 4. 3. die Frau in ein Spital bringen,
wo sie um 6 Uhr abends desselben Tages starb. Bei der Aufnahme war die
Frau hochgradig zyanotisch, von Schweiß bedeckt, Atmung rasch, Puls
frequent, Abdomen aufgetrieben, sehr druckschmerzhaft. Sofort nach der
Einlieferung Operation um 11 Uhr vormittags. Bei der Laparotomie entleert sich reichlich grüngelber geruchloser Eiter. Appendix und Adnexe
frei. Drainage, Spülung, Kochsalzinfusion, 7 Stunden später Exitus. Auszug
aus dem gerichtlichen Obduktionsbefund: In der Bauchhöhle
70 cm³ einer braunen, trüben, dicken Eiter absetzenden Flüssigkeit, welche
im kleinen Becken angesammelt ist. In letzteres ragen 2 Drainrohre herab.
Gebärmutter 10 cm lang, wovon 3 auf den Halskanal kommen, schlaff, zeigt
an der linken Seite ihres Scheitels und über der linken Horngegend eine
fünfkronenstückgroße kreisförmige, grünlichgelbe Verfärbung des hier blasig
von der Muskulatur abgehobenen Bauchfellüberzuges. Die Höhle des Körpers
etwas erweitert, enthält etwas Eiter und ist von gelbgrünlichem Gewebe
ausgekleidet. Nur ober dem inneren Muttermund ist die Innenfläche braunrot, im Muttermund selbst mit dicken, grünlichgelben Eiterlagen bedeckt.
Die Muskulatur ist entsprechend dem linken Gebärmutterhorn bis unter die
blasige Bauchfellabhebung zu einer zunderartigen, weichen, mißfarbigen,
stinkenden Masse verjaucht, während sie an den übrigen Gebärmutterteilen
von fester Konsistenz und grauweißlicher Farbe ist. Wanddicke des Gebärmutterkörpers 2 cm, die des Halskanals 1 cm, Halskanal gegen den äußeren
Muttermund hin trichterförmig erweitert, von geschwollener, rötlichgrauer
Schleimhaut ausgekleidet. Eileiter geschwollen, dunkelrot, aus ihren Enden
dicker grauer Eiter auszudrücken. Eierstöcke vergrößert, Oberfläche dunkelrot, am linken mit eitrigen Faserstoffmassen bedeckt. Dieser Eierstock enthält
einen kirschengroßen Schwangerschaftskörper, dessen ockergelbes Gewebe
aufgelockert und brüchig ist. In den Saugadern an der linken Gebärmutterkante Eiter. Obduktionsdiagnose: Peritonitis et sepsis post
abortum, perforatio uteri.

Fall 40. 20 J. alt, verh., I. grav. Ein Arzt wurde am 28. 2. 19.. zu
der Frau geholt, da sie Gebärmutterblutungen hatte. Er konstatierte eine
4monatliche Schwangerschaft und meinte, daß ihr die Blase gesprungen sei.
Muttermund geschlossen, Gebärmutterhals erhalten. Er verordnete Bett-

ruhe und besuchte die Frau am 1. und 2. 3. Die Blutung stand, weshalb
er die Frau aufstehen ließ. Am 12. besuchte er die Frau zufällig, weil ihn
der Fall interessierte. Dabei sagte sie ihm, daß sie seit 4 Tagen wieder blute.
Die Untersuchung ergab, daß der Muttermund geschlossen, der Cc. ganz
erhalten war. Mit Zustimmung der Pat. wollte der Arzt noch am 12., nachm.
einen Kolpeurynter einführen, weil die Frucht nicht zu erhalten war. Die
Einführung gelang nicht, weil der Kolpeurynter riß. Tamponade mit
Xeroformgaze. Am 13. führte er den Kolpeurynter um ½12 Uhr vorm.
ein. Am Abend trat Fieber auf, weshalb auf Wunsch der Pat. um ½11 Uhr
nachts ein Frauenarzt zugezogen wurde. Am 14., 6 Uhr abends, wurde der
Facharzt abermals gerufen, er fand die Frau fiebernd, aus dem Genitale
kam stinkendes Blut. Während die Frau den Tisch bestieg, ging der Ballon
spontan ab. Der Gynäkologe konstatierte eine Fußlage, extrahierte den
ganz faulen Foetus und entfernte die Nachgeburt in Stücken. Es entleerte
sich dabei reichlich blutige, mit Gasblasen untermengte, aashaft stinkende
Flüssigkeit. Tamponade. Der weitere Verlauf war der einer typischen
Sepsis. Exitus am 17. Am 15. wurde der Foetus beschaut, ca. 4- bis 5monatl.
Frucht, schlecht erhalten, Fleischteile blaß, diese und die Knochenteile weich.
Auszug aus dem gerichtlichen Obduktionsbefund: Ikterus der
Haut und der Schleimhäute. Im kleinen Becken findet sich reichlich gelb-
braune Flüssigkeit, welche besonders reichlich auch im hinteren Douglas
nachzuweisen ist. Daselbst ziehen vom Mastdarm zur überfaustgroßen,
äußerst weichen und matschigen Gebärmutter zahlreiche zarte und bindegewebige Stränge. Gebärmutter zeigt im Bereiche des Grundes ungefähr
von einer Eileiterecke zur anderen ziehend eine 12 cm lange Wunde, durch
welche das Innere der Gebärmutter direkt mit der Bauchhöhle kommuniziert.
Die Ränder dieser Verletzung sind fetzig und hängen an denselben fetzige,
stellenweise siebförmig durchlöcherte Reste des Bauchfellüberzuges. Die
Muskelwand der Gebärmutter scheint daselbst zum Teil zu fehlen. An den
Rändern der Verletzung ist die Muskelwand bis 2½ cm dick, schmutziggraubraun verfärbt, fast zerfließend weich. Die Innenfläche der Gebärmutter von Gasblasen abgehoben, zum größten Teil in eine schmutzigrote
pulpöse Masse umgewandelt. Äußerer Muttermund querspaltig, 3 cm messend,
Die vordere Muttermundlippe graugelblich, ziemlich derb, vielfach oberflächlich eingezogen, die hintere Muttermundlippe in eine graubraune pulpöse
Masse zerfallen. Der Halskanal der Gebärmutter für einen Finger durchgängig. Der rechte Eierstock enthält einige alte graue Menstruationskörper.
Der linke einen bohnengroßen frischen gelben Körper. Obduktionsdiagnose: Sepsis post abortum, Läsion der Gebärmutterwand mit Abszeßbildung und Durchbruch in die Bauchhöhle.

Fall 41. 44 J. alt, verh. Die Frau wurde am 23. 3. 19.. auf eine
chirurgische Abteilung aufgenommen und starb dort am 30., ½2 Uhr nachts.
7 Partus, 1 Abortus. Im Dezember 19.. plötzlich Blutungen aus dem
Genitale. Der Arzt stellte einen Abortus fest. Die Blutung stand nach
kurzer Zeit, wiederholte sich aber Ende März abermals. Der Arzt konstatierte
die Anwesenheit einer abgestorbenen Frucht und schickte die Frau zur Entfernung derselben in ein Spital. Daselbst fand man den Uterus vergrößert,
derb, Muttermund von Fünfkronenstückgröße, Portio fast verstrichen.
Aus dem Cavum uteri ragt an einem langen Stiel hängend und auf dem
Orificium externum aufruhend, ein zirka nußgroßer Tumor von kohl-
schwarzer Farbe leicht blutend hervor. Am 24. heftige Bauchschmerzen um

den Nabel. Bauch leicht aufgetrieben, überall druckempfindlich, Erbrechen und andauernder Brechreiz. Temp. 39⁰. Am 25. stinkender Ausfluß aus der Gebärmutterhöhle, Verschlechterung des Allgemeinbefindens. Puls trotz Digitalis schlecht. Pat., die an der Abteilung nicht operiert worden war, stirbt am 30., ½2 Uhr früh. Auszug aus dem gerichtlichen Obduktionsbefund: Uterus kinderfaustgroß, sein querer Durchmesser zwischen den Eileitern beträgt 6 cm, seine Länge vom Grunde zum äußeren Muttermunde 9½ cm, der Halskanal ist 4½ cm lang. Der Umfang des inneren Muttermundes 8 cm, der Umfang des äußeren 9 cm. Gebärmutter zeigt an der Hinterwand links von der Mittellinie noch im Bereiche des sogenannten Grundes und 2 cm nach hinten und unten von der linken Eileiterecke entfernt ein unregelmäßig rundes Loch mit zackigen Rändern, welche auch etwas gequetscht sind. Durch dieses Loch gelangt die eingeführte Sonde in einen die ganze Dicke der Gebärmutter betreffenden, in die Lichtung der letzteren führenden fetzigwandigen Weichteilkanal, welcher unterhalb einer 19 cm langen, bis 2½ cm breiten, am Grunde der Gebärmutter in der Ausdehnung eines Einkronenstückes sitzenden polypösen Geschwulst, welche pendelförmig nach abwärts ragt, endet. Die Spitze der letzteren Geschwulst ist zerwühlt, mißfarbig, von Blutungen durchsetzt und ragt noch etwas aus dem äußeren Muttermund hervor; die Ansatzstelle des Polypen ist an der linken Seite in der Ausdehnung von 4 cm fetzig zerwühlt. Die Wandung der Gebärmutter ist 2 cm dick, die Auskleidung der Gebärmutter von graugelber Farbe, etwas aufgelockert, hie und da blutreicher und von kleinen Blutungen durchsetzt. Einschnitte in das Gewebe der breiten Mutterbänder ergeben, daß das Gewebe daselbst zart und nicht von Exsudat durchsetzt ist. Die Gefäße enthalten flüssiges und locker geronnenes Blut. Eierstöcke 3 cm lang, bis 1 cm breit, Oberfläche tief gekerbt. Im Gewebe der Eierstöcke kein gelber Körper nachzuweisen. Schleimhaut der Scheide zart, ziemlich gerunzelt, teils blaßgrau, teils grauviolett. Obduktionsdiagnose: Peritonitis acuta, perforatio uteri, keine Gravidität, submuköses polypöses Myom. Im Bauchhöhleneiter Streptokokken.

Fall 42. 34 J. alt, verh., mehrgeschwängert. Die Frau kam mit ihrem Manne am 10. 4. 19.. nach Wien. Beim Besuch einer Bekannten fragte sie diese, ob sie nicht eine Hebamme wüßte, die ihr „die Sache wegnehme", sie sei nämlich seit 14 Tagen (!) in der Hoffnung. Am 13. (3 Tage später) kam die Frau wieder, sah erbärmlich aus und klagte über Schmerzen und Blutung. Sie fragte nach einem guten Arzt, worauf ihr die Frau ihren Hausarzt anriet. Sie ging noch am selben Tag zu ihm und erzählte ihm angeblich, daß sie sich seit 6 Wochen schwanger fühle und seit 3 Tagen blute. Sie hatte Schmerzen in der rechten Seite und von Zeit zu Zeit Ohnmachtsanwandlungen. Die Untersuchung ergab eine Blutung mittleren Grades, die übelriechend und bräunlich gefärbt war. Uterus vergrößert von teigiger Konsistenz, die Muttermundlippen stark erodiert. Der Arzt riet der Frau, sich in einer Privatanstalt aufnehmen zu lassen, woselbst noch am Abend des 13. der Muttermund mit Hegarstiften bis Nr. 7 dilatiert und ein Laminariastift eingeführt wurde. Temp. 37,2⁰, Puls 96. Am 14. soll der Laminariastift entfernt und die Ausräumung vorgenommen werden. In der Narkose versuchte Dr. X. den Stift zu entfernen, er war aber fest eingeklemmt. Darum machte er rechts und links Einschnitte in die Portio, worauf sich der Stift in mehreren Stücken entfernen ließ. Hierauf ging er mit der Schultzeschen Löffelzange ein, um nach etwa vorhandenen Eiresten zu suchen. Hiebei drang er ohne

Widerstand mit dem Instrument bis zum Stiele vor. Beim Herausziehen der geschlossenen Zange brachte er einige Gewebsfetzen heraus und erkannte die Perforation der Gebärmutter. Zur Sicherstellung sondierte er noch. Die Frau wurde tamponiert, die Zervixeinschnitte vernäht und die Frau zu Bett gebracht. Sie erwachte um 2 Uhr aus der Narkose (Eingriff um 1 Uhr begonnen) und verweigerte jeden weiteren Eingriff. Beim Consilium erkannte man abends, daß sich in den entfernten Gewebsfetzen ein ca. 20 cm langes Stück des Harnleiters fand. Die Frau war ziemlich blaß, klagte über Schmerzen in der Bauch- und Lendengegend. Puls ca. 90, Zeichen einer inneren Blutung. Die Frau willigte erst nach Zuziehung eines Professors der Chirurgie in eine neuerliche Operation. Diese wurde um ½10 Uhr abends gemacht. In der Bauchhöhle fand sich ca. 1 l dunklen flüssigen Blutes. Das rechte Parametrium war weit eingerissen und es blutete aus der Tiefe des kleinen Beckens. Um die Stelle zugänglich zu machen, Entfernung der rechten Adnexe. Von der rechten Beckenwand schießt in fast kleinfinger-dickem Strahl dunkles Blut heraus. Nach Mißlingen der Blutstillung provi-sorische Tamponade und Entfernung der rechten Niere. Nach wiederholten Versuchen gelingt es durch Unterbindung der Vena hypogastrica die Blutung zu stillen. Tamponade des Douglas, Naht der Bauchdecken. Eine Stunde post operationem Exitus. Die Pat. teilte ihrer Freundin im Sanatorium mit, daß sie sich ohne Wissen ihres Mannes bei einer Hebamme, deren Namen sie nicht wußte, einen Eingriff machen ließ. Auszug aus dem gericht-lichen Obduktionsbefund: ..... Die Blut- und Schlagadern des Becken-einganges und der rechten Wand des kleinen Beckens liegen bloß. An den tiefen rechtsseitigen Beckenblutadern liegen daselbst mehrere Unterbindungsfäden. Die Gebärmutter, nur leicht vergrößert, erscheint nach links verdrängt und fehlen ihre rechten Anhänge. Der rechte Harnleiter fehlt, bis auf ein 1 cm langes fetzig zackig begrenztes Stück seines unteren Endes, welches von einem blutig durchtränkten Zellgewebe umgeben ist. Die Harnblase enthält etwa 50 cm³ blutigen Harns, welchem einige kleine Blutgerinnsel beigemengt sind. Ihre Schleimhaut ist in der Gegend des erwähnten Endstückes des Harnleiters blutig unterlaufen. Von der Gegend der fehlenden rechten Gebärmutter-anhänge zieht bis ins Gekröse der untersten Dünndarmschlinge hinauf ein Bauchfellriß, der zum Teil durch einige Nähte vereinigt ist. Die Gebärmutter ist 10 cm lang, ihr Körper kugelig, zeigt an der Kuppe des letzteren einige Nähte, durch welche 1 cm tief reichende Einrisse der Muskulatur vernäht sind. Die Risse reichen nicht bis in die Gebärmutterhöhle. Die Wand des Körpers ist 1½ cm dick, samtartig weich. In der Gegend des linken Horns sitzt eine dunkelrote, etwa haselnußgroße Gewebsmasse auf, die sich leicht aus der weichen Schleimhaut ausschälen läßt. Im Halskanal ist die Muskulatur etwas dünner (1 cm) und findet sich rechts und links eine Reihe von Nähten angelegt, nach deren Entfernung sich scharfrandige, von oben nach unten ziehende schlitzförmige Wunden zeigen. Die linksseitige ist 3 cm lang und reicht von der Halskanalmitte bis ins Scheidengewölbe. Sie ist fast 1 cm tief, die äußersten Schichten der Halswand berühren sich. Die rechtsseitige Wunde ist 4 cm, sie reicht vom inneren Muttermund bis ins Scheidengewölbe. Durch eine der sie vereinigenden Nähte ist das Ende des blutigdurchtränkten Gazestreifens fixiert, der aus der Scheidenöffnung hervorragt. Durch diese Wunde gelangt man an ihrem oberen Ende in die Bauchhöhle, an die Stelle, wo die rechten Gebärmutteranhänge fehlen. Außen ist die Lücke bis etwa einhellerstückgroß und liegt 4 cm von dem fetzigzackigen Ende des rechten Eileiters entfernt. Im hinteren Scheidengewölbe zwei seichte Schleimhaut-

risse. . . . . .Ferner liegt bei ein strangartiges, 27 cm langes Gebilde, welches
dem Harnleiter entspricht. Das eine Ende desselben ist auf eine mehrere
Zentimeter lange Strecke aufgeschnitten. Beide Enden sind fetzig zackig.
Im rechten Eierstock ein kirschgroßer Körper. Die mikroskopische Unter-
suchung der Gebärmutterschleimhaut ergibt den Befund von Chorionzotten.
Obduktionsdiagnose: Anaemia gravis nach Einreißung einer Beckenvene
und Ausreißung des rechten Ureters mit der Schultzezange. Perforatio uteri
Grav. mens. I. Vorausgegangener krimineller Eingriff einer Hebamme.

Fall 43. 22 J. alt, ledig, nulligrav. Das Mädchen kam am 24. 7. 19. .
wegen Ausflusses aus dem Genitale in die Behandlung eines praktischen Arztes.
Letzte Menses 24. 6. Keine Symptome einer Schwangerschaft. In der Cervix
uteri ein bohnengroßer Polyp, dessen Abtragung in Narkose am 27. 7.
vorgenommen wurde. Hernach stand die Frau noch 2 bis 3 Tage in der
Behandlung des Arztes. Etwa 1 Monat später (25. 8.) kam sie wieder in
seine Ordination. Der grünlichgelbe rahmige Ausfluß hatte eine dunklere
Farbe angenommen, ein Ichthyoltampon wurde in die Scheide eingeführt.
Am 26. Temp. bis 38,5°. Rötlich gefärbter Ausfluß, Auflockerung der Portio,
Bettruhe. 27. Temp. 38,5°. In der Annahme eines inkompletten fieberhaften
Abortus wurde am 28. von dem Arzte ein Laminariastift eingeführt, welcher
die Cervix leicht passiert haben soll. Am 29. früh wollte er zur Ausräumung
der eventuell vorhandenen Placenta schreiten. Er konnte nach Entfernung
der Laminaria Hegarstifte bis Nr. 16 einführen, ging mit der Abortuszange
ein und bekam ohne Gewaltanwendung ein Stückchen Fett heraus. Dabei
hatte er plötzlich das Gefühl, daß er den Fundus perforiert habe. Um ½12 Uhr
mittags wurde die Pat. auf eine operative Station gebracht, wo sie 1½ Stunden
später operiert wurde. Sie starb post operationem nach der Ansicht des
Operateurs unter dem Bilde eines Herztodes. Die Gebärmutter war nicht
entfernt worden, da man wegen zahlreicher Verwachsungen mit den Därmen
einen zu großen Eingriff machen zu müssen glaubte. Auszug aus dem
gerichtlichen Obduktionsbefund: Spaltförmiger äußerer Muttermund, aus dem ein blutgetränkter Gazestreifen hervorragt, Cc. 3½ cm lang.
Kindsfaustgroße Gebärmutter mit sehr weichen Wandungen. Nach Lösung
der Anlötungsstelle an die vordere Bauchwand zeigt sich, daß der Darm
mit dem Fundus der Gebärmutter verwachsen ist. Im Fundus links und rechts
von der Mittellinie je eine nach innen von der Eileiterecke liegende bleistiftdicke Perforationsöffnung, aus welcher ein Gazestreifen hervorragt. Die linke
Tube geschwollen, gerötet, der linke Eierstock haselnußgroß, derb, vielfach
narbig eingezogen, in demselben kein Schwangerschaftskörper nachweisbar.
Der rechte Eierstock über nußgroß, in eine gelblich eitrige Flüssigkeit ent-
haltende Zyste umgewandelt. Die Wandung der Gebärmutter ist grauweiß,
äußerst brüchig und zerreißlich. Von den erwähnten Perforationsöffnungen
gelangt man durch die rechte unter den Blinddarm — die Hinterwand des
Blinddarms ist von den seitlichen Teilen der Bauchwand in der Ausdehnung
von 6 cm stumpf abgelöst — durch die linke in den Raum links von der
Anwachsungsstelle des Dünndarms an die vordere Bauchwand. Obduktionsdiagnose: Peritonitis fibrino-purulenta post perforationes duas uteri. Keine
Gravidität.

Fall 44. 23 J. alt, ledig, I. grav. Das Mädchen kam am 3. 9. 19. .
in die Sprechstunde eines Arztes und klagte ihm über Beschwerden von
seiten der Lunge und über Gebärmutterblutungen. Sie sagte auch, sie sei

schwanger. Die Untersuchung ergab eine Tbc. beider Spitzen und eine Schwangerschaft im 4. Monate. Am 7. kam sie zum zweitenmal in die Sprechstunde und sagte, sie spüre schon seit einigen Tagen etwas Kaltes im Bauche (!), habe große Schmerzen und blute aus der Scheide. Sie sei von dem Arzte angewiesen worden, im Falle stärkerer Blutung ein Spital aufzusuchen. Der Arzt sagte ihr aber auch zu, daß er sie im Notfall in seiner Wohnung liegen lasse. (!) Am 7., um 9½ Uhr abends, kam sie mit einer heftigen Gebärmutterblutung in die Wohnung des Arztes. Er tamponierte die Scheide und legte die Pat. in sein Bett. (!!) Am Morgen wurde der durchblutete Tampon entfernt und die Vorbereitungen zur Auskratzung getroffen. Er berief einen anderen Arzt, der operierte, während er assistierte. Unter der Operation wurde die Pat. blaß, der Puls kleiner. Die Operation wurde abgebrochen, ein dritter Arzt zugezogen, der sich nur mehr von der Überführung der Pat. ins Spital einige Hoffnung versprach. Dortselbst Laparotomie, welche eine Perforatio uteri aufdeckt. Bei der Operation 3 l flüssigen Blutes in der Bauchhöhle, Teile der Frucht und eine 5 cm lange Öffnung im Dünndarm. Auszug aus dem gerichtlichen Obduktionsbefund: ...... Linke Lunge mit der Spitze des Unterlappens rückwärts fixiert, Gewebe vollständig lufthaltig. Rechte Lunge rückwärts an einer kleinen Stelle angewachsen. Gebärmutter supravaginal abgesetzt, ihr Stumpf übernäht, die breiten Mutterbänder an mehreren Partien lädiert. Der Bauchfellüberzug zwischen Uterus und Mastdarm breit eingerissen, der Riß klafft in querer Richtung auf 10 cm. Unterhalb desselben ist eine Blutunterlaufung sichtbar. Sie erstreckt sich entlang der Vorderfläche des Kreuzbeines hinauf noch etwas über den Vorberg. Entlang dem Enddarm ist der Bauchfellüberzug an einer 15 cm langen Strecke in zwei Schichten mit Seidenknopfnähten übernäht und im Bereich dieser Naht ist das Bauchfell in dieser Schichte mit geronnenem Blut unterlaufen. Oberhalb der Verbindung von Kreuz- und Darmbein ist die Wurzel des Dünndarmgekröses in 4 cm Länge eingerissen. Die Beckenblutgefäße nicht verletzt. Eierstöcke sind groß, stark gekerbt, im linken findet sich ein bohnengroßer Schwangerschaftskörper. Der Scheidenteil der Gebärmutter ist etwas aufgelockert, im Bereich des äußeren Muttermundes und seines rechten und hinteren Anteiles ist er blutunterlaufen. Nach rechts hin ist der äußere Muttermund aufgerissen. Überdies findet sich 1 cm oberhalb des Muttermundes ein 1½ cm langer querer Riß, von dem aus die Sonde unter einer Gewebsbrücke in den äußeren Muttermund geführt werden kann. Das Gewicht der operativ entfernten und in Formol gehärteten Gebärmutter beträgt 270 g. Länge 9 cm, größte Breite 8 cm, Dicke bis 8 cm. An ihrer Hinterfläche, und zwar in ihrem oberen Teil, findet sich fast symmetrisch gelagert eine die ganze Wanddicke durchsetzende rundliche aufklaffende Öffnung mit fetzigen, etwas abgehobenen Rändern, zwischen denen sich Muskelgewebe vorstülpt. Das bloßliegende Gewebe ist blutig verfärbt. Die Öffnung ist so groß, daß sie von einem Guldenstück gedeckt wird. Obduktionsdiagnose: Anaemia gravis e perforatione uteri gravidi mensis IV. et e laceratione mesenterii. Abortus criminalis.

Fall 45. 33 J. alt, verh., mehrgeschwängert, wurde sterbend in eine innere Abteilung eines Krankenhauses gebracht. Ihr Gatte wußte nur anzugeben, daß sie in Behandlung zweier Ärzte gestanden habe. Auszug aus dem gerichtlichen Obduktionsbefund: Gebärmutter 10½ cm lang, schlaff, schmutziggraurot, zeigt an der vorderen Fläche ihres Körpers 4 Löcher ihres Überzuges, und zwar ein einkronenstückgroßes und drei linsen- bis einhellerstückgroße Löcher. Im Grunde dieser Löcher liegt ein zunderartiges, schmutzigbraunrotes Gewebe bloß. Durch die Lücken gelangt man in die Gebärmutterhöhle. Die Muskulatur der Lücken ist zu einer schmutzigbraunroten zunderartigen Masse zerfallen. Über der hinteren Fläche der Gebärmutter liegt eine dünne Faserstoffmembran der Gebärmutter auf. Die Wand des Körpers ist mit Ausnahme der erweichten Stellen bis 2 cm, die des Halskanals bis 1½ cm dick. Die Muskulatur ist hier überall schmutzigbraun, schlaff, aber schwer zerreißlich. Aus den kleinen Blutadern der Muskulatur überall graue Pfröpfe auszudrücken. Die Innenfläche ist mit Ausnahme der Stelle, wo die zerfallene Muskulatur bloßliegt, mit einer gelbbraunen festhaftenden Schichte überzogen. Im Halskanal ist die Schleimhaut gleichfalls so belegt, insbesonders rechts, wo sich ½ cm oberhalb des äußeren Muttermundes eine Lücke findet, die etwa hanfkorngroß ist und von welcher aus sich ein Kanal in die Mutterscheide verfolgen läßt. Der Kanal ist 1 cm lang und wird von schmutzigbrauner Muskulatur begrenzt. Der äußere Muttermund ist ein 1½ cm langer querer Spalt, der links narbig begrenzt ist. Die hintere Muttermundlippe zeigt rechts über dem Scheidengewölbe eine narbig begrenzte trichterförmige Einziehung, von welcher aus ein Kanal in die Gebärmutterhöhle führt. Eileiter gerade, enge, aus demselben viel dicke braune Flüssigkeit auszudrücken. Eierstöcke schlaff, der rechte mit Faserstoff bedeckt, zunderartig weiß, enthält an seinem inneren Pole einen zerfallenen ockergelben Schwangerschaftskörper. Schaumorgane. Obduktionsdiagnose: Sepsis durch gasbildende Bakterien, Uterusperforation, Perforation des Scheidengewölbes. Möglichkeit der Selbstabtreibung.

Fall 46. 41 J. alt, ledig, mehrgrav.. War nach Angabe ihres Geliebten anfangs Jänner erkrankt. Am 3. 1. 19.. wurde ein Arzt geholt, der sie an einen zweiten wies. Dieser wollte sie laut Anweisung wegen febrilen Abortus einem Spital übergeben. Sie ging jedoch zu dem Arzte, den sie zuerst aufgesucht hatte, der sie nach Hause schickte und zu Hause eine Operation an ihr vornahm. (8.) Am nächsten Tage wurde ihr schlechter, man schaffte sie ins Spital, wo sie noch am gleichen Tage verstarb. Bei der pathologischen Obduktion fand sich eine Uterusperforation und Durchreißung des Dickdarms. Anzeige. Der Arzt fügte, bei der Polizei vernommen, an, daß die Frau ihm erzählt habe, sie sei vor 7 Tagen gestürzt und habe seither Schmerzen im Bauch. Er konstatierte einen Abortus und fand Blutungen. Er wies sie an einen Dozenten der Gynäkologie, machte ihr dann aber selbst am 8. eine Auskratzung. Er entfernte auch Eihäute. Da er eine Frucht nicht fand, vermutete er, daß die Frau schon früher abortiert habe. Nach dem Curettement und der Ausspülung tamponierte er. Am 9. wurde er wieder gerufen, er fand seine Pat. verfallen und ordnete die Überführung ins Spital an. Woher die Perforation des Uterus und die Abreißung des Dickdarms, wisse er nicht, vielleicht sei dies die Folge des Sturzes (!). Auszug aus dem gerichtlichen Obduktionsbefund: Die Baucheingeweide zeigen ziemlich geflecktes Bauchfell, welches gerötet und insbesonders an den Darmschlingen klebrig und mit Faserstofflamellen bedeckt ist. Zwischen den Eingeweiden verteilt lockere schwarzrote Blutgerinnsel in Form kleiner Klumpen auf dem unteren Rand des großen Netzes hängend. In der linken Lendengegend ist dünnbreiiger, brauner Kot in der Menge von etwa 2 Eßlöffeln angesammelt. Der Douglassche Raum enthält etwa 1 Eßlöffel eines stinkenden rotbraunen Eiters. Die Gebärmutter mannsfaustgroß, zeigt an der hinteren Peripherie ein klaffendes Loch, durch welches man eine Sonde in die Gebärmutterhöhle einführen

kann. Die S-Schlinge des Dickdarms zeigt in der Höhe der Gebärmutter-
wölbung eine quere Durchtrennung und einen sich daran anschließenden
Riß des Gekröses, der sich bis an die hintere Beckenwand fortsetzt. Gebärmutter 13 cm lang, wovon 4½ cm auf den Halskanal kommen. Dieser verengt sich nach oben, so daß der innere Muttermund 5 cm Umfang hat, gegenüber 7 cm Umfang des äußeren Muttermundes. Die Höhle des Gebärmutterkörpers enthält einen bräunlichen Brei. Ihre Innenfläche ist hinten und
insbesonders gegen das linke Horn hin uneben durch hier locker anhaftendes,
weiches, an der Oberfläche mißfarbiges, in der Tiefe rötlichgraues Gewebe.
In der Mitte des Fundus, gleich weit von den Ecken entfernt, findet sich
eine Lücke von etwa 1 cm Durchmesser, von mißfarbigem Gewebe begrenzt,
welche durch einen 3 cm langen Kanal zu dem an der Außenfläche sichtbaren
Loch der Gebärmutter führt. An letzterer ist die Lücke des Bauchfellüberzuges etwa zwanzighellerstückgroß, zackig begrenzt, die Muskulatur hat
einen Durchmesser von etwa 1 cm. Die Wand des Gebärmutterkörpers ist
2 bis 3 cm dick, Muskulatur rötlichweiß, zähe, schwer zerreißlich. In der
vorderen Wand, fingerbreit über dem Muttermund, sitzt eine erbsengroße
Muskelgeschwulst. Halskanalwand 1 cm dick, der rechte Eileiter mit dem
Eierstock verwachsen, verdickt, aus seiner dunkelroten Mündungsstelle
Eiter auszudrücken. Auch der linke Eileiter geschwollen, läßt Eiter aus der
Mündung ausdrücken. Im linken Eierstock ein Schwangerschaftskörper.
Die Durchtrennungsstelle der S-Schlinge liegt 13 cm ober dem tiefsten Punkt
des Douglas. Die Abtrennung ist eine vollkommen quere. Die Ränder sind
zackig, stellenweise blutunterlaufen, in die klaffenden Lichtungen des Darmes
bequem ein Finger einzulegen. An den Rändern des Gekröserisses, der 5 cm
lang ist, und sich hinten noch 3 cm weit auf die hintere Beckenwand erstreckt.
wo das Bauchfell weit klaffend auseinandergewichen ist, haften schwarzrote
Blutgerinnsel und ist auch die Lichtung eines durchrissenen kleinen Schlag-
aderastes zu sehen. Obduktionsdiagnose: Peritonitis post perforationem
uteri e dilateratione intestini crassi.

Fall 47. 24 J. alt, verh., mehrgrav.. Die Frau war im 2. Monate
schwanger und soll an Nephritis gelitten haben. Deshalb wurde von dem
Hausarzte die Unterbrechung der Schwangerschaft angeraten. Der Arzt
erweiterte mit Hegarstiften (bis zu welcher Nummer?), was sehr leicht ging.
dann führte er die Schultzezange ein. Als er merkte, daß er eine Darmschlinge
vorgezogen hatte, unterbrach er die Operation. Er brachte die Pat. ins Bett.
Tags darauf stellten sich die Erscheinungen einer Bauchfellentzündung ein.
2 Tage nach der Erweiterung mit Hegarstiften schritt ein zugezogener Frauenarzt zum Bauchschnitt. Er exstirpierte den Uterus, worauf Besserung eintrat. Diese war jedoch nicht anhaltend, 2 Tage post operationem kam es
zu neuerlichem Erbrechen und zu Meteorismus. Am Abend des 3. Tages
post operationem starb die Frau. Auszug aus dem gerichtlichen
Obduktionsbefund: Rechte Lunge an der Spitze fädig angewachsen. Linke
Lunge an der Spitze angewachsen, enthält eine nußgroße, scharf abgekapselte
mit grauer Flüssigkeit erfüllte Höhle. Die Wände derselben mit einer
graugelben, leicht abzulösenden Schicht bedeckt, darunter sind die Wände
graurot. Die Höhle kommuniziert weit mit dem Luftröhrenaste des Oberlappens. Sonst sind in der Lunge zerstreut zahlreiche teils einzelne, teils
in Gruppen stehende, deutlich käsige bis hanfkorngroße Knötchen sichtbar.
Bauchfell überall klebrig und an den Dünndärmen hie und da mit Spuren
einer Faserstoffmembran bedeckt, wo die Schlingen miteinander verklebt

sind. Nach Lösung der Verklebungen zeigt sich, daß die Gebärmutter bis auf einen vorragenden Stumpf fehlt und daß die beiden Anhänge der Gebärmutter abgebunden sind. Beide Eileiter kurz, geschwollen, dunkelrot. Im rechten Eierstock ein Schwangerschaftskörper. Nach Herausnahme der Beckenorgane zeigt sich, daß der Halskanal erhalten ist und die Abtragung ungefähr dem inneren Muttermunde entspricht. Es ist der Halskanal von dunkelroter Schleimhaut ausgekleidet und zeigt sich an seiner rechten Peripherie ein vom äußeren Muttermund bis zur Abtragungsstelle reichender die ganze Dicke der Wand betreffender Einriß, wodurch der Umfang des Halskanals auf $6\frac{1}{2}$ cm erweitert ist. Der Leiche ist beigegeben der in Formalin gehärtete Gebärmutterkörper. Er ist 6 cm lang und von vorn nach hinten $3\frac{1}{2}$ bis 4 cm dick. Die Höhle wird von einem unebenen höckrigen Gewebe ausgekleidet (anscheinend hinfällige Haut). Überall sind in der Muskulatur dickwandige Gefäße sichtbar. An der rechten Peripherie der Innenfläche zeigt sich ein vom Abtragungsrande nach aufwärts gehender 2 cm langer und bis 1 cm tief in die Muskulatur eindringender Spalt, anscheinend ein Riß, welcher mit dem am Halskanal beschriebenen Riß in Lage und Richtung übereinstimmt. An der Oberfläche der Dünndarmschlingen nirgends eine Verletzung nachweisbar, nur 110 cm ober der Blinddarmklappe findet sich eine undeutlich begrenzte, etwa guldenstückgroße blaue Stelle, wo auch in der Schleimhaut eine kleine schmutzigrote Verfärbung sichtbar ist. Am Gekröse des Darms nirgends eine Verletzung, Dickdarm und Mastdarm unverletzt. Rechte Niere 12:5:3, linke Niere 10:5:3, beide schlaff, ihre Kapsel fester haftend, Oberfläche glatt, Rinde graugelblich, mit zahlreichen Blutadersternen an der Oberfläche, auf der Schnittfläche schmal, nur in den Säulen etwas verbreitert, hier deutlich verquollen, überall brüchig und von violettem Mark überall scharf abgegrenzt. Becken, Kelche enge, Schleimhaut blaß. Obduktionsdiagnose: Peritonitis et paralysis intestini post perforationem uteri inter excochleationem. Graviditas mens. II. Tbc. pulmonum chronica. Keine Nierenerkrankung im Sinne chronischer Nephritis.

Fall 48. 27 J. alt, verh., mehrgeschwängert; sie befand sich im 2. Monat der Schwangerschaft. Am 20. 2. 19. . klagte die Frau plötzlich über Schmerzen im Bauch. Der Mann holte einen Arzt, der am 22. kam und die Frau in Spitalspflege übergeben ließ. Der Arzt gab an, daß er, ohne zu untersuchen, auf die Angaben der Frau einen Abortus annahm und den Spitalszettel ausstellte. Drei Tage später (25.) starb die Frau um $\frac{1}{2}$6 Uhr früh. Auszug aus dem gerichtlichen Obduktionsbefund: Das Bauchfell über den Dünndärmen und an der Leberoberfläche hie und da mit faserstoff-eitrigen Membranen bedeckt. In der linken Darmbein- und Lendengegend mißfarbig grau. An letzterer Stelle zeigt sich bei der Präparation, daß das Zellgewölbe unter dem Bauchfelle teils eitrig infiltriert, teils zu einer grauen, zunderartigen, morschen Masse umgewandelt ist. Es reicht diese Zellgewebeveränderung hinter der Fettkapsel der linken Niere bis an deren oberen Pol und sind auch die angrenzenden oberflächlichen Muskelschichten mißfarbig. Zellgewebe und Muskulatur an der rechten Wand des kleinen Beckens ähnlich verändert wie es an der linken Wand und der linken Lendengegend der Fall ist. An der rechten Seite des hinteren Teiles des Scheidengewölbes ist ein 1 cm langer Schleimhautriß sichtbar und klafft in dessen Mitte eine hanfkorngroße Lücke. durch welche man 1 cm tief in das Zellgewebe hinter den Halskanal gelangt. Gebärmutter ist 10 cm lang, wovon 6 cm auf den Körper kommen.

An der Grenze zwischen Körper und Halskanal ist die Wand in einer Breite
bis zu 2 cm zu einer schwarzbraunen, zunderartig weichen, zerfließenden
Masse umgewandelt. Es reicht diese Erweichung bis in die äußersten Schichten
der Wand. An der linken Peripherie der durch den genannten Gewebszerfall
gebildeten Höhle gelangt man in das Zellgewebe unter dem Bauchfell in die
linke Peripherie und von da aus weiterhin in das Zellgewebe der linken
seitlichen Bauchwand und linken Lendengegend, welche hier in der oben
angegebenen Weise verändert ist. Gebärmutter im Bereiche des Körpers
2 cm dick, etwas leichter zerreißlich, die Innenfläche der Gebärmutter uneben, grünlichgrau. An der vorderen Fläche der Innenwand des Körpers
sitzt unter dem Scheitel eine etwa einkronenstückgroße, stark unebene und
sich etwas vorwölbende Stelle. Die Eileiter sind gerade, etwas verdickt,
mit graugelber, eiterähnlicher Flüssigkeit gefüllt, Eierstöcke ziemlich klein,
mit eitrigen, faserstoffigen Membranen bedeckt. Im linken Eierstock ein
gelber Schwangerschaftskörper. Obduktionsdiagnose: Sepsis et peritonitis
nach kriminellem Abortus, Zervixperforation, verjauchende Parametritis.

Fall 49. 32 J. alt, verh., mehrgeschwängert. War erst seit wenigen
Wochen verheiratet, seit 3 Monaten schwanger. Sie gab an, es sei ihr ihre
12jährige Tochter mit dem Fuß im Schlaf auf den Bauch getreten, worauf
sie Schmerzen verspürte. Ende Februar habe sie eine Hebamme konsultiert,
die einen Arzt zu befragen anriet. Am 1. 3. stellte der Arzt Abortusblutungen
und hohes Fieber fest. Am 4. nahm er in Gemeinschaft mit einer Hebamme
eine Auskratzung vor. Das Fieber ging zurück. Am 7. (3 Tage nach der
Auskratzung) wurde die Frau unter dem Bilde der Bauchfellentzündung ins
Spital gebracht. Sie wurde am selben Tag dort operiert, und zwar wurde zunächst der Douglas von der Scheide aus eröffnet. Bei der Laparotomie fand sich
sodann massenhaft jauchiger Inhalt in der Bauchhöhle. Am Uterus sah
man zwei kleine mißfarbige Stellen. In der Bauchhöhle wurde eine obere
Extremität einer Frucht gefunden. Drainage. Am 8. Verfall, Dyspnoe.
Kein Stuhl. Am 9. Bauch aufgetrieben. Anlegung einer Witzelschen Fistel.
Am 10., 7 Uhr früh, Exitus letalis. Auszug aus dem gerichtlichen
Obduktionsbefund: Bauchfell gerötet, klebrig, fleckenweise grau verfärbt und an vielen Stellen mit Faserstoffmembranen bedeckt. Durch diese
sind die Dünndärme teilweise miteinander verklebt. In der Tiefe des Douglas
ist das obere Ende eines Drainrohres sichtbar, welches von der Mutterscheide
aus in die Bauchhöhle eingeführt ist. An der rechten Seite des vorragenden
Drainendes und über demselben liegen mehrere schmutziggraue Gewebestücke, die mit der Umgebung verklebt sind und innerhalb welcher kleine
Knöchelchen zu tasten und zu sehen sind. Erkennbar sind darunter
einige platte Schädelknochen von Linsengröße und zahlreiche Rippen von
1 bis 1½ cm Länge. Eines dieser Gewebestücke erweist sich als ein 12 cm
langes und 2 mm dickes fötales Darmrohrstück. Gebärmutter 8 cm lang,
schlaff, zeigt an der vorderen Peripherie ihres Scheitels, daumenbreit vom
linken Eileiterabgang entfernt, eine mit Faserstoff bedeckte und dadurch
verklebte Lücke von etwa ½ cm Durchmesser mit zackigen Rändern. Diese
Lücke führt in die Gebärmutterhöhle: Die Wand des Gebärmutterkörpers
ist 1½ bis 2 cm dick, schmutziggrau, leicht zerreißlich, zeigt sehr dickwandige Gefäßdurchschnitte und weite, leere Blutaderlichtungen. Die Innenfläche der Gebärmutter zeigt links vorn oben eine wulstige einkronenstückgroße Stelle, wo mißfarbig graues, morsches Gewebe haftet und in deren
Mitte die in die Bauchhöhle führende Lücke sich befindet. Sonst ist die Höhle

des Gebärmutterkörpers von einem dunkelroten Gewebe ausgekleidet. Der Halskanal ist 3 cm lang, seine Wand ist ½ cm dick und im Bereiche des inneren Muttermunds narbig verdichtet, allenthalben von dunkelroter, wulstiger Schleimhaut ausgekleidet. Der äußere Muttermund ist für eine Fingerkuppe durchgängig, der innere etwa halb so weit. Die Eileiter mit der Umgebung verklebt, in ihren äußeren Hälften stark geschwollen, der rechte enthält gelben Eiter, der linke eine jauchige Flüssigkeit. Im linken Eierstock eine mit gelber Flüssigkeit erfüllte haselnußgroße Höhle. Die Witzelsche Fistel liegt 10 bis 20 cm oberhalb der Dünndarmklappe. Obduktionsdiagnose: Peritonitis post perforationem uteri gravidi mens. III. inter excochleationem.

Fall 50. 38½ J. alt, verh., mehrgeschwängert. Die Frau erkrankte am 10. 2. 19.. mit Gallensteinkoliken und Venenentzündung des linken Unterschenkels. Da sich der Arzt über die Natur der Beschwerden nicht ganz klar war, so untersuchte er vaginal und konstatierte eine Schwangerschaft von 6 Wochen. Am 13. stellte sich Ikterus und Leberschwellung ein. Nachdem es der Frau einige Zeit besser gegangen war, bekam sie am 9. 3. heftige Bauchschmerzen. Der Arzt konstatierte bei geschlossenem Muttermund beginnenden Abortus, da nach Angabe der Kranken wässerigblutige Flüssigkeit abgegangen war. Am 10. war der Muttermund für einen Finger durchgängig und am Nachmittag desselben Tages war eine 2½monatliche zersetzte Frucht abgegangen. Wegen starker Blutung instrumentelle Ausräumung. Am 12. Symptome der Bauchfellentzündung, am 13. war die Frau moribund und starb um 5 Uhr nachmittags. Auszug aus dem gerichtlichen Obduktionsbefund: In der Bauchhöhle eine geringe Menge eitriger Flüssigkeit, Darmschlingen stark gebläht, ihr Bauchfellüberzug ebenso wie jener der Bauchwand fleckig und streifig gerötet und mit faserstoff-eitrigen Massen bedeckt. Gallenblase mit dem Dickdarm durch fädige Membranen verwachsen, keine Cholecystitis, keine Steine..... Ableitende Gallenwege frei. Im Douglas eitrige Flüssigkeit und faserstoffiges Exsudat in reichlicher Menge. Gebärmutter ist 13 cm lang und im Bereiche des Grundes 9 cm breit, fühlt sich äußerst weich und matsch an. Entsprechend der Hinterseite des inneren Muttermundes etwas rechts von der Mittellinie eine in der Wand der Gebärmutter gelegene, vom Bauchfell bis auf eine hirsekorngroße Lücke überzogener Abszeß, welcher sich in einen etwa bleistiftdicken, durch die Wand der Gebärmutter in die Höhle des Halskanales führenden Weichteilkanal fortsetzt, welcher mit einer grübchenförmigen Öffnung etwa 1 cm unterhalb des Muttermundes endet. Diese Öffnung liegt fast in der Mittellinie, zeigt einen abgeflachten, allmählich in die innere Fläche des Halskanals übergehenden unteren, und einen bogenförmig verlaufenden abgerundeten unterminierten oberen Rand. In der Höhle des Halskanals und in der Gebärmutterhöhle zerfließende graurötliche Gewebemassen. Die Innenfläche der Gebärmutter rauh, mit flachen Blutgerinnseln bedeckt. Die Wand der Gebärmutter bis 2 cm dick, grauweiß, äußerst brüchig. Gebärmutteranhänge blutig durchtränkt. Gefäße klaffend, nur schaumiges Blut in geringer Menge und kleine Gerinnsel enthaltend. Eileiter frei, Eierstöcke etwa nußgroß, narbig, im R. ein überbohnengroßer, etwas zystisch veränderter Schwangerschaftskörper. Keine Thromben in den Schenkelgefäßen. Obduktionsdiagnose: Peritonitis diffusa purulenta infolge Durchbruches eines Wandabszesses, verursacht durch eine Verletzung des Halskanals.

Fall 51. 18 J. alt, ledig, I. grav.? Die Verstorbene stand in Behandlung zweier Ärzte, von welchen einer Herzschwäche nach Abortus als Todesursache angibt. Nach Angabe der Mutter der Verstorbenen erfolgte der Tod einige Stunden nach einer Behandlung, welche durch die beiden Ärzte an der Pat. vorgenommen wurde! Auszug aus dem gerichtlichen Obduktionsbefund: Gebärmutter etwa mannsfaustgroß, sehr schlaff, schmutzigrot. In der vorderen Peripherie des Körpers, insbesonders gegen das rechte Horn hin, ist der Bauchfellüberzug etwa im Umfang eines Fünfkronenstückes fehlend und liegt nur die Muskulatur schmutzigrot, erweicht, von Gas durchsetzt, bloß. Am Rande des Substanzverlustes ist der Bauchfellüberzug in einer Breite von bis 1 cm unterminiert und zeigt sich gegen rechts unten hin am äußeren Rande der Abhebung eine schmale Zone eitriger Flüssigkeit unter dem Überzuge. Inmitten des Defektes des Überzuges klafft in der zerwühlten Muskulatur eine einhellerstückgroße Lücke, durch welche man in die Höhle des Gebärmutterkörpers gelangt. Diese Höhle ist mit geronnenem schwarzrotem Blut gefüllt. Die Muskulatur des Gebärmutterkörpers an der rechten und vorderen Peripherie zerwühlt und zerrissen, und zwar bis fast an den Bauchfellüberzug. Lockere Blutgerinnsel haften überall an der zerwühlten Muskulatur. Die erhaltenen Teile der Muskulatur insbesondere gegen das linke Horn hin, und an der hinteren und linken Wand gleichmäßig dunkelrot verfärbt, ziemlich derb und bis 2 cm dick. Im linken Eierstock ein ockergelber Schwangerschaftskörper. Obduktionsdiagnose: Sepsis, perforatio uteri inter excochleationem, krimineller Abort.

Fall 52. 25 J. alt, ledig, I. grav., wurde am 7. 12. 19.. in eine Privatanstalt aufgenommen und am selben Tage wegen eines Herzfehlers der künstliche Abortus eingeleitet. Bei der versuchten Ausräumung wurde der Uterus perforiert und Netz vorgezogen. Der Arzt hatte den Halskanal mit Hegarstiften (bis zu welcher Nummer?) erweitert und offenbar durchstoßen und mit der Schultzezange das Netz vorgeholt, woran er die Perforation erkannte. Bereits eine halbe Stunde später wurde die Laparotomie angeschlossen, das Netz an zwei Stellen abgetragen, der kranke Wurmfortsatz entfernt und das Loch in der Gebärmutter genäht. 5 Tage später (12.) 8 Uhr abends, erfolgte der Tod unter den Erscheinungen der Bauchfellentzündung. Auszug aus dem gerichtlichen Obduktionsbefund: Die Schilddrüse im linken Lappen beträchtlich vergrößert, Der untere Teil dieses Lappens unter dem oberen Rande des man. sterni hineingetreten, an seiner Oberfläche stark erweiterte Blutadern. Der Lappen ist 10 cm lang und 6 cm dick. Der rechte Lappen ist 5 cm lang und 2 cm dick. Das Gewebe des letzteren rotbraun, feinkörnig. Vom linken Lappen ist die obere Hälfte gleichfalls rotbraun, feinkörnig, während die untere Hälfte in 2 Knoten umgewandelt ist. Der eine derselben hat den Durchmesser von 3 cm, ist fast kugelig geformt, scharf abgekapselt und ist in seiner Peripherie eine dünne Schicht Schilddrüsengewebes sichtbar. Der Knoten besteht aus einer gallertigen braunen Gewebsmasse, in welche weißgelbe, streifig derbere Partien und gegen außen und unten hin mehrere mit gallertiger Masse gefüllte Hohlräume eingeschlossen sind. Der zweite Knoten etwas kleiner, liegt mehr gegen unten und innen hin, mit seiner unteren Hälfte hinter dem Brustbeinhandgriff. Derselbe enthält einen über taubeneigroßen, mit wässeriger Flüssigkeit gefüllten Hohlraum. Die Innenfläche des letzteren glatt graubraun. Außerdem findet sich an der unteren Peripherie des Hohlraumes noch ein etwa $\frac{1}{2}$ cm dicker Rest gallertigen Gewebes ähnlich dem des großen

Knotens und noch ein erbsengroßer mit wässeriger Flüssigkeit gefüllter zweiter Hohlraum. Beide Hohlräume voneinander scharf abgegrenzt. Die Luftröhre ist von links her durch den großen, von vorne her durch den kleinen Knoten zusammengedrückt. Dementsprechend sind die linke und vordere Wand etwas vorgewölbt und die Lichtung verengt. Herzbefund und übriger Organbefund normal. In der Bauchhöhle zwischen den Eingeweiden verteilt etwas trübrötlichbraune Flüssigkeit angesammelt. Bauchfell über den stark ausgedehnten Dünndarmschlingen streifig gerötet, überall glatt. In der Tiefe des Douglas graugelbe Faserstoffmembranen dem Bauchfell aufliegend. Appendix in der üblichen Weise abgetragen. Das große Netz trägt am unteren Rande einige Nähte. Nach Durchtrennung derselben zeigt sich, daß rechts und links am unteren Rand der unterbundene Stumpf einer hier abgetragenen Netzpartie sichtbar ist und sind die beiden Stümpfe durch die Nähte miteinander vereinigt. Gebärmutter tief unten im kleinen Becken liegend, schlaff, 7 cm lang, wovon 2½ cm auf den Halskanal kommen. An der rechten Seite ihres Scheitels neben der Eileiterecke eine Naht gelegt, die aus 2 Etagen besteht. Der Bauchfellüberzug in der Umgebung derselben leicht gerötet, zeigt aber keine Exsudatauflagerung. Nach Durchtrennung der Nähte erscheint ein unregelmäßig begrenztes, einhellerstückgroßes zackiges Loch, durch welches man in die Gebärmutterhöhle gelangt. Diese mit schwarzrotem Blute gefüllt, ihre Innenfläche dunkelrot, mit Resten blutig durchtränkter hinfälliger Haut bedeckt, zeigt nirgends Exsudatauflagerungen. An der hinteren Wand, gegen den rechten Eileiter zu, findet sich eine 3 cm im Durchmesser besitzende und 1 cm hohe wulstig dunkelrote Stelle, wo die Blutgerinnsel besonders fest haften. Die wulstige Stelle erstreckt sich bis auf den Gebärmutterscheitel, wo sie auch noch auf die vordere Wand hinüberreicht. In ihre obere Randpartie fällt das in die Bauchhöhle hinausführende Loch. Der Halskanal hat einen inneren Umfang von 4 cm. Seine Wand ist vom äußeren bis zum inneren Muttermund fast 1 cm weit klaffend eingerissen bis auf die äußeren Schichten der Halskanalwand. Am äußeren Muttermund rechts und links eine Naht angelegt. Wand des Körpers über 1 cm dick, im Bereiche des Loches ½ cm. Muskulatur überall leicht zerreißlich, schlaff, weißrötlich. Eileiter kurz, wenig geschlängelt, ihre Bauchhöhlenenden etwas geschwollen und gerötet, aus dem linken läßt sich etwas Eiter ausdrücken. Im rechten Eierstock ein Schwangerschaftskörper. Obduktionsdiagnose: Peritonitis post perforationem uteri inter excochleationem. Struma cum compressione tracheae.

Fall 53. 28 J. alt, ledig, ? grav. Die Frau entfernte sich am 15. 12. 19. . aus der elterlichen Wohnung mit der Angabe, daß sie eine Masseurin aufsuchen wolle, um dort Bäder zu nehmen, da ihr seit drei Monaten die Regel ausgeblieben sei. Erst am 22. erfuhren die Eltern, daß ihre Tochter bereits am 17. unwohl geworden sei, also 2 Tage nachdem sie zu der Masseurin gegangen war. Auch den Tod ihrer Tochter, die im Spitale verstarb, erfuhren die Eltern erst nachträglich. An die Direktion des Krankenhauses langte eine Karte des Inhaltes ein, man möge über die Krankengeschichte der N. N. keine Auskunft geben. Im Spitale war die Pat. noch laparotomiert worden und die Gebärmutter vorgelagert und in die Bauchdecken eingenäht worden. Auszug aus dem gerichtlichen Obduktionsbefund: In der Bauchhöhle, zwischen den Eingeweiden verteilt, wenig trübe, schmutzigrötliche Flüssigkeit. Bauchfell fleckig gerötet, im kleinen Becken mit einer dicken, alle Organe überdeckenden, blutig

imbibierten Faserstoffmembran überzogen. Der in die Bauchschnittwunde
vorgelagerte Gewebsklumpen ist die Gebärmutter, welche durch einige
Nähte an die Ränder der Bauchschnittwunde fixiert ist, und an deren Scheitel
ein Bündel von Fäden haftet. Am Scheitel der Gebärmutter, welche etwas
nach aufwärts gezogen und nach vorn umgebogen ist, das Gewebe mißfarbig,
zeigt mehrere tiefe Einrisse (Ausreißen beim Nahtanlegen). Fingerbreit von
der Abgangsstelle des linken Eileiters ein zwanzighellerstückgroßes Loch,
durch welches man in die Gebärmutterhöhle gelangt. Um dieses Loch herum
das Gewebe graubraun verfärbt, der Bauchfellüberzug unterminiert. Gebärmutter 13 cm lang, wovon 3 auf den Halskanal kommen. Wand des Körpers
2 cm dick, die des Halskanals 1 cm. Letzterer hat einen inneren Umfang
von 3 cm am äußeren Muttermund. Im oberen Teile der Gebärmutter ist
die innere Wand in gegen den Scheitel zunehmendem Grade und insbesonders
gegen links hin zerwühlt und von braunverfärbten Blutmassen durchsetzt.
Die Muskulatur des Körpers schlaff, schmutzigrötlichweiß. Eileiter auf
Fingerdicke angeschwollen, schwarzrot verfärbt, starr, ihre Wand gleichmäßig schwarzrot verdickt. Die beiden Eierstöcke stark geschwollen, gleichmäßig schwarzrot verfärbt, blutig infiltriert. Im linken Eierstock ein kirschgroßer Schwangerschaftskörper. Obduktionsdiagnose: Peritonitis post-
perforationem uteri gravidi mensis III—IV.

Fall 54. 30 J. alt, verh., mehrgeschwängert. Die Frau befand sich
angeblich im 6. Monate der Schwangerschaft. Sie soll von Anfang an
Blutungen gehabt haben und berief vor etwa 6 Wochen eine Hebamme,
die sie an einen Arzt wies. Am 6. 2. hatte sie wieder stärkere Blutungen,
weshalb die Hebamme einen Arzt berief. Am 10. nahm dieser Arzt im Beisein
eines zweiten Arztes und der Hebamme die Entfernung der Frucht vor.
Er erweiterte zunächst mit Hegarstiften (bis zu welcher Nummer?) den
Muttermund und suchte dann mittels der Schultzeschen Zange die Frucht
zu entfernen. Er riß zuerst der Frucht eine obere Extremität aus und zog
dann einige Stücke Darm heraus. Darauf führte er die Frau auf eine chirurgische Abteilung, wo eine Operation an ihr vorgenommen wurde. 3 Tage
später (13.) starb die Frau. Aus der Krankengeschichte der chirurgischen
Abteilung ergibt sich folgendes: Seit Oktober hatte die Frau Blutungen,
nachdem sie angeblich im September 19.. die letzten Menses gehabt hatte.
Am 10. 2. ging der Arzt nach Dilatation mit Hegarstiften mit der Schultzezange ein und holte eine fötale Extremität heraus. Beim zweiten Zug kam
ein Strang zum Vorschein, der zuerst für die Nabelschnur gehalten wurde,
dann aber als mütterlicher Darm erkannt und reponiert wurde. Tamponade.
Operation am 10.: Stark aufgetriebener Bauch, Pat. blaß, Puls recht kräftig,
ca. 80, keine freie Flüssigkeit nachweisbar. Untersuchung per vaginam unterbleibt absichtlich. Mediane Laparotomie vom Nabel bis zur Schoßfuge.
Im Bauch eine mäßige Menge Blutes. Kein Kot zu sehen. An der Hinterwand
des etwas über den Nabel reichenden Uterus etwas nach links, ungefähr ein
Querfinger oberhalb des inneren Muttermundes ein großes, etwa 5 cm im
Durchmesser haltendes rundes Loch mit ausgefransten Rändern, aus denen
es mäßig blutet. Durch dieses Loch·geht ein doppelter spulrunder Strang
aus der Bauchhöhle in den Uterus, welcher eine eigentümliche rosa livide
Farbe hat, so daß er einigermaßen an einen Nabelstrang erinnern könnte.
Dieser Doppelstrang verliert sich weiter zwischen die Gedärme. Beim Anziehen entwickelt er sich als ungefähr 1 m lange Schlinge, welche beim Loch
des Uterus herausgezogen und vorderhand liegen gelassen wird. Nun wird

vom Uterusloch aus mit der Schere der Uterus 4 cm nach oben aufgeschnitten, der 4monatl. lebende (!) Embryo mit der Placenta herausgenommen. Blutung aus dem Uterus ist schwach. Derselbe wird mit Tupfern ausgelegt und nun zur Besichtigung des Bauches geschritten. Es zeigt sich, daß am untersten Teil der Flexura sigmoidea die Seromuscularis rundum querfetzig abgerissen ist. Sie dehisziert auf Fingerbreite. Aus dem oberen Ende des Darmes kommt der schon vorhin erwähnte Strang heraus, der durch die Uterusöffnung durchgezogen war. Nachdem der Strang entwickelt ist, zeigt er sich als eine Doppelschlinge, welche einerseits im proximalen, anderseits im analen Stück des zerrissenen Darmes aufgeht. Es stellt sich weiter heraus, daß dieser Strang die in toto herausgezogene Mucosa des Dickdarms ist. Der Strang wird abgetragen. Der Dickdarm ist von außen mäßig suffundiert, in seinem Inneren fühlt man den Strang der abgelösten Mucosa durch. Es wird nun durch eine ad hoc fingerbreit oberhalb des Poupartischen Bandes parallel mit demselben angelegte Öffnung Coecum und Appendix durchgezogen, Appendix freigemacht, durchgezogen, reseziert bis auf ein 2 cm langes Stück, dann gespalten und durch die gespaltene Appendix ins Coecum ein Kolostomierohr eingeführt und eingebunden. Neuerliche sorgfältige Tamponade des Uterus mit Jodoformgaze. Dann wird die Umgebung des ganzen Dickdarmes mit Mullkompressen ausgelegt, der Uterus in stark anteflektierte Stellung reponiert, der obere Teil der Bauchwunde vereinigt. 12. Häufiges Erbrechen. 13., 8 Uhr 30 früh, Exitus letalis. Auszug aus dem gerichtlichen Obduktionsbefund: Nach Eröffnung der Bauchhöhle zeigt sich, daß das Bauchfell überall gerötet und klebrig ist und hie und da mit dünnen Faserstoffmembranen belegt ist. Aus dem kleinen Becken ragt die ungefähr mannsfaustgroße Gebärmutter hervor. Dieselbe ist schlaff, von leicht gerötetem Bauchfell überzogen und zeigt an der hinteren Fläche ihres Körpers eine am Scheitel beginnende, ungefähr in der Mittellinie gelegene, 6 cm lange und 3 cm weit klaffende Lücke, durch welche Gaze in die Gebärmutterhöhle eingeführt ist. Die Ränder der Lücke sind teils unregelmäßig zackig, teils an den Enden scharf. (Operative Erweiterung.) Hinter der Gebärmutter sieht man den 3 Querfinger oberhalb der Tiefe des Douglasschen Raumes quer abgerissenen Mastdarm, aus welchem ein 10 cm langer, kleinfingerdicker Gewebestrang herausragt. Dieser Strang entspricht dem Rohre der Schleimhaut und der inneren Muskelschichten und zeigt ein schräges, scharfrandiges Durchtrennungsende, während das Durchtrennungsende des äußeren Mastdarmrohres ringsum ein fetzig-zackiges ist. Der Bauchfellüberzug am äußeren Mastdarmrohr ist blutig unterlaufen. Der absteigende Dickdarm ist von der Milzbiegung an in ein nur aus der äußersten Muskelschicht und dem Bauchfellüberzug bestehendes Rohr umgewandelt, indem Schleimhaut und innere Muskelschichten in der erwähnten Ausdehnung von den äußeren Muskelschichten losgelöst sind. Das innere Rohr, welches durch die Schleimhautablösung gebildet ist, fehlt im ganzen Bereich des absteigenden Dickdarms und setzt sich noch in den Querdarm bis fast zu dessen Mitte als kleinfingerdicker Strang fort. Das äußere Rohr zeigt im Bereiche des absteigenden Dickdarmanteiles mehrere klaffende· quere Risse; seine Innenfläche ist graugelblich mißfärbig belegt. Aus dem obersten der queren Risse ragt das innere Rohr einige Zentimeter heraus, es zeigt eine schräge, scharfrandige Abtrennungsfläche und ist außen graugrün mißfärbig. Im queren Teil des Dickdarms ist die Außenfläche des inneren Rohres und die innere Fläche des äußeren Rohres blutig imbibiert. Das untere Ende des äußeren Rohres zeigt eine unregelmäßig fetzige, zackige Abtrennungsfläche.

Der obere intakte Anteil des Dickdarmes enthält spärliche weichknollige braune Kotmassen, solche auch in spärlicher Menge in dem unteren Rohr des verletzten Darmteiles und im Mastdarm. Die Gebärmutter ist 14 cm lang, wovon 4½ cm auf den Halskanal kommen. In der rechten Wand des letzteren findet sich fingerbreit ober dem äußeren Muttermund ein 2½ cm langer, weit klaffender, von oben nach unten ziehender Riß, durch welchen alle Wandschichten bis auf die äußerste Muskelschicht durchtrennt sind. Die Halskanalwand ist 1 cm dick, wird von dünner, fleckig geröteter Schleimhaut ausgekleidet. An der hinteren Peripherie des inneren Muttermundes ist eine narbig verdickte Stelle zu fühlen. Innerer Umfang des äußeren Muttermundes 6 cm, innerer Umfang des inneren Muttermundes, wenn man die Rißränder aneinanderlegt, 3½ cm. Wand des Körpers sehr schlaff, 1½ cm dick, Innenfläche glatt, blaßrot, nur an der Innenfläche des Scheitels, namentlich gegen das rechte Horn und hinten hin eine fünfkronenstückgroße weiche, unebene Stelle, wo ein Blutgerinnsel haftet. In der Mitte der hinteren Wand findet sich die erwähnte Lücke. Dieselbe läßt deutlich einen oberen 4 cm langen, scharfrandigen, in der Mittellinie laufenden Teil erkennen, der offenbar einem Schnitt entspricht und einen unteren, 8 cm ober dem äußeren Muttermund liegenden, fetzig-zackig begrenzten unteren Teil. Letzterer stellt, wenn man die Schnittränder des oberen Teiles aneinanderlegt, ein bequem für den kleinen Finger durchgängiges Loch dar. Im linken Eierstock ein Schwangerschaftskörper, das knöcherne Becken klein, im Eingang 8:11 messend. Obduktionsdiagnose: Peritonitis nach Uterusperforation und Herausreißen der Dickdarmschleimhaut mit der Schultzeschen Zange. Graviditas mens. V.

Fall 55. 23 J. alt, verh., III. grav. Der Gatte] der Frau wußte angeblich nicht, daß seine Frau schwanger war. Am 9. 4. bekam sie plötzlich starke Schmerzen im Unterleib und gestand dem herbeigerufenen Arzt, daß sie bereits seit drei Monaten schwanger sei und abortiert habe. Sie wurde in ein Krankenhaus geschafft, wo sie am 10., um ³/₄12 Uhr mittags, starb. Aus der Krankengeschichte des Spitals: Zu Neujahr letzte Menses. Am 9. 4. Beginn der Blutungen, Abgang eines 8 cm langen Foetus ohne Nachgeburt. Hebamme und Arzt waren bei ihr, ohne angeblich eingegriffen zu haben. Wegen der Kostspieligkeit einer Privatoperation läßt sich die Pat. aufnehmen. Status gynaecologicus: Äußerer Muttermund für einen Finger durchgängig, lazeriert, Cervix weich. Starke Spannung der Bauchdecken, man tastet mit Mühe einen kleinkindskopfgroßen Uterus, Fundus 4 Finger über der Symphyse. Gebärmutter anteflektiert, hart. Septisches Aussehen, fahlgelbes Kolorit, leicht ikterische Verfärbung der Konjunktiven, Unruhe, Puls 104, Temp. 39,3°. Beschleunigte Atmung. 9. Dilatation bis Hegar 16, geht leicht vonstatten, bis auf einen intermittierenden Krampf am Orificium internum. Mit der Schultzezange lassen sich leicht größere, faulige, übelriechende Eihautfetzen und Plazentareste entfernen. Mit der großen stumpfen Kürette spürt man überall normale Schabegeräusche mit Ausnahme am rechten Tubeneck. Fassen mit der Zange an dieser Stelle stößt auf Widerstand, so daß mehrmals losgelassen wird. Bei neuerlichem Fassen und stärkerem Anziehen kommen hellgelbe, einem Fettgewebe ähnliche Stücke zutage. Das Curettement wird daher augenblicklich abgebrochen und leicht tamponiert. Während des Curettement nur geringe Blutung und unwesentliche Schmerzäußerung. Hingegen äußerst übelriechende, kleine Gasblasen aus dem Uterus austretend. Um 7 Uhr abends, nachdem die erwähnten Stücke vom Fettgewebe deutlich als solches erkannt sind, Laparotomie. Bei Eröffnung des Peritoneums äußerst übelriechende Flüssigkeit hervortretend. Am Netz geringe Defekte. Die rechten Adnexe blutig suffundiert. Der Uterus zeigt an der rechten Ecke eine 1,5 cm lange, perforierende Durchtrennung des Peritoneums und etwas rückwärts davon, im gleichen Ausmaß eine mehr oberflächliche. Beide Stellen sehen faulig aus. Es wird die Amputatio uteri supravaginalis mit Belassung der linken Adnexe vorgenommen. Drainage des Stumpfes durch die Scheide. 10., 12 Uhr mittags, Exitus letalis. Auszug aus dem gerichtlichen Obduktionsbefund: Im kleinen Becken findet sich trübe, blutige, mit gelben Flocken untermengte Flüssigkeit. Gebärmutter und Adnexe der rechten Seite fehlen, operativ entfernt. Der linke Eileiter in seinem peripheren Teil ein wenig geschwollen, an seinem freien Ende entleert sich trübe, jauchig eitrige Flüssigkeit. Der linke Eierstock entsprechend groß, stark blutigwäßrig durchtränkt. Scheidengewölbe unverletzt, in demselben liegen links unter der Schleimhaut Gasblasen. Die operativ entfernte, supravaginal abgesetzte Gebärmutter ist in der Mitte bis über den Grund hinauf aufgeschnitten. Der Gebärmutterkanal mißt in der Länge vom Grund bis zum inneren Muttermund 7½ cm. Gebärmutterwand bis 22 mm dick, fast von gesunder Farbe. Innenfläche des Körpers fest, überall glatt, nur in der linken Eileiterecke finden sich kleine Reste der hinfälligen Haut. Auskleidung ist von roter Farbe, nicht mißfarbig. Im Halsteil ist die Schleimhaut etwas durchblutet. Entsprechend dem inneren Muttermund an der Hinterwand rechts ist die Schleimhaut in querer Richtung auf 1½ cm eingerissen und nach unten lappenförmig aufgestülpt. Der Grund der Wunde ist vollständig frei von Entzündung und nur wenig blutig verfärbt. Entsprechend der rechten Eileiterecke findet sich im Grund der Gebärmutter eine weiche Vorwölbung. Dieselbe beginnt rechts von der Mitte und reicht bis zum Abgang des rechten Eileiters in einer Längsausdehnung von 6 cm und einer Querausdehnung von 3½ cm. Diese Vorwölbung ist vom abgehobenen Bauchfell bedeckt und zeigt quer an der Gebärmutter verlaufende Einrisse, der vordere ist 2 cm, der hintere 2½ cm lang. Die zwischen beiden gelegene Bauchfellbrücke ist 1½ cm lang und mit der Sonde unterfahrbar. Der vordere Riß vertieft sich trichterförmig in die Gebärmuttermuskulatur hinein und gleitet die Sonde leicht in die Gebärmutter. Entsprechend dieser Stelle ist die Gebärmuttermuskulatur durchblutet und zerquetscht, und zwar etwa in der Mitte zwischen der Mittellinie des Gebärmuttergrundes und Abgang des rechten Eileiters. Die Sonde gelangt von dieser Verletzung der Gebärmuttersubstanz aus sowohl in den vorderen als auch in den hinteren der beschriebenen oberflächlich gelegenen Risse. An dem hinteren Riß sind die Ränder von Gewebebrücken überspannt und es wölbt sich mit ihnen blutig gefärbtes Gewebe vor. Obduktionsdiagnose: Sepsis post abortum criminalem durch Gasbildner, Perforatio uteri in fundo.

Fall 56. 27 J., verh., mehrgeschwängert. Die Frau äußerte sich ihrem Mann gegenüber, daß sie Schmerzen im Unterbauche und Blutungen habe. Sie ließ sich daher am 16. 4. in einem Frauenspital untersuchen. Dort wurde eine Schwangerschaft im dritten Monat festgestellt. Am 6. 5. verschlimmerte sich ihr Zustand, am 7. nahm ein praktischer Arzt eine Auskratzung vor. Damals soll die Frau bereits hohes Fieber gehabt haben. Am 13., 1 Uhr nachts, starb die Frau. Auszug aus dem gerichtlichen Obduktionsbefund: Bauchfell überall blaß, glatt, glänzend, nur am linken Eierstock und an der hinteren Gebärmutterwand im Bereich des Douglasschen Raumes mit Spuren von Faserstoff bedeckt. Gebärmutter vergrößert, ragt aus dem kleinen Becken hervor, sehr schlaff, zeigt in der Scheitelhöhe in der Mitte zwischen beiden Eileiteransätzen eine dreistrahlige, 1 cm lange Wunde, an welcher ein schwarzrotes, starres Blutgerinnsel haftet. Der Bauchfellüberzug der Umgebung dieser Wunde glatt, glänzend, ohne Auflagerung. Durch die Wunde gelangt man in die Höhle des Gebärmutterkörpers. An der hinteren Wand der Gebärmutter, rechts von der Mittellinie, 8 cm unterhalb des Scheitels ist an einer etwa linsengroßen Stelle unter dem Bauchfellüberzug Blut angesammelt. Das Bauchfell zeigt hier keine Verletzung. Die Gebärmutter ist 14 cm lang, wovon 3 cm auf den Halskanal kommen. Der äußere Muttermund klafft sehr weit, sein innerer Umfang 11 cm, der innere Muttermund hat einen Umfang von 6½ cm. Die Halskanalwand zeigt links einen vom inneren Muttermund bis ins Scheidengewölbe herunterreichenden 4 cm langen Riß, der bis in die äußersten Schichten der Halskanalmuskulatur dringt. Rechts findet sich ein vom Muttermund bis zur Halskanalwand herabziehender seichter Einriß. Schleimhaut des Halskanals schmutziggraubraun. In der Körperhöhle eine stinkende braune Flüssigkeit. Innenfläche uneben, mißfärbig braun. Ein Querfinger oberhalb des inneren Muttermundes ist die hintere Wand des Gebärmutterkörpers gegen rechtshin zerwühlt und zerrissen und reicht diese zerwühlte Stelle bis an den Bauchfellüberzug an der Partie, wo von außen das dunkelrote Blutgerinnsel sichtbar ist. Entsprechend der Lücke im Gebärmutterscheitel ist eine die Wand durchsetzende Rinne gebildet, die von jauchiger Muskulatur begrenzt ist. Auch in der Umgebung gegen das linke Horn hin ist die Muskulatur in den inneren Schichten infiltriert. Wand des Körpers 1½ bis 2 cm dick, Muskulatur sehr schlaff, schmutzigrot. Die Blutadern in der Gebärmutterwand von jauchiger Flüssigkeit erfüllt. Auch in den breiten Mutterbändern die Blutadern mit Jauche gefüllt. Das Anfangsstück des linken Eileiters verdickt, der Einschnitt zeigt hier, daß der Eileiter hier mit dickem Eiter gefüllt ist. Die an den breiten Mutterbändern hinaufziehenden Blutadern mit brauner Jauche gefüllt, im linken Eierstock ein verjauchter Schwangerschaftskörper. Obduktionsdiagnose: Septicaemie nach Abortus, endometritis, metrophlebitis ichorosa. Perforation des Uterus bei Excochleation. Gravidas mens. IV.

Fall 57. 34 J. alt, verh., mehrgeschwängert. Die Frau litt nach Angabe ihres Gatten seit Jahren an einem vorgeschrittenen Lungenkatarrh, weshalb bereits zweimal ein künstlicher Abortus eingeleitet wurde. Als nun vor zirka 6 Wochen die Menstruation ausblieb, begab sich die Frau wegen eventueller Einleitung der Fehlgeburt zu einem Arzt, der ihr jedoch erklärte, nichts unternehmen zu können, da die Frau an einem Ausfluß litt. Die Frau begab sich hierauf in ein Spital, wo sie untersucht und am 11. 5. eine Operation zwecks Unterbrechung der Schwangerschaft vorgenommen wurde. Die Frau klagte sofort über starke Schmerzen und starb am 13., ½9 Uhr abends. Sie war seit 8 J. verheiratet und hatte zwei Kinder im Alter von 4 und 5 J. Auszug aus dem gerichtlichen Obduktionsbefund: In der Bauchhöhle zwischen den Eingeweiden verteilt, eine trübe, braune Flüssigkeit in der Menge von 100 cm³. Bauchfell überall gerötet, mit eitrig faserstoffigen Membranen besetzt, insbesonders die Beckenorgane damit überzogen. Dünndarm in den oberen Schlingen auf Vorderarmdicke ausgedehnt, schlotternd, in den unteren Schlingen zusammengefallen. Eine an der Grenze zwischen oberem und mittlerem Dünndarmdrittel gelegene Schlinge, welche durch besonders reichliche Faserstoffmembranen mit anderen

Schlingen verklebt ist, zeigt ein klaffendes, 3½ cm langes und über 1 cm
weit klaffendes Loch mit nach außen umgekrämpten, blutig unterlaufenen
Rändern, von welchen auch ein kurzer Riß ins Gekröse reicht, wo das Bauchfell auf eine kurze Strecke blutig unterlaufen ist. Aus dem Loch quillt dünnflüssiger, grauer Darminhalt hervor. Gebärmutter ist starr, 9½ cm lang,
wovon 3 cm auf den Halskanal kommen. Rechts ober dem Scheitel der
Gebärmutter findet sich eine dreistrahlige, ½ cm lange, an den Rändern
blutig unterlaufene Lücke, durch welche man in die Körperhöhle gelangt.
Der Kanal, welcher von der erwähnten Lücke in die Gebärmutterhöhle führt,
ist für eine 2 mm dicke Sonde durchgängig und der Dicke der Wand entsprechend, 1½ cm lang. Seine Wand wird von leicht blutig imbibierter
Muskulatur gebildet. Im Gebärmutterkörper ist die Wand 1½ bis 2, im
Bereich des Halskanals 1 cm dick. Der Halskanal hat einen inneren Umfang
von 2 cm, Schleimhaut gegen den äußeren Muttermund hin schwärzlich
braun verfärbt. An der hinteren Muttermundsfläche ein gelbgrüner Belag.
Beide Eileiter enthalten Eiter, im linken Eierstock ein Schwangerschaftskörper. Die rechte Lunge ist mit Ausnahme der Spitze vorn überall locker
bindegewebig angewachsen. Linke Lunge in der äußeren Peripherie des
Unter- und Oberlappens bindegewebig angewachsen. Sonst durchaus
normaler Befund. Im Luftröhrenast des rechten Unterlappens findet sich
eine trichterförmig eingezogene schwarze Narbe der Schleimhaut, und liegt
darunter eine erbsengroße, schwarze, mit der Wand des Luftröhrenastes
fest verwachsene Lymphdrüse. Obduktionsdiagnose: Peritonitis nach
Uterusperforation mit Darmzerreißung, angeblich Lungentuberkulose als
Indikation zur Abortuseinleitung.

Fall 58. 26 J. alt, ledig, mehrgrav. ? Die Frau kam in die Ordination eines
Arztes und teilte ihm mit, daß ihr seit drei Monaten die Regel ausgeblieben
sei. Gleichzeitig klagte sie über Schmerzen im Unterleib und reichlichen Ausfluß. Der Arzt stellte einen beginnenden Abortus fest und riet eine Operation
an. Diese wurde am 8. 5. vorgenommen und bestand in einer Auskratzung der
Gebärmutter, welche hiebei perforiert wurde. Weitere Erhebungen ergaben,
daß die Perforation bei der Ausräumung wegen beginnenden Abortes mit der
Schultzeschen Zange beim Versuche, den abgerissenen Kopf zu fassen, erzeugt wurde. Ein zugezogener Gynäkologe vernähte die Perforationsstelle
des Uterus. Der Uterus wurde dabei auffallend weich gefunden. Als der
Zustand der Pat. sich zusehends verschlimmerte, wurde die Pat. ein zweites
Mal operiert, konnte jedoch nicht mehr gerettet werden. Auszug aus dem
gerichtlichen Obduktionsbefund: Das Bauchfell ist überall schmutziggrau, an vielen Stellen mit eitrigen Faserstoffmembranen bedeckt, insbesonders
über den Beckenorganen und in der linken Lendengegend. In letzterer ist
auch dicker Eiter in der Menge von 1 bis 2 Eßlöffeln angesammelt und liegen
in dem Eiter der Weichteile entblößte Knochen eines Fötusschädels sowie
ein schlitziger Rest der Kopfschwarte. An einem der Scheitelbeine sind
Maße von 24 und 25 mm zu nehmen. An dieser Stelle kleben einige
der mittleren Darmschlingen fest. Die oberhalb gelegenen Dünndarmschlingen sind fast bis auf Vorderarmdicke ausgedehnt und schwappen von
Flüssigkeit. Die Ausdehnung dieser Schlingen geht allmählich in den zusammengezogenen Zustand der links festklebenden Schlingen über. Das
große Netz ist zusammengefallen und bildet rechts einen dunkelroten, mit
Faserstoff und Eiter bedeckten Lappen. Bei Entfaltung desselben zeigt
sich im Netz eine guldenstückgroße Lücke, an deren Rand einige Ligaturen

zu sehen sind. Gebärmutter sehr schlaff, schmutziggrau, 9½ cm lang, wovon
3½ cm auf den Halskanal kommen. Sie zeigt an der vorderen Peripherie
ihres Körpers etwa fingerbreit unter der Scheitelhöhle und ebenso weit von
der Mittellinie rechts eine etwa 2 cm lange, von oben nach unten ziehende,
½ cm breite Stelle, wo mehrere Nähte angelegt sind und der Bauchfellüberzug von Eiter unterminiert und mit eitrigem Faserstoff bedeckt ist.
Nach Durchtrennung dieser Nähte kommt eine fetzig begrenzte, zwanzighellerstückgroße Lücke zum Vorschein, welche in die Gebärmutterhöhle
führt. Die Wände des Gebärmutterkörpers sehr schlaff, schmutziggrau, 1 cm
dick, sehr leicht zerreißlich, die des Halses 1 cm dick, ziemlich derb. Weder
in den Saug- noch in den Blutadern der Gebärmutterwand Eiter nachzuweisen. In der Gebärmutterhöhle stinkende, mißfarbige Flüssigkeit und
faserstoffige Massen, welche insbesonders in der rechten Horngegend und
im Bereich der erwähnten Lücke, wo die Wand stark verdünnt ist, anhaften.
Sonst ist die Innenfläche des Körpers schmutziggrau verfärbt. Im Halskanal
keine Verletzung. Innerer Muttermund 2 cm Umfang. Die Schleimhaut
ist gegen den äußeren Muttermund hin glatt und deutlich narbig. Der äußere
Muttermund ist ein querer, klaffender Spalt von 2¹/₂ cm Länge. Der Douglas
in das hintere Scheidengewölbe drainiert. Die Eierstöcke sind mit den Eileitern
und teilweise mit der hinteren Gebärmutterwand durch bindegewebige
Fäden verwachsen. Beide klein, im rechten ein Schwangerschaftskörper. Die
Lichtungen der dicken, geschwollenen Eileiter mit Eiter gefüllt. Obduktionsdiagnose: Peritonitis post perforationem uteri gravidi mens. V.

Fall 59. 40 J. alt, verh., mehrgeschwängert. Am 17. 6. wurde ein Arzt
zu der schwachen, hoch fiebernden Frau gerufen. Sie gab an, daß sie seit
drei Monaten schwanger sei und nach einem Sturz auf den Boden starke
Blutungen gemerkt habe. Der Arzt nahm unter Hilfe einer Hebamme am
17. eine Ausräumung mit der Kornzange vor. Dabei zog er Darm heraus.
Er brachte die Frau sofort in ein Spital. Die Frau gestand, daß ihr am 14.
und 15. die Hebamme einen Katheter in die Geschlechtswege eingeführt
habe. Sofort nach der Einlieferung in das Spital wurde die Laparotomie vorgenommen. Aus dem Operationsbefund: Uterus gut 4½ Monate gravid.
Hinter dem Uterus reichlich Skyballa, vermischt mit Blut. Totalexstirpation
des Uterus, wobei sich ergibt, daß an der Hinterfläche, in der Höhe des
inneren Muttermundes eine Perforationsöffnung vorhanden ist, durch die
eine Nabelschnurschlinge heraushängt. Die Ränder und die Umgebung der
Perforation mißfarbig. Nach Exstirpation des Uterus zeigt sich, daß das
Rectum in der Höhe der Perforation quer durchtrennt ist, der distale Teil
liegt im Douglas, der proximale ist vom Peritoneum gut auf Fingerlänge
entblößt und hängt frei unter Dünndarmschlingen. Nach Reinigung der
ganzen Umgebung wird das proximale Stück, soweit die Serosa abgelöst ist,
reseziert, das distale Stück angefrischt und End zu End anastomosiert.
Spülung der Bauchhöhle, Drainage der Scheide, Peritonealisierung der
Stümpfe, Kochsalzinfusion. Zwei Tage später (19.) 4 Uhr nachmittags
Exitus letalis. Auszug aus dem gerichtlichen Obduktionsbefund:
In der Bauchhöhle zwischen den Eingeweiden verteilt, schwarzrotes, lockeres,
geronnenes Blut, dessen Gesamtmenge ungefähr einen faustgroßen Klumpen
vorstellt. Außerdem Spuren von blutig verfärbten Faserstoffmembranen an
den gleichmäßig schmutzigroten Dünndärmen und eine dickere Membran
an der Vorderfläche der Leber. Operativer Defekt der Gebärmutter samt
ihren Anhängen, zwischen der die Stümpfe deckenden Naht ein halbhand-

flächengroßes Loch, durch welches der in der Scheide liegende, blutig durchtränkte Gazetampon in die Gebärmutterhöhle hinausragt. Oberhalb der linksseitigen Bauchfellnaht ist eine quere Darmnaht der S-Schlinge angelegt, neben welcher ein mißfarbiger Gewebestumpf liegt, der mehrere Ligaturen erkennen läßt (Gekrösestumpf der S-Schlinge). Die Naht liegt 15 cm oberhalb des Afters. Beim Einspritzen von Flüssigkeit in den Dickdarm zeigt sich, daß die Darmnaht hält und nirgends Wasser ausfließt. Der Leiche beigegeben ist die Gebärmutter samt Frucht, ein Stück Dickdarm und zwei Stücke Fettgewebes. Gebärmutter an der Vorderseite ausgeschnitten, enthält einen Mutterkuchen, an welchem mittels 19 cm langer Nabelschnur eine Frucht hängt. Die Frucht ist 14 cm lang, vollkommen wohlgebildet, männlichen Geschlechtes, überall von Oberhaut bedeckt, Gefäße injiziert. Die Länge der Gebärmutter ist 13 cm, hievon kommen 4 auf den Halskanal. Die Wanddicke des Körpers ist 1 bis 2 cm, die des Halskanals 1 cm. Der Mutterkuchen sitzt an der hinteren Wand. Der Durchmesser beträgt 6½ cm. An seinem Rand haften die Eihäute, welche an den seitlichen Wänden des Uterus abgelöst sind. Hier sind die Eihäute gelblichgrün verfärbt und die hinfällige Haut eitrig infiltriert. Der untere Rand des Mutterkuchens ist auf eine fingerbreite Strecke von der Innenfläche der Gebärmutter abgelöst, während sonst der Mutterkuchen an der hinteren Wand überall festhaftet. Der innere Muttermund hat einen Umfang von 3½ cm und fühlt sich narbig an. Der äußere Muttermund klafft sehr weit. Oberhalb des inneren Muttermundes, 1 cm von ihm entfernt, zeigt sich an der Hinterwand ein 3 cm langer, fetzig begrenzter, klaffender Riß, durch welchen man in der Richtung nach oben hinten in einen Kanal gelangt, der am Bauchfellüberzug der hinteren Gebärmutterwand 6 cm unterhalb des Scheitels mit einer fetzig begrenzten, 2 bis 3 cm langen, querstehenden Lücke endigt. Die Eileiter geschlängelt, eng, im rechten Eileiter dickliche, eiterähnliche Flüssigkeit. Im linken Eierstock zwei stark vorgewölbte, ockergelbe Schwangerschaftskörper. Das erwähnte Darmstück ist 15 cm lang, entspricht einem Dickdarmstück. Es ist auf der einen Seite vom Bauchfell überzogen, auf der anderen Seite liegt die unbedeckte Muskulatur bloß. Das Stück ist zu einem kaum kleinfingerdicken Strang zusammengezogen. An ihm hängen zahlreiche Fettläppchen. Das eine Ende ist quer scharfrandig durchtrennt und hängt hier auch noch ein Rest des Gekröses, das andere ist ausgefranzt, unregelmäßig zerrissen und geschunden, durch Blutungen schwärzlichrot verfärbt. Obduktionsdiagnose: Perforatio uteri gravidi inter excochleationem mit Abreißung der S-Schlinge durch Kornzange. Resektion der S-Schlinge, Exstirpation des Uterus, Gravidität im 4. Monat, Foetus noch lebend. Vorausgegangener Eingriff durch eine Hebamme.

Fall 60. 37 J. alt, verh., mehrgeschwängert. Nach der Angabe des Arztes waren bei der Frau seit 4. 11. 19.. Gebärmutterblutungen aufgetreten, welche durch einen beginnenden Abortus bedingt waren. Diese Blutungen gaben nach Aussage des Arztes die Indikation zu der am 11. vorgenommenen operativen Beendigung des Abortus. Er dilatierte bis Hegar 18, ging dann mit der Kornzange ein und entfernte ein Eihautstück. Dann extrahierte er eine fötale Extremität mit der Schultzezange. Er tamponierte das Cavum uteri und gab Secale. Am 13. erneuerte er die Tamponade. Am 14. bestanden schwache Wehen, Temp. war normal. Am 15. bekam Pat. Schüttelfrost und Fieber, weshalb er am 16. mit stumpfer Kürette und Schultzezange ausräumte. Dabei perforierte er den Uterus. Er ließ die Frau sofort ins Spital bringen, wo zirka 3 Stunden post perforationem der Bauchschnitt gemacht wurde. Dabei fand sich eine zirka fünfkronenstückgroße Perforationsöffnung im Fundus uteri, der unterste Teil des S-Schlinge abgerissen, das zentrale Ende vom Mesenterium abgelöst, das Peritoneum der hinteren Beckenwand und das retroperitoneale Gewebe lädiert und stark blutend. In der Bauchhöhle Blut, Koagula, Plazentareste. Die Frau starb während der Operation in der Narkose, die zirka 1½ Stunden dauerte und anfänglich mit Billrothmischung, später mit Äther unterhalten wurde. Auszug aus dem gerichtlichen Obduktionsbefund: Auffallend blasse Haut, spärliche Totenflecke. In der Bauchhöhle zwischen den Eingeweiden verteilt 225 cm³ teils flüssigen, teils locker geronnenen roten Blutes. Die Gebärmutter und ihre Anhänge fehlen, mit Ausnahme des linken Eierstockes. Nach Eröffnung der Bauchfellnaht zeigt sich, daß von der Gebärmutter ein zirka 4 cm langer, den Halskanal enthaltender Stumpf erhalten ist, der oben eine quere Abtrennungsfläche zeigt. Der Halskanal bis nach unten zu trichterförmig, und besitzt der äußere Muttermund einen Umfang von 5 cm. Wanddicke des Halskanals 1 cm. Das operativ entfernte Gebärmutterstück, die oberhalb des Halskanals amputierte Gebärmutter trägt den linken Eileiter und die rechten Anhängsel. Im rechten Eierstock ein erbsengroßer Schwangerschaftskörper. Gebärmutterstumpf 9 cm lang, an den Eileiteransätzen 7 cm breit. An der hinteren Peripherie des Gebärmutterscheitels findet sich ein klaffendes rundes Loch von zirka 3 cm Durchmesser mit fetzig zackigen, blutunterlaufenen Rändern. Dasselbe führt mit einer bequem für einen Finger durchgängigen Lücke in die Höhle der Gebärmutter. Diese Höhle ist an ihrer Innenfläche glatt, gleichmäßig rot gefärbt. Nur gegen den Scheitel und das rechte Horn hin ist eine unregelmäßig begrenzte unebene Stelle sichtbar, an deren oberem Rand das erwähnte Loch liegt. Wanddicke des Gebärmutterkörpers zirka 2 cm, im Bereich des Loches 1½ cm. 4 Querfinger oberhalb der tiefsten Stelle des Douglasschen Raumes zeigt der Mastdarm eine zirkuläre Naht, von welcher aus auch eine etwa 3 cm lange Naht in das Gekröse des Darmes hinaufreicht. Nach Lösung der Naht zeigt sich, daß hier der Mastdarm quer durchrissen ist, bis auf eine schmale Schleimhautbrücke der hinteren Peripherie, wo auch ein mehrere Zentimeter langer Riß in das Gekröse hineinreicht. Die Ränder des Gekröserisses stark blutig unterlaufen. Das Bauchfell glatt, glänzend, nur im Bereich des kleinen Beckens mit Spuren von Faserstoffauflagerungen bedeckt. Obduktionsdiagnose: Anaemia gravis e perforatione uteri cum dilaceratione recti inter excochleationem mit Schultzescher Zange.

Fall 61. 24 J. alt, verh., II. grav. Die Frau soll an Herzfleischentartung gelitten haben. Sie befand sich im 5. Manat der Schwangerschaft. Wegen der Herzfleischentartung wurde die Schwangerschaft von einem Arzt unterbrochen. Da während der Operation ein Kollaps eintrat, wurde die Frau in eine Heilanstalt gebracht, wo sofort eine Uterusexstirpation vorgenommen wurde. Es fand sich nämlich der Uterus perforiert und 5 Eßlöffel Blut in der Bauchhöhle. Auszug aus dem gerichtlichen Obduktionsbefund: Status nach Totalexstirpation der Gebärmutter. Die quere Bauchfellnaht klafft in der Mitte und ist von hier aus ein blutig getränkter Gazestreifen von der Scheide her eingeführt. In Formol eingelegt der Kopf einer menschlichen Frucht und die exstirpierte Gebärmutter, an der der rechte Eierstock hängt. Die Gebärmutter hat die Größe einer Mannesfaust. Sie mißt vom Scheitel bis zum äußeren Muttermund 14 cm, ihr Halskanal ist gegen links hin umgebogen, der äußere Muttermund ist ein querer, 2 cm langer Spalt, an welchem sich gegen links hin ein 1 cm langer Riß zeigt. Die Wand des Halskanals und der unteren Gebärmutterhälfte ist weit klaffend aufgerissen, mit fetzigen Rändern im Bereich des Gebärmutterkörpers, scharfen im Bereich der Halskanalwand. Vom Riß der rechten Gebärmutterwand aus gelangt man in einen von der Mitte der Wandmuskulatur bis an den Gebärmutterscheitel sich fortsetzenden Riß, der weit klaffend mit der engen Gebärmutterhöhle kommuniziert und bis unter den Bauchfellüberzug des Gebärmutterscheitels reicht. Hier zeigt der Überzug eine klaffende Lücke, die etwas vor und rechts von der kurz abgetragenen Einpflanzungsstelle des rechten Eileiters liegt. Die Lücke mißt von vorne nach hinten 2 cm, von rechts nach links 1 cm. Ihre Ränder sind fetzig. Die Wanddicke des Gebärmutterkörpers 2 bis 2½ cm, die des Halskanals 1 cm. Der Kopfumfang der Frucht mißt 12 cm. Keinerlei anatomische Veränderungen am Herzen, noch an den anderen Organen. Normales Becken. Obduktionsdiagnose: Anaemia gravis e dilaceratione uteri. Laparotomie und Uterusexstirpation. Gravidas mens V.

Fall 62. 36 J. alt, verh., mehrgrav. Die Frau hatte am 17. 3. 19.. nach Angabe ihres Mannes abortiert. Am Tage darauf berief sie einen Arzt und eine Hebamme, welche die Ausräumung der Gebärmutter vornahmen. Der Arzt bediente sich hiebei einer stumpfen Kürette und einer Abortuszange und förderte bei der Excochleation stinkende Plazentastücke zutage. Bei der Betastung der hinteren Gebärmutterwand will der Arzt die Lendenwirbelsäule gefühlt haben. Er tamponierte mit Jodoformgaze. 4 Tage später (22.) wurde ein anderer Arzt geholt, der die Frau ins Spital bringen ließ. Dort ist sie am 25., 1 Uhr nachts gestorben, nachdem noch eine Douglasinzision und Drainage durch das hintere Scheidengewölbe vorgenommen worden war. Auszug aus dem gerichtlichen Obduktionsbefund: In der Bauchhöhle zwischen den Eingeweiden verteilt eine stinkende braune Flüssigkeit in der Menge von 150 cm³. Bauchfell überall stärker gerötet und mit mißfärbigen Faserstoffmembranen, insbesondere im Bereich der Beckenorgane und der dort liegenden Darmschlingen bedeckt. In der Tiefe des Douglasschen Raumes sieht man die Enden zweier dicker Drainrohre, welche durch die Inzisionswunde in die Bauchhöhle eingeführt sind. Die Gebärmutter mit mißfärbigen Faserstoffmembranen bedeckt, sehr schlaff, zeigt an der hinteren Fläche ihres Scheitels etwas links von der Mittellinie eine trichterförmige Lücke von 1 cm, durch welche man in die Gebärmutterhöhle gelangt. Am oberen Rand des Loches hängt noch ein überlinsengroßer Bauchfellappen, der, auf die Lücke herübergeschlagen, dieselbe bedeckt. Seine Ränder passen auf die Lücke. Gebärmutter 10½ cm lang, wovon drei auf den Halskanal kommen. Der Halskanal wird von derber, sich narbig anfühlender Schleimhaut ausgekleidet. Wanddicke des Halskanals 1 cm. Höhle des Gebärmutterkörpers leicht erweitert, enthält eine graue Flüssigkeit. Wand 2 cm dick, Querdurchmesser an den Hornstellen 6 cm. An der hinteren Gebärmutterwand eine annähernd kreisrunde, 4 cm im Durchmesser besitzende, leicht wulstig verdickte Stelle, die am Scheitel beginnt und am unteren Rand 1½ cm ober dem inneren Muttermund liegt. Die übrige Innenfläche des Gebärmutterkörpers glatt, rötlichweiß. Am oberen Rand der wulstigen Stelle findet sich auch ein trichterförmiges Loch von über 1 cm Durchmesser, durch welches man von dem außen beschriebenen Loch in die Bauchhöhle gelangt. Der rechte Eileiter auf Daumendicke angeschwollen, enthält mißfärbige Flüssigkeit, Schleimhaut dunkel gerötet. Linker Eileiter eng, sein Bauchhöhlenende dunkel gerötet. Eierstöcke klein, gekerbt. Im rechten ein erbsengroßer

gelber Schwangerschaftskörper. An der S-Schlinge findet sich der Stelle des
Gebärmutterloches entsprechend eine bläulich gefärbte Schleimhautstelle,
unter welcher einige kleine Gasblasen liegen. Äußerlich ist hier keine Verletzung nachweisbar. Knöchernes Becken geräumig. Obduktionsdiagnose:
Peritonitis purulenta ex perforatione uteri inter excochleationem post
abortum.

      Fall 63. 38 J. alt, verh., mehrgeschwängert. Die Frau soll vor 3 Wochen
beim Tragen einer Kiste rücklings über eine liegende Leiter gestürzt sein,
wobei ihr die Kiste auf den Bauch gefallen sein soll. Seither Schmerzen.
14 Tage später wurde die Pat. bettlägerig und am 28. 3. 19.. ins Spital
transportiert. Daselbst wurde sie laparotomiert und starb am folgenden Tag.
Im Spital erhob man, daß vor 8 Tagen ein Abortus eingetreten war. Weitere
Erhebungen ergaben, daß die Frau ungefähr eine Woche vor ihrem Tod im
zweiten Schwangerschaftsmonat abortiert habe, wobei der Anstoß hiezu der
Unfall gewesen sein kann. Ein Arzt hatte zunächst mit Hegarstiften erweitert, wobei er sofort bemerkte, daß der Hegar beinahe in seiner ganzen
Länge in den Uterus ging, und sich dem Kollegen gegenüber äußerte, daß er
mit dem Instrument ins Uferlose gekommen sei. Da der Arzt bei der Einführung des Stiftes gar keinen Widerstand fand, so dachte er nicht, daß er
perforiert habe, sondern er meinte, daß die Schwangerschaft schon älter und
deswegen der Uterus größer sei als er angenommen hatte. Mit der Kornzange, die er am nächsten Tag einführte, verletzte er den Darm. In dem
Spitalszettel, den der Arzt der am selben Tag ins Spital verschafften Pat.
mitgab, wurde nichts erwähnt, was auf eine selbsterzeugte Perforation
schließen ließ, geschweige denn, daß von einer Darmperforation gesprochen
wurde; er deutete nur die Möglichkeit einer inneren Verletzung durch jene
Kiste an und überließ die Beurteilung dieser Möglichkeit der Spitalsabteilung.
Offenbar wurde im Spital erst in der Nacht vom 28. auf den 29., also viele
Stunden nach der Verletzung, operiert (die Darmverletzung, die der Arzt
nicht erkannt haben soll, wurde am 28. vormittags gesetzt). Auszug aus
dem gerichtlichen Obduktionsbefund: In der Bauchhöhle zwischen
den Eingeweiden verteilt eine braune, nach Kot riechende Flüssigkeit, Eingeweide überall mit Faserstoffmembranen bedeckt, Bauchfell insbesonders
an den Dünndärmen stark gerötet. Die Kontinuität des untersten Dünndarmstückes ist 9 cm vor der Bauhinischen Klappe unterbrochen und sind
die beiden Dünndarmenden durch je eine Nahtreihe geschlossen. Dementsprechend fehlt ein 14 cm langes Dünndarmstück. 3 cm von dem durchtrennten
Gekröserand entfernt liegt eine von aufliegendem Faserstoff umgebene Lücke
des Bauchfellüberzuges des Gekröses von etwa Hellergröße. Ränder der
Lücke unterminiert, zackig, ein unverletzter Schlagaderast liegt am Rande
der Lücke frei. Das obere Stück des Dünndarmes ist 8 cm oberhalb der
Durchtrennungsstelle mit einer Darmnaht an die vordere Fläche des aufsteigenden Dickdarmes in der Gegend der Leberkrümmung desselben eingenäht und kommunizieren dementsprechend die beiden Darmabschnitte.
Beim Eingießen von Wasser in das Dünndarmstück fließt dasselbe ungehindert
in den Dickdarm hinüber. Die Naht hält dabei fest. Knöchernes Becken
geräumig, mißt im Eingang 11 : 13 cm. Die Beckeneingeweide sind miteinander
durch feste, breite, bindegewebige Membranen verwachsen. Die nach hinten
geknickte Gebärmutter ist mit dem Mastdarm verwachsen, so daß ihre
Anhänge ganz verdeckt sind. Zwischen den Verwachsungen ist hie und da
mißfärbige wässerige Flüssigkeit angesammelt. An der vorderen Gebär-

mutterfläche links von der Mittellinie, 2 cm unter dem Scheitel und ebensoweit vom linken Eileiteransatz entfernt, sind zwei Nähte angelegt. In der Umgebung derselben haften bindegewebige Membranen, die blutig unterlaufen und dunkelrot verfärbt sind. Nach Durchtrennung der Naht zeigt sich in der Gebärmutterwand ein 15 mm langes klaffendes Loch, durch welches man in der Richtung nach l. unten in die Gebärmutterhöhle gelangt. Nach Lösung der Verwachsungen der Gebärmutteranhänge zeigt sich, daß die Eileiter kurz und geschlängelt sind und etwas verbreitert ausschauen. Aus denselben läßt sich durch das dunkelrot geschwollene Bauchhöhlenende dunkler Eiter ausdrücken. Eierstöcke klein, schlaff, dunkelrot. Im linken Eierstock ein haselnußgroßer ockergelber Schwangerschaftskörper. Gebärmutter ist 8½ cm lang, wovon 3 cm auf den Halskanal kommen. Die Körperwand ist 2 cm dick, die Halskanalwand 1 cm dick. Muskulatur rötlichweiß, starr, leicht zerreißlich. Äußerer Muttermund ein weiter, querer, klaffender Spalt, innerer Umfang 4 cm. Halskanalwand von dunkelroter Schleimhaut ausgekleidet. Höhle des Körpers etwas erweitert, querer Durchmesser an den Eileiteransätzen 4½ cm. In der Höhle Spuren einer mißfärbigen Flüssigkeit. Innenfläche am inneren Muttermund streifig geschwärzt. Eine solche Streifung zieht an der linken Wand vom inneren Muttermund bis zu einem 2½ cm ober dem inneren Muttermund liegenden Loch, welches einen Durchmesser von ½ cm besitzt und fetzig zackige Ränder besitzt. Das Loch ist das innere Ende eines 2½ cm langen Kanals, welcher durch die außen beschriebene Lücke in die Bauchhöhle führt. Der Kanal wird von lebhaft geröteter, mißfärbig belegter, zerrissener Muskulatur begrenzt, und sind seine Wände verklebt. Im übrigen ist die Innenfläche des Gebärmutterkörpers glatt, nur gegen das rechte Horn zu findet sich eine zwanzighellerstückgroße wulstige Stelle. Beigegeben in einem Glas das bei der Bauchhöleneröffnung entfernte Dünndarmstück. Dasselbe ist 13 cm lang, zeigt an seinen Enden eine graue, scharfrandige Durchtrennung und davor eine quere Abquetschungsfurche. Ungefähr in der Mitte dieses Darmstückes ist die Lichtung unterbrochen und hängen die beiden Teile nur noch durch eine schmale 1 cm lange Brücke des Gekröses zusammen. An dieser Brücke hängt ein 1 cm breiter Streifen von Darmwand, an dessen Ende ein ausgezerrter Schleimhautstrang hängt, der zu dem einen Durchtrennungsstrang hinzieht. Die Ränder der die Darmlichtung eröffnenden Stelle fetzig gezackt, deutlich zerrissen. Obduktionsdiagnose: Peritonitis purulenta e dilaceratione intestini ilei inter excochleationem. Grav. mens. II.

Fall 64. 37 J. alt, verh., mehrgeschwängert. Sie abortierte nach Angabe ihres Mannes vor zirka drei Wochen. Am 15. 4. 11 Uhr nachts bekam sie Schmerzen und heftige Blutungen. Der Mann ging zum Arzt, der gleich kam, zuerst mit der Hand einging, dann mehrere Instrumente gebrauchte. Der Mann der Pat., der bei der Operation anwesend war, gab an: „Ich sah, wie er auf einmal etwas Lichtgraues, Rundes an einem Ende Ausgefranstes herauszog, das ungefähr einen Daumen stark und einen Unterarm lang war. Ich hielt das für Darm und fragte den Arzt, was das wäre, worauf er mir etwas entgegnete, was wie Eiter oder so irgend wie klang. Er tat den Darm wieder zurück und verstopfte nachher die Scheide mit Jodoformgaze. Dann sagte er mir, meine Frau müsse wegen Lebensgefahr sofort ins Spital. Der Arzt gibt an, daß er tamponieren wollte, wobei die Pat. sehr unruhig war. Er habe nur einmal eine Kugelzange mit Tampon eingeführt, wobei die Frau ohnmächtig wurde und dann Schmerz äußerte. Wegen des kollabierten Zustandes ordnete er den Transport ins Spital an. Bei einer zweiten Vernehmung gab er zu, eine Darmschlinge vorgezogen zu haben, doch führte er die Perforation und das Vorziehen des Darmes auf einen vorausgegangenen Eingriff von anderer Hand zurück. Bei einer weiteren Vernehmung gab er an, daß das vorgezogene Stück wohl wie eine Darmschlinge aussah, doch konnte er dies nicht bestimmen. Jedenfalls war es nicht ein Stück, das abgerissen war, war nicht offen, sondern bestimmt eine geschlossene Schlinge. Dieses Stück reponierte er mit der Kornzange in den Uterus. Die Pat. kam am 16. 4. 19.. 4 Uhr früh mit dem Zettel des Arztes: „Drohende Verblutung" ins Spital. Man fand in der Scheide einen kaum durchbluteten Tampon. Die Indikation wurde im Spital nicht dringend gehalten, daher erst um $^3/_4$12 Uhr mittags des nächsten Tages zur Ausräumung geschritten wurde, wobei sofort ein rot verfärbtes Darmstück vorgezogen wurde. Auf die telephonische Anfrage des Spitals beim Arzt sagte dieser nichts von einer Perforation und einer Darmvorziehung. Sofortige Laparotomie, Resektion des abgerissenen Dünndarmes. Supravaginale Amputation des Uterus. Exitus am 22., $^1/_2$4 Uhr nachmittags. Auszug aus dem gerichtlichen Obduktionsbefund: In der Bauchhöhle etwas trübbraune, von Fettropfen durchsetzte Flüssigkeit, die im kleinen Becken in 100 cm³ Menge angesammelt ist. In den seitlichen Bauchgegenden auch eine eitrige Flüssigkeit in spärlicher Menge. Untere Dünndarmschlingen im kleinen Becken. Beim Herausheben derselben spritzt aus einer an einer der Schlingen vorhandenen kleinen Lücke Darminhalt hervor. Die obere Hälfte des Dünndarmes auf Vorderarmdicke ausgedehnt, gebläht, ihr Bauchfellüberzug gerötet, klebrig, die Schlingen miteinander verklebt. Nach Entwicklung der Därme zeigen sich an der unteren Schlinge 25 cm von der Blinddarmklappe 3 hirsekorngroße Lücken der Darmwand, aus welchen das von unten eingegossene Wasser im Strahl herausspritzt. Im Bereich dieser Stelle ist der Bauchfellüberzug der Schlinge an der einen Hälfte der Darmperipherie auf eine 5 cm lange Strecke abgeschunden und sind 2 oder 3 Bauchfellnähte, welche die Nähte des Bauchfellrisses zum Teil vereinigen, angenäht. Die bloßgelegte Muskulatur an den 3 Stellen gerissen. 65 cm weiter oben ist an der Konvexität einer Dünndarmschlinge eine über 6 cm lange Darmnaht angelegt, und zeigt sich nach Öffnung dieser Nähte, daß der Bauchfellüberzug dieser Schlinge an einer linsengroßen und über kronenstückgroßen Stelle abgeschunden ist. 10 cm weiter nach oben findet sich eine zirkuläre Darmnaht in drei Schichten. Von der Gebärmutter ist ein nur 3½ cm langer Stumpf erhalten, welcher dem Halskanalteil entspricht, und der eine quere, von der Bauchfellnaht überdeckte obere Abtrennungsfläche aufweist. Der ober dem Halskanal abgetrennte Gebärmutterkörper ist an der linken Peripherie aufgeschnitten, so daß man von hier aus in die Höhle blickt, an welcher man in der hinteren Wand eine kronenstückgroße wulstige Erhabenheit vorfindet. An der Außenseite vorn finden sich zwei schlitzförmige Lücken. Die eine liegt innen vom rechten Eileiteransatz und ist ein 12 mm langer, von hinten links nach rechts vorne ziehender Schlitz, die andere Lücke liegt ganz im Bereich der Vorderwand, zieht steil von links oben nach rechts unten. Ihr oberes Ende ist 8 mm von dem linken Schlitz entfernt. Diese zweite Wunde ist 2½ cm lang und klafft 6 cm weit. Beide Lücken führen in die Gebärmutterhöhle. Die Wand der Gebärmutter ist 2½ cm dick und zeigt auf dem Durchschnitt dickwandige Gefäße. Das zweite Präparat ist eine Dünndarmschlinge von 75 cm Länge. An dem einen Ende besitzt diese Schlinge auf einer über 10 cm langen Strecke einen Bauchfellüberzug, am anderen Ende einen solchen Überzug auf eine

30 cm lange Strecke. Das dazwischenliegende 30 cm lange Stück wird von ausgezerrtem Schleimhautrohr gebildet, an welchem noch hie und da ein Fetzen von Muskulatur und Bauchfellüberzug hängt. Hie und da sind in dem Schleimhautrohr kleine Lücken sichtbar, aus welchen vom Ende her eingegossenes Wasser ausfließt. An dem einen Ende der Schlingen hängen lange Fetzen von Bauchfellüberzug, Muskulatur und Schleimhaut. Das andere Ende zeigt eine scharfrandige Abtrennungsfläche. Das dritte Gewebsstück ist ein 24 cm langes, halbkreisförmiges Gekrösestück. Dasselbe zeigt an dem einen Rand eine der ganzen Länge nach sichtbare Rinne, welche der Ansatzstelle des abgerissenen Dünndarmabschnittes entspricht und an dem anderen Rand eine scharfrandige Schnittwunde aufweist. Obduktionsdiagnose: Peritonitis purulenta. Abreißung des Dünndarmes bei Uterusperforation durch den Arzt. Verheimlichung der Perforation und der Darmverletzung beim Transport ins Spital gegenüber den Ärzten. Darmresektion. Supravaginale Amputation des Uterus.

Fall 65. 39 J. alt, verh., mehrgeschwängert. Die Frau wurde am 3. 5. 19.. wegen Erscheinungen eines Abortus von einem Arzte instrumentell ausgeräumt. Zunächst wurde mit Hegarstiften (bis zu welcher Nummer?) erweitert und dann mit einer Kürette ausgeschabt. Am Abende des nächsten Tages (4.) brachte man die Frau in eine Spitalsabteilung, wo ihr über Nacht sehr schlecht wurde. Es stellten sich Fieber und Meteorismus ein und um $^3/_4$ 11 Uhr abends starb die Frau. Bei der Obduktion fand sich eine Uterusperforation. Anzeige, gerichtliche Obduktion. Auszug aus dem gerichtlichen Obduktionsbefund: In der Bauchhöhle eine dunkelbraunrote Flüssigkeit, die insbesonders im kleinen Becken angesammelt ist. Von dieser Flüssigkeit sind in einem Stöpselglase 220 cm³ beigegeben. Am Grunde des Glases liegen in der Flüssigkeit einige dunkle, lockere Blutgerinnsel. Bauchfell glatt glänzend, nur an den unteren Dünndarmschlingen stärker gerötet und von roten Faserstoffmembranen bedeckt. Gebärmutter, deren Körper etwas gegen rechts und nach vorne gewendet ist, zeigt an ihrer hinteren Fläche links in der Gegend des inneren Muttermundes einen weitklaffenden Riß, durch welchen man bequem den Daumen hindurchführen kann und in die Gebärmutterhöhle gelangt. Die Gebärmutter ist 10 cm lang, wovon 8 cm auf die Höhle kommen, 2 auf den Halskanal. Die Dicke der Wand am Scheitel 2 cm. In der Mitte der vorderen Wand des Körpers wölbt sich eine haselnußgroße Muskelgeschwulst vor. Eine kirschkerngroße solche Muskelgeschwulst hebt sich hinter der Ursprungsstelle des linken Eileiters vor, rechts von dieser springt auch eine erbsengroße, nur von Bauchfell überzogene Muskelgeschwulst aus der Gebärmutterwand vor. Die Wanddicke des Körpers ca. 2 cm, die des Halskanals über 1 cm. Die Muskulatur derb, rötlichweiß. Die Höhle des Körpers enthält einige kleine, zottige, dunkelrote Blutgerinnsel und ein zackig begrenztes, kronenstückgroßes, membranöses, leicht zerreißliches Gebilde. Die Körperhöhle wird von dunkelrotbrauner, faltiger, weicher, ½ cm hoher Schleimhaut ausgekleidet, welche offenbar der hinfälligen Haut entspricht. Dieselbe haftet etwas fester an einer kronenstückgroßen Stelle der hinteren Wand unterhalb des Gebärmutterscheitels. Der Halskanal hat einen inneren Umfang von 2½ cm. An seiner linken Wand beginnt 2 cm oberhalb des äußeren Muttermundes der erwähnte Riß, welcher über den inneren Muttermund hinauf in die hintere Gebärmutterkörperwand an deren linke Seite reicht. Der Riß ist 3 cm lang und klafft 1 cm weit. Legt man die Wände des Risses zusammen, so sieht man, daß der innere Muttermund, über den der Riß hinaufzieht, nur einen Umfang von 1 cm besitzt. Im Halskanal blutiger Schleim. Der rechte Eileiter ist mit dem Eierstock bindegewebig verwachsen, doch ist sein Fimbrienende offen. Der rechte Eierstock enthält einen kirschgroßen ockergelben Schwangerschaftskörper. Linkerseits dehnt sich der Eileiter zu einem bis Daumendicke erreichenden, gewundenen Schlauch aus, der mit dem Eierstock verbunden ist. Die Kontinuität dieses Eileiterschlauches — er ist ungefähr 16 cm lang — ist etwa in seiner Mitte unterbrochen mit einer fetzig-zackig begrenzten, blutig unterlaufenen Rißfläche. Ausgekleidet wird der ganz leere Schlauch von dünner, rotbrauner Schleimhaut. Der linke Eierstock ist in einen schlaffwandigen Zystensack umgewandelt, der schätzungsweise etwa hühnereigroß ist, aber ganz zusammengefallen erscheint. Die hintere Fläche dieses Sackes zeigt eine fetzig begrenzte, blutig unterlaufene, ungefähr guldenstückgroße Lücke, von welcher aus man die glatte, graue Auskleidung der Zyste sieht. Die derart veränderten linken Gebärmutteranhänge sind bindegewebig mit der S-Schlinge verwachsen. Deckt man die linken Gebärmutteranhänge auf die Gebärmutter auf, so paßt die Lücke im Zystensack auf den Riß in der hinteren Gebärmutterwand. Stülpt man die Eierstockzystenwand um, so sieht man an der hinteren Fläche gegen oben und links hin mehrere Einrisse mit blutig unterlaufenen zackigen Rändern. Der schlauchartige Eileitersack steht durch eine kleine Lücke mit dem Eierstocksack in Kommunikation. Vor der Einmündungsstelle zeigt die Eileitersackwand noch einen zweiten, ganz kleinen Einriß. Obduktionsdiagnose: Anaemia gravis et peritonitis post perforationem uteri, cystis tubo-ovarialis.

Fall 66. 33 J. alt, verh., siebentgeschwängert. Die Frau wurde auf eine gynäkologische Abteilung aufgenommen, da sie im dritten Monate schwanger, wegen Tuberkulose der Lungen unterbrochen werden sollte. Bei der Ausräumung der Gebärmutter wurde eine Perforation erzeugt. Trotz sofortiger Laparotomie und Exstirpation des perforierten Uterus erfolgte dennoch der Tod am selbigen Tage. Auszug aus dem gerichtlichen Obduktionsbefund: ..... Am Rücken vier Fisteln, von der obersten Fistel stößt die Sonde auf rauhen Knochen. Rechte Lunge überall locker angeheftet, in der Spitze der rechten Lunge eine oberflächliche, schiefergraue Schwiele. ..... Blinddarm und S-förmige Schlinge bedecken das kleine Becken und sind mit Knopfnähten an die hintere Wand der Blase angenäht. In dem hiedurch gebildeten Raum liegt ein durch die Scheide hindurchgeleiteter Gazestreifen. Links der Eierstock und die äußere Hälfte des Eileiters vorhanden. Letzterer am zentralen Ende abgebunden. Vom äußeren Ende der an Stelle des rechten Mutterbandes liegenden Naht zieht nach hinten außen, über den hinteren Teil des Musc. psoas, ein sich nach oben hin y-förmiggabelnder, durch Knopfnähte verschlossener Riß, welcher an dieser Stelle nach vorn und hinten etwas abgehoben ist. Am Grunde dieses Risses liegt unverletzt der rechte Harnleiter bloß. An der Vorderseite der Brustwirbelsäule ist das Zellgewebe vom 1. bis 10. Brustwirbel nach vorne und über den mittleren Brustwirbeln auch seitlich stark vorgewölbt. Die Präparation zeigt, daß das darunter liegende Gewebe in der beschriebenen Ausdehnung teilweise von Hohlräumen durchsetzt ist, die gelbbraunen Eiter ernthalten, im übrigen aber in eine dicke Lage schlaffen, gelbbraunen, von Eiter durchsetzten Gewebes verwandelt ist. Diese Gewebsmassen reichen unmittelbar bis an die vordere Fläche der Wirbelkörper, welche Stellen leicht rauh sind, nirgends aber einen größeren Defekt aufweisen. Die in Alkohol gehärtete, bei der Operation entfernte Gebärmutter ist im ganzen 11½ cm lang, 8 cm breit und 6 cm dick. In der rechten Hälfte ihres Grundes findet sich ein querovale Lücke in der Gebärmutterwand, deren Durchmesser 1:2½ cm betragen. Der Rand dieser Lücke ist fetzig, Gebärmutterwand daselbst anscheinend stark verdünnt. Im Grunde der Lücke wölben sich graurote Gewebsmassen mit wulstiger Oberfläche vom Aussehen des Mutterkuchens vor. Im Bereich dieser Lücke ist die Oberfläche des Gebärmuttergrundes stärker ausladend. An der Vorderfläche des Gebärmutterkörpers ist gleichfalls rechts von der Mittellinie, 17 mm vom unteren Rand des vorbeschriebenen Loches entfernt, eine kleine rundliche Lücke von 2½ mm Durchmesser zu sehen, durch welche die Sonde in der Richtung nach innen unten in die Gebärmutterhöhle gelangt. Im Halskanal finden sich an der Rückseite in der Schleimhaut seichte längs gerichtete Einrisse. Die Höhle des Gebärmutterkörpers enthält wulstige, weiche, teils blaßrote, teils durchblutete Gewebsmassen, die der Wand des Gebärmutterkörpers oben links und hinten locker anhaften. Sie sind am Grund der Gebärmutter am dicksten und verstopfen die große, von außen sichtbare Lücke der Gebärmutterwand von innen her, nur den rechten Rand der Lücke offenlassend. Auch auf Einschnitten erscheint die Wand der Gebärmutterhöhle im Bereich der großen Lücke stark verdünnt bis auf weniger als ½ cm. Die Muskelschichten konvergieren auf der Schnittfläche im Bereich dieser Stellen gegen die Mitte zu. . . . . . Der Längsdurchmesser des fötalen Kopfes beträgt 31 bis 33 mm. Obduktionsdiagnose: Anaemia gravis, defectus uteri et adnexorum dext. ex laparotomia, perforatio uteri gravidi mensis IV. Dilaceratio peritonei fossae iliacae sinistrae. Caries columnae vertebralis, fistulae cutis dorsi. Cicatrix apicis pulm. dext. ex Tbc.

Fall 67. 40 J. alt, verwitwet, mehrgeschwängert. Wurde am 29. 10. 19.. von Dr. X. im 2. oder 3. Monat der Gravidität ausgeräumt, erkrankte dann an Peritonitis und wurde am 1. 11. laparotomiert, wobei die perforierte Gebärmutter entfernt wurde. Diese hatte eine linsengroße Perforationsöffnung links von der Mittellinie. Am Abend nach dem Operationstage (2.) verschied die Frau um 12 Uhr mittags. Weitere Erhebungen ergaben, daß die Frau am 2. 10. in die Ordination eines Arztes kam und über Kopfschmerzen und Schwächegefühl klagte. Es wurde eine Schwangerschaft konstatiert (letzte Menses vor 6 Wochen). Am 24. kam die Frau wieder und klagte über Appetitlosigkeit, Erbrechen, Abnahme des Körpergewichtes (ca. 5 kg) und schlechte Gemütsstimmung. Sie wurde zu dem Dr. X. geschickt, der eine Anzeige für die Einleitung des Abortus bestätigte. Der Arzt, zu dem die Frau anfangs Oktober kam, und der die Schwangerschaft feststellte, will vor zwei Jahren bei der Pat. bereits einen rechtsseitigen Lungenspitzenkatarrh festgestellt haben. Er riet der Pat. die Aufnahme in eine Heilanstalt an, jedoch wurde die Ausräumung zu Hause bei der Pat. vorgenommen. Das linke Horn des Uterus soll auffallend weich gewesen sein. Auszug aus dem gerichtlichen Obduktionsbefund: . . . . . 154 cm lange Leiche, kräftig und regelmäßig gebaut, sehr gut genährt. Brüste groß, fettreich, prall. Fettpolster der Bauchdecken zwei Querfinger, der der Brust daumendick. . . . . . Rechte Lunge frei, linke an der Spitze angewachsen. Beide Lungen leicht gedunsen, ziemlich blutreich, stark durchfeuchtet. Die rechte Spitze enthält unter dem Überzuge ein hanfkorngroßes schwarzes Knötchen. Die linke Lungenspitze narbig eingezogen, enthält eine schwarze, verzweigte Schwiele, in welche eine haselnußgroße Höhle eingeschlossen ist, in der sich mörteliger Brei befindet. Die Lymphdrüsen an der Lungenpforte klein, schwarz pigmentiert. ..... In der Bauchhöhle zwischen den Eingeweiden verteilt 100 bis 200 cm³ einer blutigen Flüssigkeit. Eingeweide miteinander teilweise durch blutiggefärbte Faserstoffmembranen im Bereiche des kleinen Beckens verklebt. Därme mächtig ausgedehnt, und zwar die Dünndärme auf Vorderarmdicke, der Dickdarm mit Ausnahme der zusammengezogenen S-Schlinge auf Oberarmdicke. Dünndärme schwappend, mit grauer, teilweise graugelber Flüssigkeit gefüllt. Gebärmutter fehlt, an ihrer Stelle eine quere Bauchfellnaht, ober welcher beiderseits sich je ein Eierstock vorwölbt. Im rechten ein Schwangerschaftskörper, Eileiter fehlen. Nach Durchtrennung der queren Bauchfellnaht zeigt sich, daß von der Gebärmutter ein 2½ cm langer Stumpf erhalten ist, der die klaffende Scheidenportion der Gebärmutter trägt. Die in Formol gehärtete Gebärmutter ist an der vorderen Seite aufgeschnitten und etwa der Halsmitte entsprechend findet sich ihre Abtragungsfläche. Die Gebärmutter ist 10 cm lang, ihre Wand im Halsanteil 1½ cm, sonst bis 3 cm dick. In ihrer Höhle sieht man graue Gewebsfetzen, die der Innenfläche gegen den Scheitel hin anhaften. Fingerbreit rechts von der Einpflanzungsstelle des fehlenden linken Eileiters liegt eine von rechts hinten nach rechts vorne ziehende, 1½ cm lange, rißartige Lücke, von welcher aus man die Sonde in die Gebärmutterhöhle führen kann, und zwar durch einen nach unten ziehenden mit geronnenem Blut ausgefüllten Kanal. Die Gebärmutterwand ist hier nur 1 cm dick. Der rechte Eileiter hängt losgelöst vom rechten Gebärmutterhorn. Obduktionsdiagnose: Peritonitis, Darmparalyse, Perforatio uteri inter excochleationem durch einen Arzt ohne Indikation zur Abortuseinleitung.

Fall 68. 36 J. alt, verh., mehrgeschwängert. Die Frau kam am 20. 1. 19.. zu einem Arzt, der einen weit offenen Muttermund und Blutung aus demselben, aber keine Schwangerschaft feststellte. Er untersuchte auch mit der Sonde, dann kürettierte er. Drei Tage später traten Blutungen und Stuhlverstopfung auf. Es wurde ein Gynäkologe beigezogen, der eine Abdominalschwangerschaft oder eine Zyste vermutete und Bettruhe anriet. Am 24. kam es zum Erbrechen, so daß die Pat. sofort in eine Privatheilanstalt gebracht wurde, wo sie noch am selben Tage starb, ohne daß eine Operation vorgenommen worden wäre. Auszug aus dem gerichtlichen Obduktionsbefund: Das Bauchfell ist an den Dünndärmen und im kleinen Becken gerötet, daselbst auch über den Geschlechtsorganen und über den mit diesen Organen verklebten Dünndärmen mit mißfärbigen Faserstoffmembranen bedeckt. Im Douglas über und hinter der Gebärmutter eine stinkende, jauchige Flüssigkeit von 100 cm³. Die schlaffe, etwas nach vorn gebogene Gebärmutter 9½ cm lang, an den Eileiteransätzen 5 cm breit, zeigt an ihrem Scheitel hinten fingerbreit innen vom rechten Eileiterursprung eine erbsengroße, graugrünliche Vorwölbung ihres Überzuges und zeigt dasselbe an der inneren Peripherie der Vorwölbung einen Einriß von wenigen Millimetern Länge. Man gelangt durch diesen Riß in die Gebärmutterhöhle. Eierstöcke mit mißfärbigen Eitermembranen bedeckt. Im rechten Eierstock findet sich im Zentrum ein kirschgroßer Schwangerschaftskörper. Der rechte Eileiter stark geschwollen und gerötet. Er enthält eine graue, stinkende Jauche. Die Höhle des Gebärmutterkörpers enthält Spuren von dunkelrotem, geronnenem Blut. Innenfläche glatt, rot, nur an der vorderen Wand gegen das rechte Horn hin liegt eine unebene, wulstige, über kronenstückgroße Stelle, wo ein weiches, schwarzrotes Gewebe der Innenfläche aufliegt. Halskanal 3 cm lang, der innere Muttermund hat einen äußeren Umfang von 2 cm, einen inneren von 4 cm, eine Verletzung im Bereich des Halskanals ist nicht nachweisbar. Etwas innen vom rechten Gebärmutterhorn ist die Muskulatur von einem Kanal durchsetzt, welcher einen Durchmesser von ungefähr l cm hat und durch die oben erwähnte Perforationslücke nach außen führt. Obduktionsdiagnose: Peritonitis und Darmlähmung nach Uterusperforation, Uterus post abortum mensis II. Salpingitis ichorosa.

Fall 69. 26 J. alt, verh., III. grav. Die Frau wurde am 21. 1. 19.. aus einem Marktflecken nach Wien in ein Spital gebracht und starb hier unter den Erscheinungen der Sepsis und Peritonitis am 26. 8 Uhr abends. Sie gab an, von einer Kuh in den Unterleib gestoßen worden zu sein. Letzte Menstruation am 3. 12. des Vorjahres. Uterus hochstehend, Fundus nicht abtastbar, Zervikalkanal bis zur Mitte passierbar, Bauchdecken gespannt, druckempfindlich, übelriechender Ausfluß, Temp. 37,5°, Puls 100. Am 22. 1. Pelveoperitonitis, 24. hochgradiger Meteorismus, 26. Exitus. Auszug aus dem gerichtlichen Obduktionsbefund: ..... In der Bauchhöhle eine dickliche, gelblich faserstoffartige Masse, welche im kleinen Becken die Gebärmutter und ihre Anhänge, sowie den Mastdarm bedeckt. Bauchfell allenthalben sehr lebhaft gerötet. Gebärmutter 8 cm lang, nach vorne geknickt, zeigt an ihrem Scheitel rechts ein weitklaffendes, querstehendes, 3 ½ cm langes Loch, dessen Ränder von eitrig infiltriertem Gewebe gebildet sind und durch welches man bequem einen Finger in die Gebärmutterhöhle einführen kann. Vor diesem Loche liegen zwei kleinere, linsen- und halblinsengroße Löcher. Die vordere Wand der Gebärmutter zeigt links zwei Querfinger unter dem Scheitel ein stark klaffendes, von eitrig verändertem Gewebe infiltriertes, zwanzighellerstückgroßes Loch, durch welches man bequem einen kleinen Finger in die Gebärmutterhöhle einführen kann. Die Höhle des Körpers etwas erweitert, vielbuchtig, welche Buchten stellenweise bis an den Überzug reichen oder durch Löcher nach außen führen, allenthalben von starr eitrig infiltrierter Muskulatur begrenzt, nur die peripheren Muskelschichten schmutziggrau. Innenfläche des Körpers uneben, wie zerwühlt. Der Halskanal 2 ½ cm lang, hat einen inneren Umfang von 2 ½ cm und wird von schmutziggrauer Schleimhaut ausgekleidet. Dicke seiner Wand 1 cm. Äußerer Muttermund klaffend. ..... Der mit eitrig faserstoffigen Massen überdeckte rechte Eierstock enthält einen über kirschgroßen, zentral vereiterten, gelben Schwangerschaftskörper. ..... Die Eileiter geschwollen, gerötet und mit dickem Eiter gefüllt. Obduktionsdiagnose: Peritonitis und Darmlähmung nach mehrfacher Uterusperforation. Krimineller Abort.

Fall 70. 39 J. alt, verh., mehrgeschwängert. Die Frau erzählte am 12. 4. dem Hausarzte, daß sie sich bereits vor drei Wochen auf dem Landaufenthalte nicht wohl gefühlt habe. Vor sechs Wochen habe sie die letzte Periode gehabt. Seit 10. habe sie Bauchschmerzen, jetzt Erbrechen. Die Frau war 10 oder 11 Tage auf dem Lande gewesen und kam am 17. 3. von dort nach Wien zurück. Am 16. 4. wurde sie mit den Symptomen einer allgemeinen Bauchfellentzündung in eine Privatheilanstalt aufgenommen. Dortselbst wurde die Bauchhöhle operativ eröffnet und der Uterus, welcher eine kronenstückgroße Öffnung links hinten aufwies, exstirpiert. In der Bauchhöhle fand sich stinkende, schmutzig gefärbte Flüssigkeit. Am nächsten Tage erfolgte der Tod. Auszug aus dem gerichtlichen

Obduktionsbefund: In der Bauchhöhle 250 cm³ einer schmierigen, leicht alkalisch reagierenden Flüssigkeit. Das Bauchfell blaß, nur hie und da an den Dünndärmen streifig gerötet, überall klebrig, hie und da auch mit bräunlich gefärbten Faserstoffmassen bedeckt. Das fettreiche, große Netz mit den Beckenorganen in der Tiefe des kleinen Beckens fest verklebt, am unteren Rande schwärzlich verfärbt. In der Milzgegend ist eine dickliche, gelbe, bräunlicheitrige Flüssigkeit in der Menge von etwa einem Eßlöffel angesammelt. Im kleinen Becken ein 70 cm langer Gazestreifen, welcher durch die Mutterscheide hinausgeführt ist. Gebärmutter und linke Adnexe fehlen bis auf einen den Halskanal tragenden Stumpf und ist an ihrer Stelle eine quere Naht angelegt, durch welche der Stumpf übernäht und das durchtrennte Bauchfell zusammengenäht ist. Die Eileiter mit dickem, gelbem Eiter gefüllt. ..... Der erhaltene, den Halskanal tragende Teil der Gebärmutter ist 6 cm lang, der Halskanal hat einen inneren Umfang von 3½ cm. Äußerer Muttermund ein querer, weit klaffender Spalt. Wanddicke des Halskanals 1 cm. In der Mitte des hinteren Scheidengewölbes findet sich eine 2 cm lange, nach hinten ziehende Schnittwunde, durch welche der Gazestreifen in die Bauchhöhle eingeführt ist. .... Das Zellgewebe der Kreuzbeinhöhlung gegen das Gekröse der S-Schlinge zu von schwärzlicher Flüssigkeit durchsetzt. Beschreibung der operativ entfernten Präparate: a) Eileiter und zugehöriger Eierstock. Der Eileiter ist 7 cm lang, zeigt ein zottiges Bauchhöhlenende und vor demselben eine trichterförmig herausspringende, akzessorische Öffnung. Er ist fast 1 cm dick und ist seine Lichtung mit einer gelben Masse erfüllt. Sein Bauchfellüberzug ist mit einem ziemlich dicken, gelben Exsudat belegt. Beschreibung des Eierstockes, welcher einen Schwangerschaftskörper enthält. .... b) Körper der Gebärmutter, welcher die Größe einer kleinen Faust hat. Durchmesser von oben nach unten 7 cm, von rechts nach links und von vorn nach hinten 5 cm. Entsprechend der hinteren Peripherie der linken Gebärmutterhälfte findet sich ein weitklaffender, dreieckiger, über 5 cm langer Riß, aus welchem sich ein zackiges, bräunlichgraues Gewebe hervorwölbt. Der Durchschnitt zeigt, daß die Wand durch die Formalineinwirkung erhärtet, über 2 cm dick ist und daß die Muskulatur im Berciche des erwähnten Risses in eine morsche, schmutzigbraune, zundrige Masse umgewandelt ist, so daß im Bereich des Risses nur eine 4 mm dicke Zone der peripheren Muskelschicht noch erhalten ist. Diese Schicht verdünnt sich auf 2 mm. Allenthalben ist die zundrig veränderte Muskulatur durch eine mehrere Millimeter breite Zone von der harten Muskulatur abgegrenzt. Die Innenfläche der engen Gebärmutterhöhle von einer mißfärbig braunen Gewebsschicht ausgekleidet. Obduktionsdiagnose: Peritonitis nach Uterusperforation, Laparotomie, Uterusexstirpation. Uterus post abortum mens III. Nekrose der Uteruswand nach mechanischem Eingriff.

Fall 71. 18 J. alt, ledig, I. grav. Die Beamtin war am 22. 6. mit heftigen Krämpfen und Blutungen von ihrer Dienststelle nach Hause gekommen. Am 23. früh ging sie weg, angeblich für einige Tage in einen kleinen Ort in der Nähe von Wien. Am 25. traf hier eine Karte ein, datiert vom 24., in der sie ihre Ankunft ansagte. Sie kam am 25., 10 Uhr vormittags, mit einem Auto nach Hause, war krank und ließ einen Arzt holen, der ihrer Schwester sagte, daß eine Gebärmutterentzündung nach Abortus bestände und er ausgekratzt habe. Wegen Verschlechterung des Zustandes wurde ein zweiter Arzt geholt, der die Überführung ins Spital anordnete, wo sie am 26. Aufnahme fand. Sie starb drei Tage später, ohne operiert worden zu sein (29.).

Bei der Obduktion fand sich eine Uterusperforation. Anzeige. Gerichtliche Obduktion. Die Pat. gestand, daß sie im dritten Monate schwanger gewesen sei und eine Hebamme aufgesucht habe. Die Hebamme sagte aus, daß die Frau zu ihr kam und ihre Hilfe anrief. Am 23. kam sie ein zweites Mal, habe stark geblutet und habe ein großes Stück verloren. Äußerlich will die Hebamme einen Abortus festgestellt haben. Sie rief den erstgenannten Arzt telephonisch an, der die Frau fiebernd fand und sie deshalb ausräumte, wobei er die Nachgeburt und Eihäute entfernte. Sie blieb bei der Hebamme und wurde am 25. früh mit Auto von der Hebamme nach Hause gebracht. Dort wurde der Arzt wieder gerufen. Die Hebamme will am 25., als sie von der Frau nach Hause kam, in einem Paket in Watte den Foetus gefunden haben, den sie in Lysol aufbewahrte. Weitere Erhebungen ergaben, daß an der Pat. am 21. von einer ehemaligen Hebamme mit einer beinernen Haarnadel der Eihautstich gemacht wurde. Der Arzt, welcher den Abortus erledigte, hatte ein Curettement ausgeführt. Auszug aus dem gerichtlichen Obduktionsbefund: In der Bauchhöhle findet sich im kleinen Beckenbereiche eine dunkelrote, trübe Flüssigkeit, das Bauchfell ist an den Beckenorganen und an den Dünndärmen mit Faserstoffmembranen bedeckt und überall gerötet. Aus dem kleinen Becken wölbt sich die vergrößerte Gebärmutter vor, bedeckt mit mißfärbigen Faserstoffmassen. Sie ist etwa mannsfaustgroß, fühlt sich schlaff an und zeigt an ihrem linken Horn eine fast guldenstückgroße, schwarzbraune Stelle, welche sich etwas vorwölbt und wo das verfärbte Bauchfell mit mehreren kleinen, fetzig begrenzten Lücken durchbrochen ist. Eine bräunlich zunderartige Gewebsmasse wölbt sich aus dieser Lücke vor. Die ganze Stelle grenzt sich gegen den übrigen Bauchfellüberzug durch eine mehrere Millimeter breite, gelbliche Zone ab. Die Eileiter auf fast Kleinfingerdicke angeschwollen. Der linke Eileiter ist mit mißfärbigem Faserstoff gegen die Gebärmutter hin bedeckt, in der äußeren Hälfte dunkelrot. Der rechte Eileiter nur mit Spuren von solchem Faserstoff bedeckt. Aus den Mündungen der Eileiter läßt sich eine dicke, gelbgraue Flüssigkeit ausdrücken. .... Die Gebärmutter ist 11 cm lang, wovon 3½ cm auf den Halskanal kommen. Der Halskanal wird von schwärzlicher Schleimhaut ausgekleidet, welche rechts auf eine 2½ cm lange Strecke vom inneren Muttermund abwärts eingerissen ist. Der Riß klafft 1½ cm weit und es liegt in ihm die Muskulatur bloß. In der Höhle des Gebärmutterkörpers Spuren schwärzlicher, dicker Flüssigkeit. Innenfläche glatt, von bloßliegender Muskulatur gebildet. Nur an der vorderen Wand, gegen das linke Horn hin, eine wulstige, graugelb bedeckte Stelle. Im Bereiche des linken Horns ist die Muskelwand der Gebärmutter zu einer dunkelbraunen, zunderartigen Masse umgewandelt, deren Gewebe durch die Bauchfellücke vorquillt. Der Umfang dieser Stelle derart, daß ein kleiner Finger bequem bis unter das durchbrochene Bauchfell durchzuführen ist. In der Umgebung der erweichten Stelle die Muskulatur schmutziggrau verfärbt, derber. An der Grenze gegen das zerfallende Gewebe in einer Breite von ungefähr 2 mm braungelb verfärbt. Die übrige Muskulatur des Körpers 2 cm dick, gegen das rechte Horn hin 1½ cm und gegen das linke, durchbrochene hin kaum 1 cm dick. Die Muskulatur des Körpers weißlichgrau, recht zähe, schwer zerreißlich. Blutadern der Gebärmutterwand leer. In den Blutadern der breiten Mutterbänder dunkelrote, nicht haftende Gerinnsel. In den Saugadern unterhalb des linken Gebärmutterhornes dicker Eiter. Obduktionsdiagnose: Peritonitis nach Uterusperforation bei Excochleation post abortum. Uterus post abortum mens. IV, vorausgegangener krimineller Eingriff einer Hebamme.

Fall 72. 31 J. alt, verh., ?grav. Die Frau abortierte am 30. 6., 11 Uhr vormittags, im 5. Monate. Die Plazenta blieb zurück. Die herbeigeholte Hebamme ließ einen Arzt holen, der wegen Blutung zunächst digital, sodann mit der Kürette ausräumte, wobei die Frau sehr ungeduldig gewesen sein soll, so daß die Ausräumung nur zum Teil gelang. Die Temp. betrug am selben Tage 38,3⁰. Am nächsten Tage machten sich Zeichen einer beginnenden Peritonitis bemerkbar. Es wurde der Frau der Transport ins Spital angeraten. Sie ließ sich erst am 2. 7., also 2 Tage nach der Operation durch den Arzt, aufnehmen, kleidete sich noch selbst aus und starb plötzlich eine halbe Stunde später. Bei der Obduktion fand sich eine Perforation des Uterus mit Prolaps von Plazentaresten. 300 cm³ serös-hämorrhagischen Inhaltes in der Bauchhöhle. Anzeige. Auszug aus dem gerichtlichen Obduktionsbefund: .... Beiderseits Pleuraadhäsionen. Concretio pericardii cum corde. Eklamptische Leberveränderungen. Gebärmutter vergrößert, an ihrer Kuppe gegen hinten links von der Mittellinie ein klaffendes Loch, aus welchem ein kindsfaustgroßer Gewebsklumpen an einem daumendicken Stiele herausragt. Gebärmutter 15 cm lang, wovon 4½ cm auf den Halskanal kommen. Ihre Wand in den äußeren Schichten durch Formalineinwirkung stark grau gefärbt, in den inneren Schichten schlaff, bis 2 cm im Bereich des Körpers dick, im Halskanal bis 1 cm dick. Der innere Umfang des Halskanals 6 cm, der Rand des äußeren Muttermundes sehr dünn. Die Höhle des Körpers wird im Bereiche des rechten Hornes noch von schlaffer, schmutzigroter hinfälliger Haut ausgekleidet, während sonst die Muskulatur bloßliegt. An der hinteren Peripherie des linken Hornes ist ein fünfkronenstückgroßes, fetzig begrenztes Loch gebildet, an dessen oberem Rande, der nach außen umgestülpt ist, jener fingerdicke Strang ansetzt, an dem der kindsfaustgroße Körper hängt. Dieser Strang ist 5 cm lang und besteht aus mißfärbigem, rotem Mutterkuchengewebe, welches mäßig fest an der Innenfläche des Gebärmutterkörpers anhaftet. Nach vorne zu, von dem Loche bis auf die vordere Wand des Körpers reichend, eine unebene, wie zerwühlte Stelle von über Fünfkronenstückgröße. An den hinteren Rand des Loches schließt sich innen eine in die innere Muskelschicht reichende Rinne an, die nach unten zieht und drei Querfinger ober dem inneren Muttermund endet. .... Leber groß, Kapsel überall zart, durch dieselbe schimmern hie und da, so insbesonders an der hinteren Fläche des Lappens, punktförmige und netzartige Blutaustritte hindurch. Auf der Schnittfläche das Gewebe auf violettem Grunde gelb gefleckt, die gelben Flecken größtenteils undeutlich begrenzt, hie und da auch scharf abgegrenzt, Gewebe wenig durchfeuchtet, Zeichnung verwischt. Obduktionsdiagnose: Perforatio uteri post abortum bei digitaler und instrumenteller Ausräumung durch einen Arzt. Eklampsie, wahrscheinlich spontaner Abortus, hervorgerufen durch die Schwangerschaftstoxikose. Pericarditis peracta, Herzlähmung.

Fall 73. 16 J. alt, ledig, I. grav. Sie kam am 5. 1. nach Wien, um ihre Tante zu besuchen und Einkäufe zu machen. Sie mietete sich am 6. bei einer Schneiderin ein Bett. Kurz nachher klagte sie über heftige Kopf- und Bauchschmerzen. Sie erzählte, daß sie gestürzt sei. Erbrechen trat dann auf. Am 7. verschlimmerte sich der Zustand, die Eltern wurden telegraphisch gerufen, sie ließen einen Arzt kommen, der eine Bauchfellentzündung feststellte und das Mädchen in ein Spital verwies. Sie starb auf dem Wege in die Anstalt am 7., um ¼9 Uhr abends. Der Arzt untersuchte das Mädchen nur äußerlich und meinte, daß wohl ein krimineller Abort vorliege. Angeblich soll das Mädchen bauchleidend gewesen sein und wurde vier Jahre vorher an einer Blinddarmentzündung operiert. Auszug aus der gerichtlichen Obduktion: In der Bauchhöhle, in deren seitlichen Gegenden und auch zwischen den verklebten Eingeweiden verteilt, reichliche Mengen eitriger Flüssigkeit in der Menge von etwa ½ l, welche in der rechten Bauchgegend etwas gallig gelb gefärbt ist. Bauchfell überall gerötet, mit eitrig-faserstoffigen Membranen bedeckt. Das Netz fettreich, gerötet, überdeckt die Därme und ist in der Blinddarmgegend an die vordere Bauchwand fest angewachsen, sonst am unteren Rande mit den Beckenorganen verklebt. Ebenso sind untere Dünndarmschlingen mit den Beckenorganen verklebt und nach Lösung dieser Verklebungen kommt eine mißfärbige, stinkende Jauche zum Vorschein, welche der vergrößerten Gebärmutter aufliegt und den Douglas erfüllt. Am rechten Gebärmutterhorn hinten sieht man in der Gebärmutterwand eine etwa linsengroße Öffnung mit unterminierten Rändern, aus welcher ein stinkender, mißfärbiger Gewebspropf herausquillt. Am Blinddarm fehlt der Wurmfortsatz. An seiner Stelle eine narbige Verdickung. Gebärmutter nahezu mannsfaustgroß, 12 cm lang, schlaffwandig, mit mißfärbigen Exsudatmassen bedeckt und mit einer stinkenden, braunen Jauche erfüllt. Ihr Halskanal ist kugelig erweitert, mißt 10 cm im inneren Umfang, während der äußere Muttermund, welcher ein querer Spalt ist, nur 6 cm im Umfang besitzt. An der hinteren Wand des Halskanals und den beiden Seitenwänden ist die Schleimhaut und Muskulatur zu einer pulpösen, braunen, stinkenden Masse zerfallen. Diese Veränderung reicht in die hintere Muttermundlippe hinein, deren Schleimhaut an einer kronenstückgroßen, kreisrunden, ganz scharf abgegrenzten Stelle zu dem pulpösen, stinkenden, braunen Gewebe umgewandelt ist. Links von dieser Stelle liegt eine zweite, kleinere, ähnlich beschaffene Stelle der Schleimhaut. Die beiden Stellen sind durch eine 1½ cm breite, mißfärbige Schleimhautbrücke voneinander getrennt. Von beiden aus läßt sich die Sonde in die Zerfallshöhle des Halskanals hineinführen. Außerdem findet sich links von der erwähnten zweiten Lücke, durch eine 1 cm breite Schleimhautbrücke getrennt, eine schlitzförmige, hirsekorngroße Öffnung, durch welche man die Sonde gleichfalls in die Zerfallshöhle des Halskanals führen kann. Diese Stelle liegt an der linken Seite des Scheidengewölbes noch auf der Scheidenportion der Gebärmutter. Die große, kreisrunde Stelle reicht von der Scheidenportion noch auf die hintere Scheidenwand hinüber, ebenso die kleine Stelle, aber in geringem Umfang. Der Halskanal hat eine Länge von 4 cm, der innere Muttermund einen Umfang von 7 cm. Die Höhle des Körpers wird von Resten mißfärbiger, hinfälliger Haut ausgekleidet und zeigt in der Mitte der hinteren Fläche einen fingerbreit ober dem Muttermund anhaftenden lappenförmig in den Halskanal heruntergeschlagenen, dreieckigen, 3 bis 4 cm im Durchmesser besitzenden, ½ cm dicken, derb anzufühlenden Gewebsklumpen, ober welchem an der hinteren Wand eine der Größe des Klumpens entsprechende, rauhe Ablösungsfläche sichtbar ist. Im rechten Horn ist die Muskulatur der Perforationsstelle entsprechend jauchig infiltriert und zerfallen und ist auch der erwähnte Pfropf von der zerfallenen Muskulatur gebildet. Die Körperwand gegen den Scheitel 1 cm, sonst 2 cm dick, schmutzig weiß, leicht zerreißlich und um die Zerfallstelle um das rechte Horn herum eitrig infiltriert. Die Saug- und Blutadern an der Gebärmutterkante bis zum Horn herauf mit eitrig jauchiger Flüssigkeit gefüllt. Ebenso auch die Gefäße am inneren Pol des rechten Eierstockes. Der rechte Eileiter auf Kleinfingerdicke angeschwollen, mit stinkender grauer Jauche erfüllt, der linke Eileiter weniger geschwollen,

gleichfalls mit Jauche gefüllt. . . . . Im linken Eierstock ein Schwangerschaftskörper. Obduktionsdiagnose: Peritonitis ex endometride, metro-
phlebitide et metrolymphangioitide ichorosa post perforationem uteri gravidi.

Fall 74. 41 J. alt, verh., mehrgeschwängert. Die Frau, deren Mann
eingerückt war, Mutter von 3 Kindern, ließ am 22. oder 23. 1. 19.. die
Hebamme holen, die am 23. einen Arzt zuzog, der bei der Frau Fieber,
Schüttelfrost und Blutung aus den Geschlechtswegen fand. In der Nacht
auf den 24. Fehlgeburt. Die Hebamme fand am nächsten Tag die Frucht
im Kübel ausgeschüttet und ließ wieder denselben Arzt zur Auskratzung
holen. Der Arzt will nicht operiert haben, er schrieb vielmehr einen Spitalszettel mit der Diagnose retentio placentae. Da die Aufnahme nicht stattfand,
schrieb er am nächsten Tag (25.) einen neuen Aufnahmezettel, „wegen Lebensgefahr", worauf die Frau anscheinend am gleichen Tage aufgenommen wurde
und auch an diesem um $\frac{1}{2}$5 Uhr nachmittags verstarb. Bei der pathologischen
Sektion fand sich eine Perforation der Gebärmutter. Die Hebamme sagt,
der Arzt habe unvollständig ausgeräumt, da er bemerkte „nicht bequem
hineinzukommen, da die Gebärmutter sich immer wieder schließe". Auf
Grund weiterer Erhebungen wurde festgestellt, daß die Perforation durch
die Kürette gesetzt wurde, die der Arzt führte und dem die Perforation
entging. Die Ausräumung hatte einen Tag nach dem Abortus stattgefunden.
Auszug aus dem gerichtlichen Obduktionsbefund: In der Mitte
des Schlußrandes der zweizipfeligen Klappe eine Reihe sehr fest haftender
Auflagerungen von warziger Form. Alte pleurale Adhäsionen an der ganzen
rechten Lunge. Links an der Spitze am linken Unterlappen dünne Faserstoffauflagerungen. Rechte und linke Spitze enthält Schwielengewebe. Gebärmutter auf über Mannsfaustgröße vergrößert, prall anzufühlen, 15 cm lang,
wovon über 3 $\frac{1}{2}$ cm auf den Halskanal kommen. Ihre Oberfläche schmutziggrau, ebenso die der Anhänge, und mit Resten mißfärbigen Farbstoffes bedeckt. Am Scheitel der Gebärmutter links von demselben ein klaffendes,
fetzig begrenztes Loch von über 2 cm Durchmesser, durch welches man in
die Gebärmutterhöhle gelangt. Die Wände des Kanals, der bequem den
Daumen durchführen läßt, von jauchig zerfallener Muskulatur gebildet. In
der Höhle des Körpers stinkende, jauchige Flüssigkeit. An der hinteren Wand
und am Scheitel eine handflächengroße, wulstige, zerklüftete Stelle, sonst die
Innenfläche glatt und mit jauchigen Gewebsfetzen bedeckt. Halskanal von
geröteter Schleimhaut ausgekleidet. Umfang des inneren Muttermundes
4 $\frac{1}{2}$ cm, des äußeren 10 cm. An der hinteren Muttermundslippe eine gelb
belegte rötliche Stelle. Körpermuskulatur 2 bis 3 cm dick, weißrötlich, leicht
zerreißlich. Halskanalwand weiß, 1 $\frac{1}{2}$ cm dick. In den Blutadern der Körpermuskulatur, insbesondere gegen das linke Horn hin, schwarzrote. lockere
Gerinnselmassen. In den Saugadern am linken Gebärmutterhorn Eiter. Eileiter angeschwollen, aus denselben mißfärbige Flüssigkeit auszudrücken.
Im linken Eierstock ein Schwangerschaftskörper. Die rechte von der Gebärmutter zur Hohlblutader aufsteigende Blutader ist von einem lockeren Blutgerinnsel ausgefüllt, welches schwarzrot ist und in welches einige kleine
weißgelbe Gerinnsel eingeschlossen sind. Die Wurzeladern dieses Gefäßes
im breiten Mutterband von ·weißgelblichen lockeren Gerinnseln ausgefüllt.
In der links vom breiten Mutterband aufsteigenden Blutader flüssiges Blut,
nur in ihrer Wurzelader weißliche Gerinnsel. Obduktionsdiagnose:
Peritonitis ichorosa post abortum, perforatio uteri, endocarditis mitralis
sanescens.

Fall 75. 38 J. alt, verh., mehrgeschwängert. Die Frau, Mutter von 4 Kindern, soll infolge eines Fehltrittes beim Wäscheaufhängen auf dem Boden eine Fehlgeburt getan haben. Sie soll sich in der 7. Woche der Schwangerschaft befunden haben. Am 6. 1. 19.. wurde ein Arzt geholt, der übelriechende Nachgeburtsreste mit einer Kürette entfernte. Am 7. schickte er die Frau ins Spital, wo sie nach drei Tagen starb. Bei der Operation fand sich eine Uterusperforation. Der Uterus wurde exstirpiert. Auszug aus dem gerichtlichen Obduktionsbefund: Das Bauchfell gerötet, mit eitrigen Faserstoffmembranen bedeckt; im Douglas, der von verklebten Schlingen bedeckt ist, etwa 3 Eßlöffel einer trüben, rötlichen Flüssigkeit. Drainstreifen bis gegen die Rippenbogen von rechts und links eingeführt, ein Streifen in den Douglas. Gebärmutter und Anhänge fehlen, an ihrer Stelle eine quere Bauchfellnaht und ist das Gewebe darunter gelblich gefärbt und von Flüssigkeit infiltriert. In der Mitte eine Lücke der Naht, wo ein Gazestreifen sichtbar ist, der durch die Scheide hinausgeführt ist. Das in Formol gehärtete Präparat zeigt folgende Verhältnisse: Das 10 cm lange Gebärmutterstück in der üblichen Weise aufgeschnitten. Ihre Wand im Körper 2 cm, im Halskanal 1½ cm dick. Die Innenfläche ihres Körpers mit Fetzen hinfälliger Haut bedeckt, welche links und gegen das linke Horn hin noch zusammenhängen und rechts und gegen das rechte Horn hin streifig unterbrochen sind. An der vorderen Wand gegen das rechte Horn hin eine kronenstückgroße wulstige Stelle. Der Halskanal hat am inneren Muttermund einen inneren Umfang von 25 mm. Äußerer Muttermund Umfang 40 mm. Er ist von Schleimhaut ausgekleidet, die mit fetzigen Gewebsbrücken bedeckt ist und keine Verletzung nachweisen läßt. Äußerer Muttermund links deutlich narbig gekerbt. Im linken Eierstock ein Schwangerschaftskörper. An der hinteren Peripherie des Scheitels der Gebärmutter, etwas rechts von der Mittellinie, fingerbreit vom Eileiterursprung entfernt, findet sich eine 4 mm im Durchmesser besitzende Lücke, welche durch einen entsprechenden Kanal in das rechte Gebärmutterhorn führt. Der Kanal ist mit einem Holzstückchen sondiert. Obduktionsdiagnose: Peritonitis und Darmlähmung nach Uterusperforation bei Excochleation wegen Abortus.

Fall 76. 33 J. alt, verh., mehrgeschwängert. Die Frau war am 31. 8. 19.. abends noch ganz gesund bei ihren Schwiegereltern. Am 2. 9. fand der abends heimkehrende Mann seine Frau mit Schmerzen im Bette liegend und mit Genitalblutung vor. Am nächsten Tag wurde ein Arzt geholt, der einen Abortus feststellte. Am 5. fand die Frau Aufnahme in ein Spital. Dort starb sie am 9. Es stellte sich heraus, daß die Frau ihre letzte regelmäßige Periode am 15. 7. gehabt hatte. Bei der pathologischen Sektion fand sich eine jauchige Peritonitis, ausgehend von einer Uterusperforation. Anzeige. Gerichtliche Obduktion. Auszug aus dem gerichtlichen Obduktionsbefund: In der Bauchhöhle eine große Menge dicken, gelbbraunen, mit Faserstoffflocken untermengten Exsudates, besonders im kleinen Becken. Die Darmschlingen untereinander durch Exsudat verklebt, das Bauchfell, namentlich über den geblähten Dünndarmschlingen, doch auch an der vorderen Bauchwand lebhaft gerötet. Gebärmutter größer, schlaff, mit dem Mastdarm und den angelagerten Dünndarmschlingen durch graugrüne Exsudatmassen verklebt. An ihrer hinteren Fläche oben nahe dem Grunde zwischen der Mitte und der rechten Eileiterecke eine 2,6 cm lange, auf 1½ cm klaffende, mit dem Längsdurchmesser quergestellte Lücke in der Wand mit geschwollenen, aufgeworfenen Rändern, welche vorgestülpt sind. Aus dem Spalt drängt sich die zerfallene Gebärmuttermuskulatur vor. Bauchfell in der Umgebung mit dichter Exsudatschicht bedeckt. Nach Eröffnung der Gebärmutter sieht man, daß innen ein 1 cm breiter querer Spalt besteht, um den herum die Gebärmutterinnenfläche in 2 mm Dicke von gelbgrauem Exsudat durchsetzt ist. Der Exsudatbelag setzt sich noch bis zur halben Höhe des Gebärmutterkörpers nach unten herab fort. Im übrigen ist die Schleimhaut des Uterus düster gerötet, nur am inneren Muttermund ist sie ebenfalls von Exsudat durchsetzt. Die Länge der Gebärmutter beträgt 9 cm, wovon $3\frac{1}{2}$ cm auf den Halskanal kommen. Wanddicke 2 cm. Gebärmutterfleisch sehr weich, in der Umgebung der Perforationsstelle blutreich, sonst blaß. Wandgefäße blaß und stark. In der Hinterwand der Scheide etwa in der halben Höhe ein halbhellergroßes rundes, seichtes Geschwür. Der rechte Eileiter stark geschwollen, verdickt, enthält dickliche jauchige Flüssigkeit. Eileiter und Eierstöcke mit dickem Exsudat bedeckt und mit den Nachbarorganen verklebt. Im linken Eierstock ein Schwangerschaftskörper. Obduktionsdiagnose: Peritonitis ichorosa post abortum ex perforatione uteri et salpingitide ichorosa dextra.

Fall 77. 26 J. alt, verh., V. grav. Die Frau wurde am 17. 1. 19.. auf die gynäkologische Abteilung eines Spitales aufgenommen, wohin sie von einem Amtsarzt zwecks Einleitung des Abortus wegen bestehenden Vitium cordis geschickt worden war. Aus der Anamnese ergibt sich, daß die Pat. im Alter von 8 bis 12 J. an Gelenksrheumatismus mit konsekutiven Beschwerden litt. 4 Geburten, alle spontan, die beiden letzten Schwangerschaften waren durch Atemnot, Herzklopfen und Schwellung der Beine kompliziert. Letzte Menses am 13. 10. Klagen über Atemnot und Herzbeschwerden. Aus dem Status praes.: An der Spitze ein systolisches und präsystolisches Geräusch, Herz vergrößert. Status genitalis: multipara, Uterus weich, in anteversioflexio einer 2monatl. Gravidität entsprechend vergrößert. Vom 18. bis 30. wurde Pat. auf der internen Abteilung des Spitales zwecks Feststellung der Anzeige oder Ablehnung derselben beobachtet und mit folgendem Befund an die gyn. Station zurückgesandt: Mit Rücksicht auf die bestehende Mitralstenose, das offene Foramen ovale und die schwächliche Gesundheit ist die Einleitung der Fehlgeburt zwecks Erhaltung des Lebens der Mutter geboten. 31. Muttermund bis Hegar 15 gedehnt, Ausräumung. Tamponade. 1. 2. Entfernung des Streifens, 37,8⁰. 2. Temp. 38,4⁰. 4. Heftige Schmerzen im Unterbauch, Erbrechen, 37,5⁰, Puls 100. 5., Temp. 36⁰, Puls 120. Schmerzen im Bauch, Erbrechen. Meteorismus. 6. Status idem, Diarrhoe, in den folgenden 2 Tagen zunehmende Verschlimmerung. 8., 10 Uhr 15 Exitus. Path. Sektion, Anzeige. Auszug aus dem gerichtlichen Obduktionsbefund: Sehr zart gebaute Frau, muskelschwach, mager. Keine Ödeme an den Beinen. Herz eröffnet, leer, die zweizipflige Klappe am Rand verdickt, ohne Schlußlinie, zeigt an der Vorhoffläche, namentlich am Aortensegel festhaftende, feinhöckerige, durch blutige Durchtränkung graurote Auflagerungen. Die Sehnenfäden beider Segel verkürzt, verdickt. Der Spalt der 2zipfeligen Klappe nur ganz wenig verengt, mißt beim Aneinanderlegen des durchschnittenen Randes $2\frac{1}{2}$ cm. Die Aorta dünnwandig, zart, mißt am Ursprung $5\frac{1}{2}$ cm, im Brustteil 4,2 cm im Umfang. Aortenklappen am freien Rand etwas verdickt, die Verbindungsstellen etwas verkürzt, der Sinus der linken verflacht. Am stärksten ist die Verdickung an der linken Klappe, und zwar an der der hinteren Klappe zugewendeten Stelle. Linker Vorhof erweitert. Auskleidung grauweiß, auch der rechte Vorhof ein wenig weiter, die rechte Kammerwand 2 bis 5 mm dick, die linke 1½ cm dick. Gebärmutter eröffnet, ihr Kanal 10 cm lang, wovon fast 3 auf den Halskanal kommen. Ihr Überzug und die Bauchfellausbuchtung zwischen ihr und dem Mastdarm mißfärbig, teils dunkelrot, teils grün, reichlich mit faserstoffigem Exsudat beschlagen, besonders reichlich die Hinterwand der Gebärmutter. An dieser liegt fast in der Mittellinie ein Querfinger unterhalb des Grundes eine unregelmäßig rundliche, auf 5 mm klaffende Wandlücke, mit etwas nach außen gestülpten gelblichen Rändern, in deren Umgebung sich besonders viel Exsudat außen befindet. Dieser Stelle entspricht an der Gebärmutterinnenfläche eine vom Grund bis fast zum Muttermund herabziehende daumenbreite wulstige Vorwölbung, die von zerfließend weichem, graurötlichem Gewebe gebildet wird und im Zentrum zerfallen ist, von wo aus die Sonde in die bezeichnete Lücke eintritt. Um diese herum ist die Wandung sehr stark verdünnt, sehr weich. Im übrigen ist die Innenfläche der Gebärmutter ziemlich glatt, lebhaft gerötet. Das Fleisch im Körper 14 mm dick, weiß, grau, zähe. Im Gebärmutterhalsteil, der linken Wand entsprechend, eine von oben nach unten ziehende, 5½ cm lange, bis 1 cm schräg in die Tiefe reichende, stark klaffende Zusammenhangstrennung, deren vom Muskelgewebe gebildeter Grund uneben, von Gewebebrücken durchzogen, graugelb gefärbt ist. Die Ränder dieser Zusammenhangstrennung sind lebhaft gerötet. Die breiten Mutterbänder frei. Eileiter zart, der rechte am äußeren Ende ein wenig gerötet, enthält hier etwas trübe, bräunliche, dickliche Flüssigkeit. Eierstöcke mit Exsudat bedeckt, im linken ein gelber Körper. Bauchfellüberzug der Gedärme an zahlreichen Stellen mit faserstoffigem Exsudat beschlagen. Obduktionsdiagnose: Peritonitis e perforatione uteri. Einleitung des Abortus wegen Herzklappenfehlers.

Fall 78. 30 J. alt, ledig, I. grav. Die Pat. stand wegen Gebärmutterblutungen seit längerer Zeit in Behandlung eines Arztes. Dieser machte die Diagnose eines unaufhaltsamen Abortus bei einer 3½ monatlichen Schwangerschaft. Er fand eine teigigweiche Masse, die er für den 3½ Monate schwangeren Uterus hielt. Er brachte am 21. 2. abends die Pat. in eine Privatheilanstalt, legte ein kurzes Bougie ein und tamponierte den Uterus (?) Bei der schon lange bestehenden Blutung hoffte er auf das spontane Abgehen der Frucht und veranlaßte am 22. nichts. Am 23., als die Wehen nicht eintraten, entfernte er Tampon und Bougie. Abends dilatierte er den bereits etwas eröffneten Muttermund soweit, daß man mit einer Löffelzange eingehen konnte, nicht aber mit dem Finger. Bei dem Versuch, mit der Löffelzange auszuräumen, brachte der Arzt ein Stück Darm vor den Muttermund. Er reponierte den Darm mit steriler Gaze und tamponierte die Scheide. Es wurde ein Gynäkologe geholt, welcher die Laparotomie sofort ausführte. Er fand eine linksseitige Extrauteringravidität und eine Haematocele retrouterina. Der Uterus war im Fundus perforiert und Darmschlingen mehrfach verletzt. Exstirpation des Uterus und der linken Adnexe. Darmresektion. Exitus am 24., 5 Uhr nachmittags. Auszug aus dem gerichtlichen Obduktionsbefund: Im kleinen Becken und in der linken Flanke schwarzgraue, dicke Flüssigkeit angesammelt. Spitze der rechten Lunge eingezogen, enthält 2 kleine, durch schiefergraues Gewebe abgekapselte kreidige Herde. Die Dünndarmschlingen im kleinen Becken durch eitrige Faserstoffmembranen miteinander verklebt. Der obere Dünndarm bis etwa 170 cm von seinem oberen Ende stark erweitert, schwappend gefüllt. Am Ende dieser Strecke findet sich eine vollständige Unterbrechung des Dünndarmes, der durch eine quere Naht vereinigt ist, von der eine 8 cm lange, vernähte, scharfrandige Zusammenhangstrennung ins Gekröse hineinreicht. Etwa 25 cm unterhalb dieser Stelle findet sich im Gekröse ein guldenstückgroßes Loch am Darmansatz. Gegenüber diesem Loch findet sich am Darm an einer unregelmäßig begrenzten kronenstückgroßen Stelle Bauchfell und Muskulatur lappig abgerissen. Gebärmutter und linke Anhänge fehlen, der rechte Eierstock mit der hinteren Beckenwand verwachsen, der rechte Eileiter oberhalb des Eierstockes hinten fest angewachsen, sein freies Ende stark verdickt, sein schmales Gebärmutterende scharf abgetragen. Das Bauchfell des Beckens, insbesonders an dessen hinterer Wand und in dessen Tiefe überall gedeckt von festen, teils bindegewebigen, teils faserstoffigen, sich blätternden roten Gewebsmassen. Beschreibung der der Leiche beigegebenen Präparate: A. Gebärmutterkörper mit linken Anhängen. Er ist an seiner Vorderseite 6 cm, an seiner Hinterseite 7 cm lang und zwischen den Tuben gemessen 6½ cm breit. Auf der Höhe des Gebärmuttergrundes findet sich näher dem rechten Tubenwinkel eine trichterförmige Stelle von 2 cm Durchmesser am Rande des Trichters, durch welches ein zugespitztes Hölzchen in die Gebärmutter eingeführt ist. Nur im oberen Teil der Vorderseite ist die Gebärmutter von glattem Bauchfell überkleidet, im übrigen ist ihre Oberfläche rauh, ihre Muskulatur bloßliegend. An der hinteren Seite des Gebärmuttergrundes ist die Oberfläche vielfach zerrissen, wie von den Zähnen der Kugelzange. Von der engen Gebärmutterhöhle zweigt nach rechts oben hin zur trichterförmigen Lücke ein breiter, etwa 2½ bis 3 cm im Umfang messender Gang ab, in welchem oben von dem hinteren Umfang des Durchbruchsloches ein langer Sporn vorragt. Die Wand des Ganges ist von teilweise glatter (eingelegtes Hölzchen!), teilweise fetziger Muskulatur begrenzt. Auch im mittleren Teil der Gebärmutterhöhle scheint die daselbst glatte Wand von bloßliegender Muskulatur gebildet zu sein, während im untersten Teil des Halskanals und gegen den obersten Halsteil hin und die Tubenwinkel die Wand von leicht gewulsteter Schleimhaut bekleidet ist. Bei Sondierung der rechten Tubenecke gelangt die Sonde von links her in das große Durchbruchsloch. Von der linken Tube ist nur ein 3 bis 4 cm langes Stück erhalten, an deren freiem fetzigem Ende sich mit plumpem Stiel ein etwa bohnengroßes Zystchen ansetzt. Am unteren Rand der Tube hängt der vergrößerte linke Eierstock. Derselbe ist grobhöckerig, uneben, 50 mm lang, 30 mm hoch und 30 mm dick. An seinem gebärmutterwertigen Ende bildet er einen etwa kirschgroßen Höcker, mit rotbrauner, an einer Stelle etwas eingesunkener, daselbst fetziger Oberfläche. Auf der Schnittfläche findet sich entsprechend dem beschriebenen Höcker ein etwa haselnußgroßer Hohlraum, der von schwarzroten sulzigen Massen erfüllt ist und in der Mitte einen bräunlichroten, gleichförmigen, frei von der Wand sich einstülpenden Zapfen enthält. Die Wand dieses Hohlraumes ist von geschichteten, rotbraunen Massen erfüllt. Im übrigen enthält der Eierstock in seiner Randschichte eine größere Anzahl kleiner bis höchstens linsengroßer Zystchen und weiter zentral eine etwa bohnengroße Cyste, in deren glatter Wand stellenweise dottergelbe Massen eingelagert sind. Die neuerliche Untersuchung der Beckenorgane zeigt, daß an der linken Beckenwand frei das Fimbrienende des linken Eileiters mit einer Unterbindung an seinem gebärmutterwertigen Ende vorhanden ist. Der rechte Eierstock enthält einen erbsengroßen zystischen Rest mit eigelber Wand. B. Das der Leiche beigegebene Darmstück ist eine Dünndarmschlinge von 75 cm Länge mit ihrem Gekröse, welches an einzelnen Stellen vom Darm abgerissen ist. Der Darm ist vielfach zerrissen, insbesonders sind die äußeren Wandschichten,

Bauchfell und Muskulatur, unregelmäßig zerfetzt, so daß vielfach auf die Strecke einiger Zentimeter nur die Schleimhaut erhalten ist. Auch diese an einigen Stellen durchlöchert. Obduktionsdiagnose: Peritonitis fibrinoso-purulenta diffusa, exstirpatio uteri et adnex. lat. sin., resectio intestini tenuis post perforationem uteri et lacerationem jejuni. Pelveoperitonitis fibrosa post haemorrhagiam. Gravididas extrauterina ovarica sin. Tbc. obsolet. apicitis pulm.

Fall 79. 35 J. alt, verh., IV. grav. Gatte seit Kriegsbeginn eingerückt, hat 2 Kinder im Alter von 10 und 8 J. Dem Manne, der seit Juni 1916 wieder in Wien war, war von einer Schwangerschaft der Frau nichts bekannt. Die Frau klagte einer Nachbarin am 14. 2., daß sie starke Kopfschmerzen habe. Am 17. wurde die Frau in ein Spital überführt. Zu Hause fand der Mann eine blutige Schere, welche ihm abging, unter dem Nachtkästchen seiner Frau. Aus der Krankengeschichte: 3 Partus, kein Abortus. Letzte Menses vor 2½ Monaten vom 17. an gerechnet. Seit 15. Blutungen, am 16. Schüttelfrost und hohes Fieber. Status gynaecologicus: Cervix weit offen, Uterus apfelgroß, sehr weich in anteversio-flexio. Adnexe frei. 17. Nachmittag Ausräumung bei der stark ausgebluteten Frau. Stinkende Eierreste werden mit Schultzezange entfernt. 18. Ikterus Temp. subfebril, Puls 160 bis 120. In den folgenden Tagen Kachexie, Erbrechen. 26. Verhärtung an der Basis des linken Para-metrium. 6. 3. Exitus letalis. Path. Sektion deckt eine Uterusperforation auf. Anzeige. Gerichtliche Obduktion. Auszug aus dem gerichtlichen Obduktionsbefund: In der linken Bauchseite liegt zwischen den zum Teil verklebten Darmschlingen ein mit eingedicktem, gelbbraunem, nach Kot riechendem Eiter gefüllter Abszeß, der bis zur Milz hinaufreicht und diese im konvexen Teil umscheidet. In die Abszeßwandungen ist auch der Dick-darm im Bereich der Milzkrümmung einbezogen und daselbst besteht an einer hellergroßen und einer noch größeren Stelle ein Durchbruch in den Darm. An einer Stelle tiefer unten sind die äußeren Darmwandschichten durchbrochen und an einer weiteren etwa kronenstückgroßen Stelle liegen 4 linsen- bis hellergroße, von zottigen Resten der Darmwand begrenzte Lücken. Gebärmutter sehr schlaff, ihr Kanal 7 cm lang, wovon 2½ cm auf den Halsteil entfallen. Die Oberfläche der Gebärmutter besonders am Grund mit zum Teil in bindegewebiger Umwandlung begriffenem Exsudate belegt. Am Gebärmuttergrund zwischen Mitte und linkem Eileitereck eine stecknadel-kopfgroße, glattwandige, durch die ganze Dicke der Gebärmutterwand durch-greifende kanalförmige Lücke, in deren Umgebung das Gewebe außen etwas wulstig aufgeworfen ist. Innenfläche der Gebärmutterfläche zum Teil grau-grün, zum Teil gerötet, im Körperteil grob höckerig, Gebärmutterwand sehr schlaff, morsch, im Grund bis 14 mm dick, mit klaffenden Gefäßen. Der äußere Muttermund eröffnet, seine Umrandung graugrün. Eileiter und Eierstöcke mit halborganisiertem Exsudat beschlagen. Linker Eileiter in der Peripherie geschwollen, sein Überzug auch gerötet. Inhalt braun, dicklich. Das linke breite Mutterband von eingedicktem, gelbgrauem Eiter durchsetzt. Obduk-tionsdiagnose: Peritonitis saccata in intestinum crassum perforata post abortum. Perforatio uteri. Krimineller Abort.

Fall 80. 20 J. alt, ledig, I. grav. Bei der vom Lande stammenden Pat. sollen angeblich seit etwa 2 Wochen Blutungen aus dem Genitale bestanden haben. Im blutenden Zustand bei bestehender Schwangerschaft soll das Mädchen am 26. 10. nach Wien gekommen sein. Sie wurde am 29. von einem

Arzt instrumentell ausgeräumt. Bei der Ausräumung kam ein Zipfel des großen Netzes im Muttermund zum Vorschein, welcher Befund den Arzt veranlaßte, die Pat. sofort ins Spital zu schaffen. Aus der Krankengeschichte des Spitals: Letzte Menses vor 3 Monaten. Temp. bei der Aufnahme 36,4, Puls 78, Abdomen nicht druckempfindlich, Gebärmutter zirka 2 Finger über der Symphyse, etwas druckempfindlich. Scheide tamponiert. Muttermund kaum für einen Finger durchgängig. Aus demselben ragt ein Netzzipfel heraus, der bis in die Vagina reicht, Uterus einer 2 monatl. Gravidität entsprechend vergrößert. Diagnose: Perforatio uteri gravidi, sofortige Laparotomie: In der Bauchhöhle beträchtliche Mengen Blutes. An der Vorderwand des Uterus links ein Querfinger von der Seitenkante und zirka 1 ½ Querfinger unterhalb der Tubenecke eine zirka hellergroße Perforationsöffnung, in welche das blutig imbibierte Netz hineinzieht. Abbindung und Entfernung dieses Teiles des Netzes, Entleerung des Uterus mit Finger und Kürette, wobei ein großes Stück Placenta und einzelne Teile des Foetus entleert werden. Die Perforationsöffnung wird in 2 Schichten vernäht. Zum Schluß wird der Douglas über einer im hinteren Scheidengewölbe eingeführten Kornzange eröffnet und drainiert. Bei der Revision der Bauchhöhle finden sich keine weiteren Verletzungen, nur im Netz eingehüllt einige Teile des Foetus. 10. 11. Hinter dem Uterus geringes Infiltrat. 12. Starke eitrige Sekretion. 16. Eröffnung eines Gasabszesses am unteren Pol der Schnittwunde. Lichtgraue Exsudatmassen mit Gasblasen gemischt. 18. Hohes Fieber. Starke Sekretion. 25. Urin trüb, Blasenspülung. 30. Aus der eröffneten Wunde entleeren sich reichlich Faeces. 4. 12. Trotz Einlaufes wiederholtes Erbrechen. 7. Kein Stuhl, Erbrechen, beschleunigtes Atmen. 8., 6 Uhr morgens, Exitus. Auszug aus dem gerichtlichen Obduktionsbefund: Bauchdecken aufgetrieben, faulgrün, zwischen Nabel und Symphyse eine klaffende Wunde, in deren Grund mißfarbiges, zum Teil schwärzliches Gewebe bloßliegt. Im Bereich der beschriebenen klaffenden Wunde, deren innere Anteile von den Muskelfaszien und den mißfärbigen zerreißlichen Bauchmuskeln gebildet werden, sind innen die Dünndarmschlingen mit der vorderen Bauchwand und untereinander leicht verklebt. Das große Netz ist rechts unten im Beckenbereich mit den Beckenorganen verwachsen, spinnwebendünn, wie ausgezogen. Die oberen Dünndarmschlingen sind gebläht, zeigen streifige und fleckige Rötungen ihres Überzuges ohne Belag. In der Harnblase einige Tropfen dicken, trübeitrigen Harnes. Schleimhaut größtenteils düster gerötet, im Grund in größerer Ausdehnung graurot, wie nekrotisch. In der rechten Seitenwand der Harnblase ziemlich hoch oben findet sich eine für den kleinen Finger durchgängige Öffnung mit zum Teil abgerundeter Schleimhautbegrenzung, welche Öffnung in einen den Beckenraum hinter der Gebärmutter einnehmenden Abszeßraum führt, der sich links in das Zellgewebe des breiten Mutterbandes hineinerstreckt. Er weist unregelmäßig zottige, mißfärbige Wandungen auf und ist mit dicklichem, gelbem, nach Kot riechendem Eiter gefüllt. Mit dieser Abszeßhöhle kommuniziert links vorne der Mastdarm in seinem oberen Bereich mit einer halbhellergroßen, unregelmäßig rundlichen Lücke, in deren Bereich die Darmwand verdünnt ist. In der Blase ein zwanzighellerstückgroßes, hartes, gelbweißes Konkrement. Die Blase selbst in die Länge gezogen, mit der Gebärmutter verwachsen. Die Gebärmutter leer, ihre Wandung dünn, sowohl die Schleimhaut als auch die Muskulatur schmutzigrot, die hintere Wand der Gebärmutter sehr dünn. Im vorderen Bereich links ist nahe dem Eileiteransatz die Wandung etwas derber, doch ist eine Narbe daselbst nicht zu sehen. Eileiter und Eierstöcke nach hinten umgeschlagen, mit der Abszeßwand verwachsen. In der Scheide mißfarbige dickliche Flüssigkeit, Schleimhaut lebhaft gerötet, in den tieferen Schichten etwas derber anzufühlen. Der äußere Muttermund queroval, im Scheidengewölbe links eine quere, 1 cm lange Einziehung, eine hier eingeführte Sonde gelangt in den erwähnten Abszeß. Das knöcherne Becken mißt im Eingang im geraden Durchmesser 10, im queren 11 cm. Obduktionsdiagnose: Perforatio uteri gravidi durch Arzt bei Ausräumung. Tod nach 5 Wochen an Erschöpfung. Durchbruch des im Douglas und im linken breiten Mutterband gelegenen Abszesses in die Harnblase und den Mastdarm.

Fall 81. 28 J. alt, verh. Die Frau litt an blutigeitrigen Ausscheidungen aus den Geschlechtswegen und bemerkte im Dezember — 3 Monate nach ihrer Geburt — einen Abgang eines kleinen Gewebestückes. Da sie weiter blutete, wurde bei der Frau am 29. 1. 19.. von einem praktischen Arzt nach Dilatation mit Hegarstiften (bis zu welcher Nummer?) eine Ausräumung mit der Kornzange vorgenommen, da die Blutung für eine Abortusblutung gehalten wurde. Bei der Ausräumung entstand eine Perforation, die der Arzt sofort bemerkte, weshalb er sie sogleich in eine Privatanstalt schaffen ließ. Dortselbst vaginale Totalexstirpation des Uterus, an die sofort zwecks Revision der Bauchhöhle der Bauchschnitt angeschlossen wurde. Da sich trotz Entfernung der Gebärmutter die Erscheinungen der Darmlähmung geltend machten, wurde auch noch ein zweiter Bauchschnitt ausgeführt und der Dünndarm in die Bauchwunde zwecks Enterostomie eingenäht. Trotzdem starb die Frau am 6. 2., 6 Uhr nachmittags. Auszug aus dem gerichtlichen Obduktionsbefund: In der freien Bauchhöhle wenig trübe, bräunliche, dickliche Flüssigkeit, am reichlichsten im kleinen Becken angesammelt. Darmschlingen und Magen stark gebläht. Einzelne Dünndarmschlingen durch dünne Schichten von Faserstoff verklebt, der Bauchfellüberzug des Darmes fleckig gerötet. Im Bereich der Verklebungen ist das Bauchfell der Darmschlingen etwas rauh, doch nirgends verletzt. Das Dünndarmgekröse zeigt an seinem Ansatz an den Darm etwa 1 m oberhalb der Bauhinischen Klappe eine blaurote, durch Blutunterlaufung gebildete Verfärbung. Eine mittlere Dünndarmschlinge ist mit ihrem konvexen Teil im unteren Winkel der Bauchwandwunde an das Bauchfell der vorderen Bauchwand eingenäht. Wurmfortsatz frei. Operativer Defekt der Gebärmutter und der rechten Anhänge. Die in Formol gehärtete Gebärmutter, an welcher die rechten Anhänge sich finden, zeigt folgende Verhältnisse: Etwa im Bereich des inneren Muttermundes läßt sich bei aneinandergelegten Rändern des aufgeschnittenen Uterus rechts von der Mitte eine quergestellte, nahezu 1 cm breite Zusammenhangstrennung in der Gebärmutterwand erkennen. Eine zweite liegt am Grund in der Mitte, ist auch querspaltig, 1½ cm breit, mit nach außen gestülpten bräunlichen Rändern. An dem gehärteten Gebärmutterfleisch keine auffallende Veränderung zu sehen. In den Eierstöcken kein Schwangerschaftskörper. Obduktionsdiagnose; Peritonitis acuta, paralysis intestini, laparotomia et relaparotomia facta. Exstirpatio uteri perforati. Keine Gravidität.

Fall 82. 34 J. alt, verh., V. grav. Die Frau kam mit fieberhafter Bauchfellentzündung aus der Provinz am 2. 2. 19.. nach Wien. Der Mann ging mit ihr in ein Spital, wo bei der Aufnahme Blutungen konstatiert wurden. Aus der Krankengeschichte: 2 Partus, 2 Abortus, letzte Menses am 6. 12. Seit 4. 2. heftige Blutung, am 5. Fieber, während der Nacht mehrere Schüttel-

fröste, heftige Bauchschmerzen. Stat. praes.: 6. Verfallene Pat., auffallende
Cyanose, ikterische Verfärbung. Atmung und Puls oberflächlich und rasch.
Bauch etwas aufgetrieben und druckschmerzhaft. Übelriechende Blutung
aus dem Genitale. Portio aufgelockert, Muttermund leicht geöffnet, Uterus
etwas vergrößert, weich, sehr druckschmerzhaft, Adnexe nicht palpabel.
Diagnose: Sepsis puerperalis, peritonitis, inoperabler Zustand. 8., 11 Uhr 30,
Exitus. Path. Sektion ergibt Uterusperforation, Anzeige. Auszug aus dem
gerichtlichen Obduktionsbefund: Sezierte Leiche, ikterisch. Gebärmutter größer, am Grund fast in der ganzen Breite zerfallen, so daß die Gebärmutterhöhle frei mit der Bauchhöhle kommuniziert. Ränder sind unregelmäßig fetzig, zunderartig weich, schmutziggelbbraun. An der Hinterfläche
der Gebärmutter finden sich einzelne dünne, alte Anwachsungshäute, eben-
solche auch zwischen den Eileitern und Eierstöcken, überdies ist der Gebärmuttergrund namentlich im Bereich der Ecken und im Grund der Bucht
zwischen Gebärmutter und Mastdarm mit mißfärbigen, grüngrauen Exsudatmassen beschlagen, welche auch auf den Eileitern und Eierstöcken sich finden.
Im rechten Eierstock ein kirschengroßer gelber Körper. In der Scheide
schmutzigbraune Jauche, Schleimhaut geschwollen, teils braunrot, teils
grünlichgelb verfärbt. Äußerer Muttermund ein weitklaffender Spalt, seine
Umsäumung schmutzig mißfarbig, braungrün, Halsteil der Gebärmutter
3½ cm lang, seine Schleimhaut mißfärbig, graugrün. Am inneren Muttermund rückwärts rechts von der Mitte und an der linken Kante je ein heller-
großes, flachgrubiges Geschwür mit etwas aufgeworfenen gelbgrauen Rändern.
Über dem seitlichen ist das oberflächliche Gewebe zunderartig weich, fast
zerfließend. Auch die erweiterte Körperhöhle ist von mißfärbigen, weichen,
zunderartigen Massen ausgefüllt. Gebärmutterwand nach oben hin stark
verdünnt, im Körper 17 mm breit, von graugrüner Farbe, nicht auffallend
morsch. Die Blutadern in der Umgebung der Gebärmutter enthalten miß-
färbiges, geronnenes Blut. Obduktionsdiagnose: Sepsis ex abortu crim.
Großer Defekt im Fundus uteri mit Gangrän der Umgebung nach Verletzung.

Fall 83. 18 J. alt, ledig, I. grav. Der Pat. soll am 7. 5. die Periode
zum erstenmal ausgeblieben sein. Ihr Geliebter behauptet, ihr eindringlich
abgeraten zu haben, sich der Gefahr eines Eingriffes auszusetzen. Die Hebamme aber, welche am 29. einen Eingriff zum Zweck der Fruchtabtreibung
vornahm, gab an, daß beide, die Schwangere und ihr Geliebter, sie inständigst
gebeten haben. Nach Angabe der Hebamme bestand eine Knickung der
Gebärmutter. Sie führte den Eingriff mit einem „silbernen" Blasenkatheter
aus. Sie behielt die Pat. bis zum 4. 6. bei sich in Pflege. Da sich der Zustand
der Pat. aber immer mehr und mehr verschlimmerte, wurde ein Arzt gerufen,
der die sofortige Überführung der Pat. ins Spital veranlaßte. Noch am
selbigen Tag verstarb sie dort (4. 6.). Sie soll etwa 2 Monate schwanger gewesen
sein. Auszug aus dem gerichtlichen Obduktionsbefund: In der
freien Bauchhöhle, namentlich in den Flanken und im kleinen Becken dickes,
gelbbraunes Exsudat. Bauchfell der vorderen Bauchwand und der Bauchorgane lebhaft gerötet und mit eitrigfaserstoffigen Massen überzogen, besonders reichlich die Leber und die Dünndarmschlingen, welch letztere untereinander und auch mit der vorderen Bauchwand verklebt sind. Gebärmutter
etwas größer, schlaff, ihre Hinterfläche und die Gebärmutteranhänge mit
eitrigfaserstoffigen Massen bedeckt, ebenso die Auskleidung des Douglasschen
Raumes. Eileiter stark geschwollen. Eierstöcke stark durchfeuchtet, im
rechten Eierstock ein gelber Schwangerschaftskörper. Gebärmutter fast

9 cm, wovon 3 auf den Halsteil kommen, enthält jauchige, braune, dickliche Flüssigkeit und ist im Körperteil mit weichen, mißfärbigen, braungrauen Massen ausgelegt; auch die Schleimhaut des Halsteiles etwas mißfärbig. Etwas oberhalb des inneren Muttermundes liegt rechts von der Mitte ein querer, glattwandiger Schlitz, welcher schräg etwas aufsteigend, durch die Gebärmutterwandung hindurchzieht und an der Außenfläche der Gebärmutter mit einem ebenfalls queren langen Schlitz endet, welcher am oberen Rand abgeschrägt, am unteren Rand halbkreisförmig gebogen und zugeschärft ist. Die breiten Mutterbänder frei. Obduktionsdiagnose: Peritonitis acuta ex endometridide post abortum criminalem. Perforatio uteri.

Fall 84. 19 J. alt, ledig, I. grav. Pat. starb nach kurzer Krankheit im Spital am 30. 6. 19.. offenbar an den Folgen eines verbotenen Eingriffes. Path. Sektion. Anzeige. Auszug aus dem gerichtlichen Obduktionsbefund: Im Bauchraum schmutzigrotbraune, dicke Flüssigkeit, auf welcher reichlich Fettaugen schwimmen, und in der linken Darmbeingrube einige Blutgerinnsel. In der linken Hälfte des Grundes der Gebärmutter, deren Körper auf Orangengröße vergrößert ist, klafft eine trichterförmige Wunde mit ovaler Öffnung, deren größter Durchmesser an der Oberfläche 5 cm beträgt. Gebärmutter 11 cm lang, an ihrer vorderen Fläche finden sich knapp ober der Umschlagstelle auf die Blase größere Blutaustritte, an ihrer hinteren Fläche ist sie mit graubraunen faserstoffigen Häutchen überzogen. Der Grund ist von zundriger, schmutzigbrauner Muskulatur gebildet. Der Bauchfellüberzug zeigt am Rande der großen Lücke buchtig fetzige Begrenzungen, und ist nahe dem Rande von einer kleinen Lücke durchbrochen. Der Scheidenanteil der Gebärmutter ist ein runder Zapfen. Äußerer Muttermund ein querer Spalt, aus welchem schwarzbraune Flüssigkeit vorquillt. An der Oberfläche des Scheidenanteiles der Gebärmutter sieht man zahlreiche kleine Lücken wie durch Gasbildung. Der innere Umfang des äußeren Muttermundes beträgt 3½ cm, der des inneren 5 cm. Schleimhaut unverletzt, läßt deutlich die palmblattförmige Zeichnung erkennen. An ihrer Innenfläche ist die Gebärmutter überall bedeckt von schmutzigrotbraunen zundrigen Massen, welche sich ziemlich leicht von der Gebärmutterinnenfläche abkratzen lassen, wo sodann die Muskulatur bloßliegt. An der Rückseite des linken breiten Mutterbandes findet sich in der linken Gebärmutterkante unter dem Bauchfell eine dunkelrote, dicke, blutige Flüssigkeit angesammelt. Eine an dieser Stelle abgehende Blutader führt grüngelbe, dicke Flüssigkeit. Das Bauchfell ist stellenweise, namentlich an den im kleinen Becken gelegenen Stellen mit einem mißfarbigen Häutchen bedeckt und von kleinen Blutaustritten durchsetzt, namentlich am Gekröse. Der linke Eierstock enthält einen gelben Körper von über 2 cm größtem Durchmesser. Scheide mittelweit, stark gerunzelt, Scheidenklappe als niedriger Saum erhalten, trägt rückwärts einen kurzen Zapfen. Obduktionsdiagnose: Peritonitis diff. acuta. Septicaemia. Ikterus. Großes Durchbruchsloch am Gebärmuttergrund. Abortus incompletus.

Fall 85. 19 J. alt, ledig, I. grav. Die Pat. wurde am 24. 6., 7 Uhr früh, mit einer Genitalblutung in elendem Allgemeinzustand in ein Spital gebracht, wo sofort eine Operation ausgeführt werden mußte. Aus der Anamnese: Periode immer unregelmäßig, letzte Menses am 7. 4., langdauernd. Am 9. 6. Blutung, die sich jeden 2. oder 3. Tag wiederholte und am 21. sehr profus war. Die Pat. suchte einen Arzt auf, der den Muttermund angeblich für 2 Finger

offen fand und in demselben einen Teil eines Foetus verspürte, den er mittels
Kornzange entfernte. Am 22. Temp. 37,8⁰, Puls klein, frequent, Singultus,
kein Stuhl. Status bei der Aufnahme: Puls sehr frequent, schwach, Bauch
aufgetrieben, Temp. 36,9⁰. Beim Katheterisieren entleert sich blutiger Urin.
Deutliche Flankendämpfung. Mediane Laparotomie. Beim Eröffnen der
Bauchhöhle entleert sich ein Strom ammoniakalischer, blutiger Flüssigkeit.
Uterus wird vorgezogen. An seiner Vorderwand ein über zweikronenstück-
großes Loch und am Scheitel der Blase 2 ca. zehnhellerstückgroße Löcher.
Im Douglas schwimmend plazentare und fötale Reste. Totalexstirpation
des Uterus, Drainage durch die Vagina, und 2 Streifen in jede Bauchfell-
flanke. Versorgung der Blasenlöcher durch Exzision und Übernähung der
gangränosen Blasenwand. Verweilkatheter. Die Operation wurde im Ätherrausch unter Verabreichung von Cardiacis ausgeführt. Auszug aus dem gerichtlichen Obduktionsbefund: In der Bauchhöhle etwas blutige Flüssigkeit. Das Bauchfell mit größtenteils schmutzigroten, graugelben, schmierigen
Faserstoffmembranen überzogen. Die Därme vielfach miteinander verklebt.
An der Rückwand der Blase verläuft nahe dem Scheitel eine Reihe längsgestellter Knopfnähte, und weiter unten eine quere Reihe ebensolcher Nähte.
Nach Lösung derselben und Eröffnung der Blase, in welcher sich etwas dicke
blutige Flüssigkeit findet, und in welche der Katheter hineinragt, finden
sich daselbst in der Längsrichtung des Körpers hintereinander gelegen zwei
ungefähr einhellerstückgroße, durch Nähte dicht verschlossene Lücken. Der
bei der Obduktion anwesende Primararzt berichtet, daß er die brandigen
Ränder der Lücken bei der Operation ausgeschnitten habe. Die beiden
Lücken sind durch eine 2 cm breite Wandbrücke voneinander getrennt, in
deren Bereich die Schleimhaut einen rinnenförmigen, die beiden Lücken
verbindenden, schmierig belegten Gewebsverlust aufweist. Die untere Lücke
etwas oberhalb der halben Entfernung des Blasenscheitels und des Blasen-
halses. Gebärmutter operativ entfernt. Beckenhöhle durch die Scheide
drainiert. Die Länge der in Formol gehärteten Gebärmutter beträgt 9 cm,
die Breite 6½ cm, die Dicke 15 mm. Sie ist vorne der Länge nach aufgeschnitten. An beiden Schnittflächen findet sich einander gegenüberliegend
entsprechend der Mitte des Körpers eine wulstige, schmutzigbraune, beiderseits auf die Vorderfläche übergreifende Stelle, die bei der Operation gefundene
Gebärmutterperforation, durch welche der Operateur 2 Finger einzuführen
imstande gewesen zu sein angibt. An der Innenfläche der Höhle des Gebärmutterkörpers haften größtenteils bröcklige, leicht abziehbare wulstige
Massen. Der Primararzt gibt noch an, daß er in der Bauchhöhle eine stark
verfaulte Frucht, welcher der Kopf und ein Arm fehlte, gefunden habe. Die
Frucht sei ungefähr 7 cm lang gewesen. Obduktionsdiagnose: Peritonitis
diff. acuta, exstirpatio uteri. In der hinteren Blasenwand 2 übernähte Löcher.
In der entfernten Gebärmutter vorne ein großes Loch mit brandigen Rändern.
Eihautreste. Versuch eines Eihautstiches?

Fall 86. 26 J. alt, verh., mehrgrav., Landwirtin, wurde auf Veran-
lassung eines Arztes aus einem Ort in der Nähe von Wien am 30. 5. 19..
auf eine chirurgische Station aufgenommen. Sie war hochgradig ikterisch.
Es wurde ein Gallensteinleiden angenommen und laparotomiert, wobei aber
eine Uterusperforation gefunden wurde. 2 Tage später (1. 6.) starb die Frau.
Auszug aus dem gerichtlichen Obduktionsbefund: Ikterus der
Haut- und Schleimhäute, Bauchfell glatt, glänzend, nur im Bereich der
Beckenorgane mit Faserstoffmembranen bedeckt. . . . . Die Leber von Gas-

blasen durchsetzt. Im rechten Leberlappen Abszesse. Operativer Defekt der Gallenblase. Drainage des Gallenblasenbeckens. Akuter Milztumor. Gebärmutter und rechte Anhänge operativ entfernt. Linker Eierstock ist groß, schlaff, wenig gefärbt, Gewebe von gelber Flüssigkeit durchtränkt, enthält nur ein überhanfkorngroßes gelbweißes Körperchen, keinen Schwangerschaftskörper. Der linke Eileiter ist mit Eiter gefüllt. Drainage der Bauchhöhle durch die Scheide. An der vorderen Wand des Uterus, über dem Orificium internum, eine hellergroße zerklüftete Perforation mit stinkendem jauchigem Exsudat. Obduktionsdiagnose: Septicaemia. Graviditas?, exstirpatio uteri et adnexorum dex. propter perforationem uteri.

Fall 87. 35 J. alt, verh., mehrgeschwängert. Letzte Menses Mitte Juni. Am 18. 7. Blutung von halbtägiger Dauer. Ende Juni durch einige Tage starke Blutung. Seit 3 Wochen Krankheitsgefühl, Schmerz im Unterbauch. Eine Woche vor der Spitalsaufnahme Abortus. Am 13. 8. wird Pat. ins Spital verschafft. Seit 2 Tagen besteht Fieber. Befund: Faustgroßer, weicher Uterus, Cc. geöffnet, in ihm steckt Placenta. Umgebung frei. Jauchigblutiger Ausfluß. Diagnose: Abortus incompletus. 14. Schüttelfrost. 17. Placenta noch vorhanden, Cc. wenig geöffnet. 18. Temperatursteigerung auf 39,8°. 20. Ein Stück Placenta abgegangen. 21. Erbrechen, Bauchdeckenspannung. 22. Erbrechen, starkgespanntes Abdomen. Vom Nabel abwärts Dämpfung. Unter zunehmender Schwäche Exitus am selben Tage. Bei der Obduktion im Spital fand sich eine Uterusperforation. Anzeige. Gerichtliche Obduktion. Auszug aus dem gerichtlichen Obduktionsbefund: Die vorliegenden Därme zeigen nur stellenweise einen glatten, glänzenden Überzug, sind mit faserstoffigen Membranen bedeckt, vielfach untereinander verklebt. .... Gebärmutter bereits seziert, 12 cm lang, wovon 8 cm auf den Körper entfallen, 7½ cm breit und 3 cm dick. Äußerer Muttermund querspaltig und seitlich eingekerbt. Schleimhaut des Halskanals gerötet, geschwollen, schmierig. Schleimhaut der Gebärmutter graugrün, schmierig verfärbt. Im rechten Tubeneck graugrüne Massen feststellbar. Die Wanddicke der Muskulatur beträgt daselbst 26 mm. Von der graugrün verfärbten Eiansatzstelle gelangt man durch eine fast fünfkronenstückgroße, durch Koagula oberflächlich geschlossene Öffnung mit fetzigen Rändern in der Höhe der Einpflanzungsstelle der rechten Tube in die freie Bauchhöhle. An dieser Stelle ist die Uteruswand besonders matsch. Der Bauchfellüberzug des Uterus vorne und rückwärts mit faserstoffigen Membranen beschlagen. Sie reichen fast bis auf den Boden des Douglas hinunter. Während die linken Gebärmutteranhänge frei sind, sind die rechten verwachsen. Im rechten Eierstock ein Schwangerschaftskörper. Obduktionsdiagnose: Peritonitis acuta diffusa e perforatione uteri. Grav. mens. IV.

Fall 88. [1]) 37 J. alt, verh., mehrgeschwängert. Die Frau, die 9 Kinder geboren hatte, fuhr Mitte Oktober vom Lande zu einer Wiener Freundin, angeblich um Einkäufe zu besorgen. Bald nach ihrer Ankunft in Wien klagte sie über Unterleibsschmerzen, die am 18. 10. die Aufnahme in eine gynäkologische Abteilung eines Spitales notwendig machten. Dort gab sie an, daß sie Mitte August zum letztenmal menstruiert gewesen sei und 8 Tage vor ihrer Aufnahme ins Spital eine schwache Blutung gehabt habe. Bei der Aufnahme

---

[1]) In extenso mit Fall 91 veröffentlicht von KATZ, Dtsch. Zeitschr. f. d. ges. gerichtl. Med. Bd. I, 1922.

der Pat. subikterisches Hautkolorit, Puls 112, Temp. 39,4⁰. Über der rechten
Lunge hinten unten Dämpfung bei abgeschwächtem Atmen und verstärktem
Stimmfremitus. In der Vagina blutiger Schleim, Cervix geschlossen, Uterus
retrovertiert, von annähernd normaler Größe, nicht aufrichtbar. Die Gegend
der linken Adnexe druckschmerzhaft. Das Zustandsbild des fieberhaften
Abortus besserte sich unter entsprechender Behandlung und Kräftigung des
Herzens soweit, daß die Erscheinungen von seiten der Lunge abklangen
und Pat. am 3. 12. auf eigenes Verlangen das Spital verlassen konnte. Nach
kaum 3 Wochen wird sie auf dieselbe Abteilung mit getrübtem Sensorium,
frequentem Puls und subfebriler Temp. gebracht. Keine Symptome von
seiten des Genitaltraktes. Am 12. 1. wurde aus einer Schwellung am linken
Oberarm Eiter entleert, einige Tage später ergibt die Punktion einer von der
rechten Spina scapulae nach abwärts reichenden Lungendämpfung ein hämor-
rhagisches Exsudat, die Auskultation über dem Herzen knarrende Geräusche.
21. Exitus. Bei der pathologischen Obduktion findet sich ein Katheter in
der Bauchhöhle. Anzeige. Gerichtliche Obduktion. Auszug aus dem
gerichtlichen Obduktionsbefund: .... In der freien Bauchhöhle kein
fremder Inhalt. Bauchfell glatt und glänzend. Das große Netz über die
Darmschlingen ausgebreitet, im rechten Anteil des unteren Randes verdickt
und in der Gegend des Blinddarmes mit dem wandständigen Bauchfellüberzug verklebt. Beim Abheben des Bauchfelles sieht man an der Vorderwand des Blinddarmes eine kreisrunde Lücke mit glatten Rändern, die etwas
grau pigmentiert sind, und ihr entsprechend an der vorderen Partie der
seitlichen Beckenwand einen Abklatsch, an welcher Stelle offenbar eine
Verklebung stattgefunden hatte. Nach Zurückschlagen des großen Netzes
wird ein schwarzer elastischer, 5 mm breiter, am unteren Ende quer ab-
gesetzter, rauher Katheter sichtbar, welcher durch eine Lücke des großen
Netzes am Ansatz desselben in den queren Teil des Dickdarmes nach innen
von der Leberkrümmung hindurchgeht, rechts hinauf unter die Leber führt,
unter welcher in der Höhe des Zwerchfellansatzes das obere abgerundete
Ende des Katheters, der 25 cm in der Länge mißt, liegt. Hierselbst findet
sich unter der Leber rötlichbrauner Eiter, welcher in der Höhle angesammelt
ist, die durch Verlötung der unteren Leberfläche mit dem wandständigen
hinteren Bauchfell gebildet ist. In diesen Hohlraum hinein führt eine Rinne,
welche durch den aufliegenden Katheter veranlaßt ist. Auch zwischen
Magen und unterer Leberfläche liegt ein solcher kleiner Abszeß. Das Leber-
gewebe daselbst verquollen und weich. Gebärmutter von Form und Größe
wie nach mehrfachen Geburten. Die Oberfläche im allgemeinen glatt, nur
am Gebärmuttergrund in der rechten Hälfte grau verfärbte bindegewebige
Stränge von Spinnwebendünne, welche zum rechten Eileiter ziehen. Das
Bauchfell in der Bucht zwischen Gebärmutter und Mastdarm rechts mit
ebensolchen spinnwebendünnen Häutchen überzogen. Eierstöcke klein,
geschrumpft, Eileiter zart. Am äußeren Ende des linken eine taubeneigroße
Cyste. Gebärmutter zeigt am Grunde, knapp nach innen von der rechten
Eileiterecke, eine ovale, schiefergraue, narbige Stelle von 2 : 2 mm Ausdehnung;
ihr entspricht an der Innenfläche im Grunde hoch oben von der Mittellinie
etwas nach rechts gelagert, eine etwas erhabene, schwarzgrau pigmentierte
Stelle, auf welcher weißliche, faserige Massen auflagern. Eben dieser Auflagerung entspricht rechts eine kleine Einziehung. Die Körperhöhle der
Gebärmutter erweitert, Schleimhaut dünn, von grauer Farbe. Gebärmutterwand im Körperteil 14 mm dick. Gewebe brüchig. Der äußere Muttermund
querspaltig. Scheide ausgeglättet, als solche unverletzt. Obduktions-

diagnose: Sepsis ex abscessu subhepatico, endocarditis verucosa, tumor lienis, degeneratio myocardii; corpus alienum (Katheter) in cavo peritonei. Perforatio uteri sanata.

Fall 89. 18 J. alt, ledig, ? grav. Die Frau kam am 22. 2. aus der Provinz und bat eine Bekannte um Quartier, da sie in Wien Einkäufe hätte. Schon bei ihrem Eintreffen in Wien litt sie an Erbrechen und Durchfall. Da sich der Zustand verschlimmerte, wurde ein Arzt geholt, der die Pat. mit der Diagnose Abortus ins Krankenhaus verschaffen ließ. Aus der Krankengeschichte: Nach Angabe der Pat. am 20. 2. ein Sturz. Im Anschluß daran starke Blutung mit Abgang von Stücken. Seit 2 Tagen starkes Erbrechen, kein Fieber, Brennen beim Urinieren. Seit 2 Tagen auch Schmerzen im linken Unterbauch. Stat. praes.: Abdomen aufgetrieben, beiderseits Flankendämpfung, Schallwechsel bei Lageveränderung. Vaginal: Douglas vorgewölbt, Uterus gegen die Symphyse, Puls 120, Temp. 36°. Operation. Nach Eröffnung der Bauchhöhle entleert sich reichlich jauchige Flüssigkeit. Gedärme mit Fibrin bedeckt. Vorderwand des Uterus trägt eine fünfkronenstückgroße Perforationsöffnung. Totalexstirpation des Uterus. Bauchdeckennaht, Drainage. ½ Stunde post operationem Exitus. Auszug aus dem gerichtlichen Obduktionsbefund: Das wandständige Bauchfell, das Bauchfell der Därme, der Bauchfellüberzug des Magens und der Leber mit Eiter bedeckt. Die Dünndarmschlingen und der Dickdarm vielfach miteinander verklebt, glanzlos. Am stärksten mit Eiter bedeckt sind die im kleinen Becken liegenden Dünndarmschlingen. Gebärmutter in typischer Weise totalexstirpiert, Anhänge belassen. .... Adnexe mit eitrigfaserstoffigen Auflagerungen bedeckt. .... Die der Leiche beigegebene Gebärmutter mißt 8½ cm in der Länge und 6 cm in der Breite. Das Bauchfell vorne und rückwärts mit Faserstoff beschlagen. In der vorderen Wand der Gebärmutter findet sich 2 Finger unterhalb der Scheitelhöhe eine kreisrund begrenzte, 5 cm im Durchmesser haltende Partie, in deren Bereich der Bauchfellüberzug fehlt und die Muskulatur fetzig zerwühlt und blutig imbibiert ist. Im Zentrum ist die Zerwühlung am stärksten; von hier gelangt eine Sonde in das Cavum uteri. Äußerer Muttermund ein klaffender querer Spalt, der für die Fingerkuppe einlegbar ist. Schleimhaut des Halskanales, der 2 cm lang ist, schmutzig belegt. Die Gebärmutterhöhle wird von rückwärts eröffnet. An der Hinterwand haftet ein beträchtlicher Teil des schmierigen, zerklüfteten Mutterkuchens. Die Vorderwand ist in einem so großen Umfang unregelmäßig perforiert, daß man mit dem Daumen durch die Öffnung hindurchfahren kann. Obduktionsdiagnose: Peritonitis acuta e perforatione uteri. Abortus criminalis.

Fall 90. 38 J. alt, verh., mehrgeschwängert. Die Frau kam am 22. 2. zu einer Bekannten in Wien mit der Angabe, daß ihr schlecht sei und daß sie ihre Fahrt nach einem Orte in der Nähe von Wien unterbrechen müsse. Am 24. wurde ein Arzt geholt, der sagte, daß die Frau abortieren werde und sie ins Spital schickte. Die Kranke soll schon früher Mittel angewendet haben, um einen Abortus herbeizuführen. Die Pat. verweigerte jede Auskunft und starb am 28. Im Spital war noch eine Totalexstirpation des Uterus vorgenommen worden. Auszug aus dem gerichtlichen Obduktionsbefund: Das wandständige Bauchfell gerötet, Gefäße injiziert, gegen die Schoßfuge zu und am unteren Ende der Operationswunde mit faserstoffigen Membranen bedeckt. Über den Därmen liegt das große Netz, das an seinem unteren Rande mit Eiter bedeckt ist. Die vorliegenden Darmschlingen sind stark gebläht, fühlen sich schwappig an, ihr Überzug ist gerötet, glanzlos, klebrig. .... Die Gebärmutter, die der Leiche beigegeben ist, in typischer Weise entfernt. Dieselbe in Verbindung mit den Gebärmutteranhängen. Sie mißt 10½ cm in der Länge, 8 cm in der Breite und 5 cm in der Höhe. An der vorderen Wand des Körpers, der durch Sektionsschnitt eröffnet ist, liegt fingerbreit über dem inneren Muttermund eine unregelmäßige, fetzige Öffnung, die in ihrem Umfange infolge des Klaffens durch den Sektionsschnitt nicht exakt abzuschätzen ist, aber etwa zweikronenstückgroß sein dürfte. Im Bereich dieser Gewebsdurchtrennung fehlt der Bauchfellüberzug der Gebärmutter, die Muskulatur ist fetzig und zerwühlt. Die Sonde gelangt durch die Wunde in die Gebärmutterhöhle. In ihr ist die Eiansatzstelle an der hinteren Wand sichtbar. Der Halskanal ist 4 cm lang, mit deutlicher Ausbildung der palmblattförmigen Zeichnung, unverletzt. Im linken Eierstock ein Schwangerschaftskörper. Der Leiche ist ferner beigegeben ein Teil einer menschlichen Frucht von 6 cm Länge. Der Dünndarm zeigt 53 cm nach aufwärts vor der Einmündung in den Dickdarm eine Abreißung des Gekröses einerseits, anderseits eine Einreißung der Serosa nach Verletzung, die dadurch behoben ist, daß das Gekröse an den Darm angenäht und die Einreißung der Serosa durch Nähte gerafft ist. Obduktionsdiagnose: Peritonitis diffusa post perforationem uteri. Krimineller Abortus.

Fall 91. 37 J. alt, verh., VII. grav. Die Frau soll seit längerer Zeit an einem Magenübel gelitten haben, darum wollte sie weiteren Familienzuwachs vermeiden und trug einen sogenannten Frauenschutz, den sie vor jeder Periode selbst entfernte, während sie die Einführung des Frauenschutzes von einer Hebamme besorgen ließ. Letzte Regel angeblich Ende März. Mitte April soll eine Blutung aufgetreten sein, weshalb sie die Hebamme aufsuchte, die eine Schwangerschaft nicht habe feststellen können und Spülungen mit Lysoform verordnete. Die Frau machte sich mit einem Irrigator mit gläsernem Mutterrohr die Spülung. Bei einer Spülung (2. 5., 6 Uhr abends) soll nun nach Angabe der Pat. plötzlich das Mutterrohr in der Scheide verschwunden und nicht mehr zum Vorschein gekommen sein. Am nächsten Vormittag erzählte sie dem Arzt, den sie wegen Bauchschmerzen und Brechreiz herbeirief, angeblich den Hergang in der geschilderten Weise. Sofortige Verschaffung ins Spital. Befund bei der Aufnahme: Temp. 37,7⁰, Puls 124, Zunge leicht belegt, Bauch diffus gespannt, empfindlich, Dämpfung in den Flanken, rechts stärker als links ausgesprochen. Aufhellung bei Seitenlagerung. Genitale einer Multipara. In der Vagina eitriges Sekret. Portio steht vorn an der Symphyse, Cervix für den Finger offen, Corpus uteri gut mannsfaustgroß, weich, stark retroflektiert. Bei der Sondierung wird eine Perforation der vorderen Uteruswand festgestellt. Sofortige Laparotomie: In der Bauchhöhle trübes seröshämorrhagisches Exsudat. Darmschlingen und Netz düster rot verfärbt. Am Uterus findet sich an der Vorderfläche eine zweihellerstückgroße Perforationsöffnung, an der das Sigmoid angelötet ist. Das Mesenterium hart am Übergang vom Sigmoid ins Rectum bis auf eine schmale Brücke durchtrennt, durch welche Lücke man das Ende des Mutterrohres, das zwischen den Darmschlingen liegt, tastet. Es wird entfernt. Bei der Revision des Darmes eine Abschürfung der Serosa an einer Dünndarmschlinge. Typische Totalexstirpation des Uterus und Entfernung der linken Adnexe. Drainage durch die Vagina. Naht des Mesenteriums und der Serosaverletzung. Kochsalzspülung, Äthereingießung. Drainage in beiden Flanken. Tropfklysma mit Adrenalin. Am nächsten Tag andauernd arrhythmischer Puls. Trotz aller Maßnahmen 96 Stunden nach der Verletzung und 75 Stunden nach der Laparotomie Exitus letalis. Auszug aus dem gerichtlichen Obduktionsbefund: In der Mitte des Unterbauches vom Nabel bis zum Schamberg eine durch Nähte und Wundklammern geschlossene Leibschnittwunde, aus welcher etwas oberhalb ihrer Mitte und nahe dem unteren Winkel ein Gummischlauch herausgeleitet ist. .... Die Därme stark gebläht, besonders der Dickdarm und der Magen. Die Därme im Bereich des Unterbauches mit der Bauchwand und auch untereinander vielfach verklebt. Das Bauchfell der Därme in Längsstreifen entsprechend den Grenzen der aneinanderklebenden Flächen gerötet. Freie Flüssigkeit in der Bauchhöhle nicht nachweisbar. Am mittleren Dünndarm findet sich eine Stelle von ungefähr 10 cm Länge, die durch Blutunterlaufung dunkel gefärbt ist und durch dicke Faserstoffmassen mit einer Nachbarschlinge verklebt ist. An der Oberfläche des verklebten Bezirkes finden sich drei das Bauchfell der Schlinge vereinigende Knopfnähte. Magen enthält etwas gallige Flüssigkeit, Schleimhaut blaßgallig gefärbt. Im Magengrunde, durch Gas abgehoben, findet sich näher dem Pförtner eine stumpfwinkelige, breit klaffende Zusammenhangstrennung von im ganzen 5 cm Länge, welche sich in ihrem dem Magengrund zugekehrten Schenkel zu einem ins Zellgewebe hinter dem Ansatz des kleinen Netzes hinaufreichenden zwanzighellerstückgroßen Geschwür mit dünnem, schwarzbraunem Grunde vertieft, das gegen den Netzbeutel zu nur von einer dünnen Haut überdeckt ist. An der Hinterwand liegt nahe diesem Geschwür noch ein zweites, kleineres, rundes Geschwür, mit gleichfalls mißfärbigem Grunde. Auch hier die Wandschichten treppenförmig sowie bei dem größeren Geschwür bis auf eine dünne äußere Wandschicht durchbrochen. .... Der obere Dünndarm mit dünner, braunschwarzer Flüssigkeit gefüllt. Im unteren Dünndarm dicke, gelbe Flüssigkeit. Im Dickdarm spärlicher Kot. Der aufsteigende Dickdarm und die S-Schlinge zusammengezogen. Scheide weit, klaffend, Schleimhaut faulgrün. Am oberen Ende der Scheide ringsum Knopfnähte, darüber befindet sich über dem durch quere Naht vereinigten Bauchfell noch ein kleinapfelgroßer, von Blutgerinnseln erfüllter Hohlraum. In den Verklebungen finden sich der rechte Eierstock und der rechte Eileiter, im Eierstock kein gelber Körper. Der Leiche liegt bei die in Formalin gehärtete Gebärmutter mit den linken Anhängen. Die Gebärmutter, welche 12 cm lang, 9 cm breit und etwas über 15 mm dick ist, ist der ganzen Länge nach an der Rückseite durch einen Längsschnitt eröffnet. Aus der Körperhöhle wölbt sich ein Gebilde wie eine Eiblase hervor. Der Schnitt trifft den an der Hinterwand haftenden Mutterkuchen. Neben dem unteren Pol der sich vorwölbenden Blase liegen in der Gegend des inneren Muttermundes Blutgerinnsel. Das Bauchfell der Gebärmutter ist fleckweise sehr blutreich, vielfach fein rauh, durch eine Lücke links von der Mitte der vorderen Wand ist ein federkieldicker Glasstab herausgeführt, der anderseits im Halsgange liegt. Die Schleimhaut des Halsganges zeigt an der Rückwand einige längsgestellte Zusammenhangstrennungen. Nach vollständiger Härtung wird die Gebärmutter in zwei Hälften entzweigeschnitten. Die die Eiblase vollständig ausfüllende, mit dem Kopfe nach unten liegende Frucht hat eine Steißscheitellänge von ungefähr 5 cm. Der Mutterkuchen haftet an der Vorderwand. Hinter dem Ei liegt in der noch erhaltenen Höhle des Gebärmutterkörpers ein dunkles, dünnes Blutgerinnsel. Der Gang, in welchem der Glasstab steckt, geht schräg nach oben durch die Vorderwand, in der Höhe des

inneren Muttermundes beginnend. Das Mutterrohr in der Bauchhöhle ist
20 cm lang.

Fall 92. 32 J. alt, verh., ? grav. Kam am 16. 11. zu einem Arzt und
gab an, daß sie sich durch Sturz mit einer schweren Last den Unterleib verletzt habe. Der Arzt räumte mit der Kornzange aus. Einige Stunden nach
der Ausräumung Verschlimmerung des Zustandes, daher Überführung in
das Spital. Aus der Krankengeschichte: Temp. 39,9⁰. Puls 128. Bauch
aufgetrieben, druckschmerzhaft, aus der Scheide wird ein Tampon entfernt. Portio kurz, Muttermund klaffend, für einen Finger durchgängig.
Uterus über faustgroß, Douglas prall vorgewölbt. Operation. Freies Blut
im Bauchraum, besonders in der Excavatio rectouterina. Der faustgroße
antevertierte Uterus weist an seiner hinteren Fläche 2 cm unterhalb des
Fundus eine Öffnung auf, die quergestellt und 2 cm lang ist. In diese zieht
eine Dünndarmschlinge, die wie durch Adhäsionen festgehalten erscheint,
hinein. Serosa zum Teile fehlend, aus einem einhellerstückgroßen Loch
quillt Darminhalt vor. Das dazugehörige Mesenterium hat ein für einen
Finger durchgängiges Loch. Exstirpation des Uterus und der rechten Adnexe.
Dünndarmresektion in einer Ausdehnung von 5 bis 8 cm. Enteroanastomose.
Am 19. Exitus letalis. Auszug aus dem gerichtlichen Obduktionsbefund: .... Nach Hinaufschlagen des großen Netzes werden die Dünndarmschlingen als ziemlich gebläht sichtbar. Die Schlingen nahe dem Blinddarm und am Eingange ins kleine Becken zeigen eine lebhafte mißfärbige
Rötung und festhaftende Belege von Faserstoffgerinnseln. Solche Belege
finden sich auch an der S-Schlinge und an einigen Stellen des Bauchfellüberzuges der vorderen Bauchwand. Der Dünndarm ist etwa 10 cm von
der Bauhinischen Klappe Seit zu Seit anastomosiert. An der Rückseite der
Gebärmutter findet sich etwa 2 cm vom Scheitel entfernt eine schräg von
innen oben nach außen unten verlaufende, 18 mm lange und 4 bis 5 mm weit
klaffende schlitzförmige Wunde, deren Ränder ziemlich glatt und schlaff,
augenscheinlich nur durch den Härtungsvorgang (die exstirpierte Gebärmutter liegt in Formalin gehärtet vor) etwas abgestumpft sind. Die Gebärmutterhöhle ist erfüllt von einer bröckeligen, faserigen, in ihren äußeren
Schichten graubraunen Masse. Im rechten Eierstock ein mehr als haselnußgroßer Schwangerschaftskörper. Obduktionsdiagnose: Eitrige Bauchfellentzündung. Perforatio uteri gravidi, dilaceratio intestini tenuis, exstirpatio uteri totalis cum adnex. dex.

Fall 93. 37 J. alt, verh., mehrgeschwängert. An der Frau wurde angeblich wegen Haemoptoe am 7. 1. 19.. von zwei Ärzten in ihrer Wohnung
eine Unterbrechung der Schwangerschaft ausgeführt. Wegen Verdachtes
einer Perforation wurde die Frau noch am selben Tage in ein Spital verschafft,
wo die supravaginale Amputation des Uterus mit Entfernung der rechten
Adnexen, sowie eine Darmnaht und eine Entfernung des Wurmfortsatzes vorgenommen wurden. Aus dem Operationsbefund des Spitales: Mediane
Laparotomie von der Symphyse bis zum Nabel. Am Fundus uteri vorne
oben rechts eine quergestellte, mit · Blutgerinnseln bedeckte Verletzung,
ca. 2 cm lang. In der freien Bauchhöhle liegt der Kopf der Frucht. An zwei
Stellen des Mesenteriums der unteren Dünndarmschlingen findet sich je
ein guldenstückgroßer Substanzverlust. In der Nähe des einen Loches
eine kleine Eröffnung des Darmlumens, aus der sich etwas Inhalt entleert.
Von der Appendix fehlt die Serosahülle. Das Coecum abgehoben und in der

Ileocoecalgrube das Peritoneum breit eröffnet. Im Retroperitonealraum findet sich eine abgerissene größere Vene, die sofort abgebunden wird (Vena hypogastrica?). Rechte Tube ebenfalls erheblich verletzt. Supravaginale Amputation des Uterus. Naht des Peritoneums, des Mesenteriums und der Dünndarmverletzungen, Spaltung der hinteren Zervixwand und Einführung eines Streifens. Exstirpation der Appendix. Exitus 2 Tage später (9). Auszug aus dem gerichtlichen Obduktionsbefund: Rechte Lunge mit der Spitze und mit der Basis angewachsen. In der Spitze eine zirka haselnußgroße graue, derbe Schwiele. Linke Lunge mit der Spitze angewachsen, sonst frei. Spitze eingezogen. Auch hier eine graue verzweigte Schwiele. In ihrer Umgebung Eiter, ebenso in den Luftröhrenästen Eiter. Bauchfell der vorderen Bauchwand und über den Darmschlingen an vielen Stellen gerötet, dabei an den Dünndarmschlingen, namentlich an den unteren stellenweise mit leicht abstreifbaren Schichten von Faserstoff beschlagen. Im kleinen Becken fehlt die Gebärmutter, an ihrer Stelle verläuft hinter der Blase eine quere aufgeworfene Bauchfellfalte. Im linken Eierstock ein gelber Schwangerschaftskörper. Nach rechts setzt sich die Nahtlinie auf das rechte Darmbein bis gegen den Blinddarm fort. Der wurmförmige Darmanhang herausgenommen. Der Raum des kleinen Beckens tamponiert. Zellgewebe hinter dem Blinddarm etwas durchblutet. An den freiliegenden Gefäßen an der hinteren Beckenwand sieht man, daß am Sporn der unteren Hohlvene, dort, wo die zwei gemeinsamen Beckenblutadern zusammentreten, ein bohnengroßes frisches Blutgerinnsel haftet. Es überdeckt gerade die Einmündungsstelle einer kleinen, in der Mitte gelegenen Blutader, welche der sogenannten mittleren Kreuzbeinschlagader entspricht. Äußerer Muttermund ist ein breiter, nach links hin bis an das Scheidengewölbe reichender Spalt. An den untersten Dünndarmschlingen sieht man 2 Nahtstellen, von denen die eine 30 cm oberhalb der Einmündung des Dünndarms in den Dickdarm, die zweite 10 cm darüber liegt. Der Leiche liegt bei eine Gebärmutter, die oberhalb der Scheide abgesetzt ist, ohne die Gebärmutteranhänge. Ihr Gewicht beträgt 220 g. Die Höhle der Gebärmutter ist erweitert, zeigt innen blutige Reste der hinfälligen Haut, namentlich an der linken Eileiterecke. An der Vorderwand rechts, nahe dem Gebärmuttergrunde, liegt eine quergestellte Wunde, welche fast 2 cm lang ist und unregelmäßig fetzige, aufgeworfene Ränder aufweist. Diese Wunde führt in die Gebärmutterhöhle. Der Kopf der Frucht entspricht etwa einem Fötus von 4 Monaten Schwangerschaftsdauer. Obduktionsdiagnose: Peritonitis acuta fibrinosa, anaemia gravis, perforatio uteri, dilaceratio intestini tenuis et omenti. Abortus arteficialis.

Fall 94. 22 J. alt, ledig, I. grav. Die Pat. ließ sich am 1. 3. von einem Frauenarzt untersuchen, der eine Schwangerschaft feststellte. Ein Internist fand wegen beiderseitigen Lungenspitzenkatarrhs die Anzeige zur Unterbrechung der Schwangerschaft gegeben, die von dem obenerwähnten Frauenarzt durchgeführt wurde. Am nächsten Tag mußte die Pat. wegen Fieber und Erbrechen ins Spital verschafft werden. Am selben Tage wurde noch wegen Uterusperforation die Totalexstirpation des Uterus vorgenommen. 5 Tage später erfolgte der tödliche Ausgang unter Erscheinungen der Bauchfellentzündung. Der Pat. war die Periode zweimal ausgeblieben. Bei der Operation fand sich in der Bauchhöhle bereits ziemlich reichlich blutig eitrige Flüssigkeit. Der Uterus war einer Gravidität von 1½ Monaten entsprechend vergrößert. In der Höhe des inneren Muttermundes fand sich eine Per-

forationsöffnung. Daher Totalexstirpation des Uterus. Die Dünndärme stark
injiziert, gebläht. Temp. vor der Operation 37⁰, Puls 120. Auszug aus dem
gerichtlichen Obduktionsbefund: Im freien Bauchraum wenig dünne
Flüssigkeit. Dünndarmschlingen gebläht, ihr Bauchfellüberzug fleckig und
streifig gerötet. Untere Dünndarmschlingen düster gerötet, untereinander
und mit dem Beckenbauchfell durch eitrigfaserstoffige Auflagerungen verklebt. Bauchfell des kleinen Beckens düster gerötet, stellenweise mit eitrig-
faserstoffigem Exsudat bedeckt. Eileiterwand durchfeuchtet, Lichtung frei.
Im linken Eierstock ein haselnußgroßer gelber Körper. Am Grunde des
Douglas eine quere Nahtreihe bis auf eine für einen Finger durchgängige
operativ gesetzte Lücke, welche durch die Scheide drainiert ist. Die der Leiche
beigegebene Gebärmutter ist 10 cm lang, 6 cm breit und 4½ cm hoch. Sie
zeigt deutlich den Knickungswinkel zwischen Hals- und Körperteil. Sie
ist in Formalin gehärtet. An der hinteren Wand findet sich an der Grenze
von Hals- und Körperteil ein querer, jetzt 16 mm langer Riß. Nach dem
Aufschneiden der Gebärmutter in der Mittellinie sieht man, daß dieser Riß
dem Ende einer gangförmigen Verletzung entspricht, welche vom Halskanal
durch die hinteren äußeren Wandschichten der Gebärmutter zieht. Äußerer
Muttermund ein querer Spalt. In der erweiterten Gebärmutterhöhle liegt
das Ei, welches einen stark gekrümmten, von der Kopfkrümmung bis zum
Steiß 12 mm langen Embryo enthält. Obduktionsdiagnose: Perforatio
uteri, peritonitis acuta, abortus arteficialis.

Fall 95. 32 J. alt, verh., I. grav. Erkrankte am 3. 3. plötzlich unter
Krämpfen und Schmerzen im Bauche. Am 6. brachte sie ein Arzt in ein
Spital, wo sie am selben Tage noch operiert wurde. Es fand sich bei der
Operation eine diffuse Peritonitis, deren Ursache nicht festgestellt werden
konnte. Eine Drainage der Bauchhöhle wurde ausgeführt. Auszug aus
dem gerichtlichen Obduktionsbefund: Die Organe des kleinen Beckens
sind durch gelbgrüne Exsudatmassen miteinander verklebt. Mehrere Dünndarmschlingen mit Blase und Gebärmutter durch faserstoffige Auflagerungen
verklebt. Douglas von braungrünem Exsudat erfüllt. Gebärmutter kaum
vergrößert, ihr Überzug lebhaft gerötet. Linker Eileiter zart, sein Bauchfellüberzug gerötet, mißfärbig graugrün. Linker Eierstock zart, mit einem
frischen gelben Körper. An der Hinterfläche der Gebärmutter einen Querfinger
nach links von der Mittellinie ein in Dreieckform auseinanderweichender Riß
des Bauchfellüberzuges mit mißfärbigen, nach der linken Seite hin abgehobenen Rändern. Nach unten zu geht diese Auseinanderweichung des
Bauchfells in eine trichterförmige Ablösung des Bauchfells über. In diese
Tasche und durch diese hindurch in die freie Beckenhöhle, dem Bauchfell-
schlitz entsprechend, führt ein Kanal, der im Halsteil der Gebärmutter gerade
am inneren Muttermund mit einem queren, ½ cm breiten Schlitz beginnt.
Gebärmutterhöhle erweitert, ist ausgekleidet mit stark gewucherter Schleimhaut, in welcher ein etwa kirschgroßes Säckchen eingeschlossen ist, das auf
der Oberfläche zahlreiche feinste Zöttchen von der als Zottenhaut bezeichneten
Eihaut aufweist. Eiblase unverletzt, in ihr der 5 bis 6 mm lange Embryo
sichtbar. Wand der Gebärmutterhöhle 1 cm dick. Obduktionsdiagnose:
Peritonitis adhaesiva. Grav. mens. I. Perforatio uteri, abortus criminalis.

Fall 96. 39 J. alt, ledig, 2 Schwangerschaften vorausgegangen. Die
Frau klagte schon seit längerer Zeit über Schmerzen im Bauch,
stand jedoch nicht in ärztlicher Behandlung. Am 28. 9. wurde sie auf

Veranlassung eines Arztes ins Spital verschafft, wo sie am folgenden Tage starb. Der Arzt gab an, daß er am 25. zum erstenmal zu der Frau gerufen worden sei, da sie stark blutete. Er hatte eine Grav. mens. III. festgestellt und kürettiert. Er habe die Überzeugung gehabt, nicht perforiert zu haben. Am 28. habe er die Frau wegen Darmverschlusses ins Spital bringen lassen. Aus der Krankengeschichte: 2 Partus vor 8 und 11 Jahren. Seit 14 Tagen Abortus nach 10 wöchentlicher Schwangerschaftsdauer. Seit 25. (Tag der Operation durch den Arzt) Erbrechen von fäkulenten Massen, vollkommene Stuhlverhaltung. Status: Bauch über dem Thoraxniveau, aufgetrieben. Uterus weich, vergrößert, nicht druckschmerzhaft. Im Douglas eine weiche, nicht druckschmerzhafte Resistenz. Diagnose: Ileus paralyticus, peritonitis. Operation am Tage der Aufnahme ins Spital: Laparotomie; Dünndarm an einer Stelle in Linsengröße perforiert, an einer anderen Stelle zeigt er am Mesenterialansatz eine Rißwunde in der Größe von 3 : 2 cm. Beide Stellen liegen im Douglas. Uterus von fibrinöseitrigen Belegen überzogen, vergrößert, weich, durch Adhäsionen im Douglas fixiert. Dreifache Übernähung der verletzten Darmpartien, Durchspülen der Bauchhöhlen mit 5 l Kochsalzlösung. Dünndarm als Ganzes gebläht, stark gerötet, im kleinen Becken durch fibrinöseitrigen Belag verlötet. Auszug aus dem gerichtlichen Obduktionsbefund: Dünndärme stark gebläht, durch Faserstoffauflagerungen miteinander verklebt. Bauchfell matt, mit ausgedehnten fleckigen Rötungen. Im oberen Teil des mittleren Dünndarms finden sich knapp hintereinander 3 übernähte Stellen. Die obersten 2 liegen gegenüber dem Gekröseansatz, die 3. steht quer. Hier finden sich nur 2 Knopfnähte. Die 2. Übernähung ist längsgestellt und 4 cm lang. Nach Lösung der Nähte findet sich eine linsengroße Schleimhautlücke, aus der gallig-gelbe Flüssigkeit vortritt. Die 3. Stelle liegt 10 cm weiter abwärts. Hier greift die Übernähung auf das Gekröse über. Eine in die Darmlichtung führende Lücke ist von außen nicht zu sehen. Gebärmutter an ihrer Rückseite mit der Umgebung ziemlich fest verwachsen, zum Teil sind die Verwachsungen gelöst. Die Gebärmutter ist 9 cm lang, 6 cm breit und 4 cm dick, mit abziehbaren faserstoffigen Auflagerungen bedeckt. Der äußere Muttermund ist ein 1 ½ cm langer Querspalt und ist geschlossen. Schleimhaut des Halsganges ist grobwulstig, teilweise mißfärbig graugelb, teilweise dunkel mißfärbig. Die Gebärmutterhöhle ist verklebt durch spärliche, rötliche, faserstoffige Gewebsmassen. Die Innenfläche der Gebärmutter ist größtenteils glatt, der Schleimhaut beraubt, teilweise etwas zottig uneben, eine Einansatzstelle ist nicht zu sehen. Von der linken Umrandung des inneren Muttermundes führt nach vorne oben ein Wundgang an den vorderen Ansatz des linken breiten Mutterbandes durch das Bauchfell hindurch. Gebärmutteranhänge klein. Im linken Eierstock ein gelber Körper von 2 cm Größe mit schmaler, nur wenig gewellter gelber Rindenschicht, die innen eine von klarer Flüssigkeit erfüllte Zyste enthält. Obduktionsdiagnose: Frische, allgemein faserstoffige Bauchfellentzündung, Durchlöcherung des Dünndarmes an zwei Stellen, beide übernäht. Durchlöcherung der Gebärmutter an der linken Umrandung des inneren Muttermundes. Gravidität nicht sicher zu erweisen.

Fall 97. 35 J. alt, verh., mehrgeschwängert. Die Frau erkrankte am 8. 3. mit Brechreiz und Schmerzen im Unterleib. Am 12. veranlaßte der zugezogene Arzt die Überführung der Pat. ins Spital. Dort wurde erhoben, daß Pat. am 20. 1. zum letztenmal menstruiert hatte. Mit dem Ausbleiben der nächsten Periode Auftreten von Erbrechen, das sich so steigerte, daß

Pat. in einen hochgradigen Schwächezustand verfiel, wie sie angab. Der behandelnde Arzt stellte die Anzeige zur Schwangerschaftsunterbrechung und führte eine Uterussonde ein. Diese drang so tief ein, daß er vermutete, perforiert zu haben. Deswegen schickte er die Pat. ins Spital. Bei der Spitalsaufnahme finden sich keine Zeichen von Anämie trotz der bestehenden Schwäche. Die Flanken sind frei, der Bauch weich und nicht druckempfindlich. Temp. normal, Puls 110, Zunge feucht, kein Brechreiz, Status gyn.: Keine Blutung aus dem Genitale, Portio aufgelockert, Cc. leicht geöffnet, Uterus mannsfaustgroß, weich. Operation (ausgeführt am Tage der vermutlichen Perforation nach der Spitalsaufnahme). Bei der Laparotomie zeigt sich an der Hinterwand des schwangeren Uterus eine stecknadelkopfgroße suffundierte Stelle. Im Douglas ein Kaffeelöffel blutig seröser Flüssigkeit. Adnexe normal. Es wird die erwähnte Stelle mit 3 oberflächlichen Seidennähten geschlossen, die Flexur überlagert, die Blase gefüllt, der Bauch geschlossen. 17. 3. Entfernung der Nähte, Heilung p. p. Am 19. verfällt Pat., ist verwirrt, Puls 110, Temp. 37°, Zunge trocken, leichte Zyanose, Druckempfindlichkeit des Bauches. Da eine Peritonitis nicht sicher auszuschließen ist, wird am 19. die Bauchhöhle zum zweitenmal eröffnet. Bei der Relaparotomie keine Zeichen einer Bauchfellentzündung, auch sonst im Bauch kein pathologischer Befund zu erheben. Schluß des Bauches. Man nimmt an, daß Pat. an einer Encephalitis leidet. Exitus letalis am 19. Auszug aus dem gerichtlichen Obduktionsbefund: Im kleinen Becken hinter der Gebärmutter findet sich blutiger Inhalt in der Menge eines Eßlöffels. Das Bauchfell blutreich, doch auch über den Darmschlingen ohne entzündliche Rötung. Nach Herausnahme der Beckenorgane ergibt sich folgender Befund: Die Gebärmutter ist nur wenig größer, dabei weicher, an ihrer Hinterfläche etwa einen Finger breit unterhalb des Gebärmuttergrundes sieht man nahezu in der Mittelebene 3 untereinander stehende geknüpfte Nähte und zwischen diesen eine von oben nach unten ziehende seichte Furche. Nach Eröffnung der Scheide und Gebärmutter zeigt sich, daß in der Gebärmutterhöhle an der Wand haftend ein taubeneigroßes Ei liegt, dessen von der umgeschlagenen Haut gebildete äußerste Hülle in der Längsrichtung auf 2 cm durchtrennt ist. Die von den inneren Eihäuten gebildeten Eihüllen sind nicht verletzt. In denselben liegt der Embryo, welcher von der Kopfkrümmung bis zum Steißende etwa 18 mm mißt und bereits die Stummeln der Gliedmaßen zeigt. Die Gebärmutterhöhle erweitert, ihre Wand 12 mm dick, der Halsteil der Gebärmutter unverletzt. Oberhalb des inneren Muttermundes beginnt 1 cm von demselben entfernt eine kanalförmige Wunde, deren Eingang nach der Gebärmutterinnenfläche hin von einer Falte überdacht ist, welches Dach von den inneren untersten Muskelschichten gebildet wird. Die kanalförmige Wunde geht in 4 cm Länge schräg nach oben durch die Gebärmutterwand hindurch und endet an der Stelle, wo die Nähte angelegt sind, in einen von oben nach unten ziehenden, 4 mm langen Schlitz des Bauchfells der Gebärmutter. Äußerer Muttermund quer, schlitzförmig, nicht erweitert, in demselben etwas Schleim, Scheide gerunzelt, im linken Eierstock ein haselnußgroßer gelber Körper. Obduktionsdiagnose: Sepsis. perforatio uteri gravidi mens. II. Myodegeneratio cordis. Degeneratio hepatis et renum parenchymatosa; tumor lienis acutus, laparotomia facta, relaparatomia.

Fall 98. 26 J. alt, ledig, Die Frau starb plötzlich, ohne ärztlich behandelt worden zu sein. Sie soll schon seit längerer Zeit an Erbrechen gelitten haben. Am 5. 7. in der Früh wurde sie bewußtlos aufgefunden.

Kurze Zeit darauf starb sie. Auszug aus dem gerichtlichen Obduktionsbefund: Durch Fäulnis stark gedunsene Leiche, Haut in schwarzgrünen Blasen abgehoben. Blasen teilweise geplatzt, Lederhaut teilweise vertrocknet. Im kleinen Becken und in den seitlichen Partien der Bauchhöhle findet sich reichlich dünne, schwarzbraune Flüssigkeit mit einem mißfärbig schwarzroten Blutgemenge. Gebärmutter etwas vergrößert. Sie ist 9½ cm lang, 6½ cm breit, 4 cm dick. An ihrer Rückseite findet sich eine mit dem größeren Teil rechts gelegene, bis an die Höhe des Gebärmutterscheitels reichende Lücke von 6½ cm. Diese setzt sich nach innen trichterförmig fort, die Gebärmutter innen in ihrer ganzen Breite eröffnend. Die Wand der Lücke ist überaus mißfärbig, der Halsgang der Gebärmutter eng, vom Körper deutlich abgesetzt. Beide Eierstöcke durch Gasbildung vollständig zersprengt, in den rechten Anhängen Spuren von Verwachsungen. Obduktionsdiagnose: Blutvergiftung durch gasbildende Bakterien, Bluterguß in die Bauchhöhle nach Durchstoßung der Gebärmutter bei Fruchtabtreibungsversuch. Schaumorgane. Gravidität nicht sicher feststellbar.

Fall 99. 33 J. alt, verh., mehrgeschwängert. Etwa 14 Tage vor dem Tode war die Frau bei einem Arzt und gab an, daß sie sich seit zirka 6 Wochen schwanger fühle. Da der Arzt ein Myom vermutete, riet er der Frau, eine Klinik aufzusuchen. Sie konsultierte aber einen anderen Arzt, der eine mäßige Blutung, Vergrößerung des Uterus und Druckschmerzhaftigkeit des Fundus uteri feststellte. Außerdem schickte er die Frau zu einem Internisten, der eine linksseitige Spitzentuberkulose feststellte und die Anzeige zur Unterbrechung der Schwangerschaft für gegeben fand. Am 16. 7. wurde nun die Ausräumung vorgenommen. Es wurde vorher mit Hegarstiften dilatiert (bis zu welcher Nummer?). 2 Stunden darauf starke Blutung. Bei Revision mit einer Abortuszange zog der Arzt ein Fetträubchen des Dickdarmes vor. Er ließ sofort einen Gynäkologen holen, der bei der stark ausgebluteten Frau die supravaginale Amputation des Uterus machte und die Darmverletzung übernähte. Kurze Zeit nach der Operation starb die Frau. Auszug aus dem gerichtlichen Obduktionsbefund: Innere Organe außerordentlich blaß und blutarm. Im Becken fehlt die Gebärmutter, zu den beiderseitigen Gebärmutteranhängen zieht über den zurückgebliebenen Halsteil der Gebärmutter eine quere, dicke Bauchfellnaht. An den zurückgebliebenen Gebärmutteranhängen Reste zarter Verwachsungen. Knapp über dem inneren Muttermund ist die Wand der Gebärmutter glatt und scharf abgetragen. An der Innenfläche des Halsganges findet sich links ein fast bis zum äußeren Muttermund hinabreichender tiefer Riß, der oberhalb des Muttermundes die ganze Dicke der Wand durchsetzt und bis unter die Schleimhaut des Scheidengewölbes reicht. Rechts ebenfalls ein $1\frac{1}{3}$ cm langer, seichterer, scharfer Riß. An der zusammengezogenen S-Schlinge finden sich unter dem Bauchfell im Bereiche der Fettanhänge mehrfache dunkelrote Blutaustritte, einige auch am Gekröse der S-Schlinge. Diese Veränderung erstreckt sich über eine Länge von mehr als 25 cm. Im Bereich der untersten Blutunterlaufung ist eine zwanzighellerstückgroße Zerreißung des Bauchfells der S-Schlinge am Gekröseansatz durch eine Knopfnaht überdeckt. Zur Untersuchung liegt vor der entfernte Gebärmutterkörper. Dieser ist 10 cm lang, 8 cm breit und 6 cm dick. An seiner Rückseite Reste zarter Verwachsungen. Er zeigt im Grunde rechts von der Mitte am Übergang zur Rückfläche eine quere, 18 mm lange Lücke mit kleinzackigen Rändern. Das

Bauchfell in der Umgebung überall glatt. Schleimhaut fehlt. Es liegt überall
die Muskelwand bloß, die im Bereich der Lücke zerwühlt ist. Unter dem
Bauchfellüberzug findet sich links rückwärts ein erbsengroßes, ein linsen-
großes und ein noch kleineres Muskelgeschwülstchen. Zahlreiche, vollkommen
frisch aussehende Stücke einer menschlichen Frucht sind der Leichebeigegeben.
Obduktionsdiagnose: Verblutung aus der durchbohrten schwangeren
Gebärmutter bei Schwangerschaft im 4. Lunarmonat. Einzeitige Ausräumung, Frucht zerstückelt. Gebärmutter supravaginal amputiert, Lungen
vollkommen gesund.

　　　Fall 100. 24 J. alt, ledig, ? grav. Den Eltern des Mädchens war es
nicht bekannt, daß ihre Tochter schwanger sei. Erst am 18. 10. gestand sie
ihrer Mutter die Schwangerschaft und klagte über heftige Schmerzen und
Blutungen. Sie wurde ins Spital verschafft, wo sie spontan abortierte. Wenige
Tage nach Abgang der 5monatigen Frucht stellten sich Erscheinungen
einer Bauchfellentzündung ein, die die Eröffnung der Bauchhöhle notwendig
machten. Dabei zeigte sich eine breite Durchlöcherung der am Grund einseitig stark ausgebuchteten Gebärmutter. Trotz Totalexstirpation des
Uterus erlag das Mädchen der Bauchfellentzündung. Auszug aus dem
gerichtlichen Obduktionsbefund: Drainierte Laparotomiewunde,
Därme gebläht, das Bauchfell gerötet, zeigt stellenweise dicke, faserige Auflagerungen. In den Hohlräumen zwischen den Därmen findet sich graubraune
Flüssigkeit angesammelt. Im Becken fehlt die Gebärmutter. An ihrer Stelle
zieht quer durch das Becken eine Naht, die das Bauchfell hinter der Blase
mit dem Bauchfell der vorderen Douglaswand vereinigt. Gebärmutteranhänge
beiderseits vorhanden, mit faserstoffigen Auflagerungen. Im linken Eierstock
ein haselnußgroßer gelber Körper mit einem linsengroßen Bläschen in der
Mitte. Kleines Becken gegen die Scheide zu drainiert. Die in Formalin
gehärtete Gebärmutter und ein fetziges, lappenförmiges Stück brüchigen
Gewebes von 9½ cm größter Ausdehnung, nach dem Bericht des Arztes ein
Nachgeburtstück, das aus dem Muttermund vorgehangen war, sind der
Leiche beigegeben. Gebärmutter 10½ cm lang, 9½ cm breit, 4½ cm dick.
In der linken Seite des Gebärmuttergrundes wölbt sich nach oben und links
eine an das Horn einer gesattelten Gebärmutter erinnernde Ausbauchung vor,
die einen einerseits mit der Gebärmutterhöhle breit zusammenhängenden, ander-
seits einen mit einer über kronenstückgroßen Lücke nach außen durchge-
brochenen Hohlraum, dessen äußere obere durchbrochene Wand stark verdünnt und eingesunken ist, darstellt. Die Innenfläche der sich aufblätternden
Wand grobfetzig. Der durchbrochene Hohlraum reicht seitlich von der
Eileiterecke nach unten. Obduktionsdiagnose: Umschriebene eitrige
Bauchfellentzündung in den Flanken und sonst in der Bauchhöhle zerstreut.
Durch Leibschnitt entfernte Gebärmutter mit breiter Durchlöcherung einer
großen dünnwandigen Ausbuchtung der Gebärmutterhöhle. Fehlgeburt im
5. Monat. Die mikroskopische Untersuchung der Perforationsstelle ergibt,
daß Durchbruch und Entzündung nicht als Folge einer regelwidrigen
Einbettung, sondern wie gewöhnlich als Folge einer durch einen Frucht-
abtreibungseingriff verursachten Infektion der Gebärmutterwand anzusehen ist.

Literaturverzeichnis[1]

ALBERTI: Berliner Gynäkologische Gesellsch. v. 9. März 1894. Ref. Zentralbl. f. Gynäkol. Nr. 21, S. 506. 1894. — DERSELBE: Ein Fall von Perforation des Uterus mit Vorfall und Einklemmung des Darmes. Zentralbl. f. Gynäkol. Nr. 39, S. 937. 1894. — ALBRECHT: Münch. Gynäkol. Gesellsch. v. 26. März 1908. Ref. Zentralbl. f. Gynäkol. Nr. 39, S. 1284. 1908. — DERSELBE: Münch. Gynäkol. Gesellsch. v. 14. Nov. 1912. Ref. Zentralbl. f. Gynäkol. Nr. 9, S. 314. 1913. — AMANN: Münch. Gynäkol. Gesellsch. v. 26. März 1908. Ref. Zentralbl. f. Gynäkol. Nr. 39, S. 1285. 1908. — AMREICH: Wiener Gesellsch. f. Geburtsh. u. Gynäkol. Ref. Zentralbl. f. Gynäkol. Nr. 12/13, S. 454. 1921. — ASCH: Die Erschlaffung des nichtschwangeren Uterus. Zentralbl. f. Gynäkol. Nr. 41, S. 1250. 1905. — DERSELBE: Zur Atonie des nichtschwangeren Uterus. Zentralbl. f. Gynäkol. Nr. 6, S. 172. 1906. — DERSELBE: Darmprolaps bei inkomplettem Abort. Breslauer med. Verein. v. Okt. 1911. Ref. Jahresber. 26. Jg. Ber. über d. Jahr 1912, S. 596. — ASCHHEIM: Berliner Gesellsch. f. Geburtsh. u. Gynäkol. v. 23. Juni 1911. Ref. Zentralbl. f. Gynäkol. Nr. 14, S. 437. 1912. — AUBERT: Ref. Zentralbl. f. Gynäkol. Nr. 42, S. 1208. 1920. — AUGUSTIN, H. (Allschwyl, Basel-Land): Über Uterusperforation mit Verletzung des prolabierten Darmes. Ref. Zentralbl. f. Gynäkol. Nr. 21, S. 608. 1907. — BAISCH: Über Zerreißung der Gebärmutter in der Schwangerschaft. Beitr. z. Geburtsh. u. Gynäkol. Bd. VII, S. 249. 1903. — BALLHORN: Über Abortbehandlung. Münch. med. Wochenschr. Nr. 26. 1923. — BAUEREISEN: Der fieberhafte Abort und seine Behandlung. Jahreskurse f. ärztl. Fortbildung. Juli 1920. Ref. Zentralbl. f. Gynäkol. Nr. 15, S. 607. 1922. — BAUMM, H.: Uteruserschlaffung, Tubensondierung und Uterusperforation bei der Kürettage. Münch. med. Wochenschr. Nr. 31, S. 1152. 1922. — BENTHIN: Die Prognose der Fehlgeburt. Berliner Ärztekorrespondenz H. 17. 1922.

---

[1] Die hier angeführten Literaturnachweise können und sollen den Anspruch auf Vollständigkeit nicht erheben. Gleichwohl haben wir das einschlägige Schrifttum besonders vom Jahre 1900 an sorgfältig durchgesehen. Es lag nicht im Plan unserer Arbeit, jeden Beitrag zu diesem Thema anzuführen, da die Abhandlung dadurch ungebührlich an Umfang gewonnen hätte. Vor allem lag uns daran, aus unseren Beobachtungen ein Bild von der Uterusperforation zu zeichnen. Dort, wo unsere eigenen Fälle uns als Beleg für diese oder jene Erscheinung im Stiche ließen, besonders dort haben wir die in der Literatur niedergelegten Uterusperforationen auch im Text herangezogen.

(Zit. nach Vollmann l. c.) — Beuttner: Über ein eigentümliches Verhalten des Uterus beim Einführen von Instrumenten. Zentralbl. f. Gynäkol. Nr. 42, S. 1271. 1897. — Derselbe: Über Kontraktions- und Erschlaffungszustände des Uterus in den ersten Schwangerschaftsmonaten usw. Zentralbl. f. Gynäkol. Nr. 37, S. 968. 1900. — Derselbe: Zur Behandlung des unvollständigen Abortus usw. Ref. Zentralbl. f. Gynäkol. Nr. 39, S. 1024. 1900. — Derselbe: Der nichtschwangere Uterus kann selbst auf Reize hin, die ihn nicht zu treffen brauchen, sein Volumen wesentlich verändern. Zentralbl. f. Gynäkol. Nr. 32, S. 1056. 1908. — Boldt: Eine außergewöhnliche Verletzung bei einer versuchten Ausschabung des Uterus. Monatsschr. f. Geburtsh. u. Gynäkol. Bd. IX, S. 360. 1899. — Boruvka: Zwei interessante Fälle von kriminellem Abort. (Tschechisch.) Ref. Zentralbl. f. Gynäkol. Nr. 46, S. 1321. 1920. — Braude: Uterusperforation mit Abreißen des Wurmfortsatzes und multiplen perforierenden Darmverletzungen operativ geheilt. Zentralbl. f. Gynäkol. Nr. 52, S. 1875. 1913. — Braun-Fernwald, R.: Über Perforation des Uterus bei gynäkologischen Eingriffen. Wien. klinische Rundschau H. 17 bis 20. 1900. — Derselbe: Zur instrumentellen Beendigung des Abortus. Zentralbl. f. Gynäkol. Nr. 37, S. 1096. 1904. — Derselbe: Über Uterusperforation. Zentralbl. f. Gynäkol. Nr. 39, S. 1161. 1907. — Bretschneider: Gesellsch. f. Geburtsh. u. Gynäkol. Leipzig v. 20. Mai 1912. Ref. Zentralbl. f. Gynäkol. Nr. 43, S. 1436. 1912. — Derselbe: Gesellsch. f. Geburtsh. u. Gynäkol. Leipzig v. 19. Jan. 1914. Ref. Zentralbl. f. Gynäkol. Nr. 26, S. 936. 1914. — Bronsert: Kurze kritische Betrachtung zu Dittrichs Sammelstatistik des fieberhaften Abortes. Zentralbl. f. Gynäkol. Nr. 20, S. 789. 1923. — Brouardel: Ref. Zentralbl. f. Gynäkol. Nr. 25, S. 437. 1889. — Bumm: Zur Frage des künstlichen Abortes. Monatsschr. f. Geburtsh. u. Gynäkol. Bd. 43, S. 385. 1916. — Derselbe: Gesellsch. f. Geburtsh. u. Gynäkol. Berlin v. 14. Jan. 1921. Ref. Zentralbl. f. Gynäkol. Nr. 28, S. 1009. 1921. — Derselbe: Not und Fruchtabtreibung. Münch. med. Wochenschr. Nr. 50, S. 1471. 1923. — Caruso: Über die Entstehungsweise der Uterusperforation bei der Ausschabung. Arch. di ost. e gin. 1901 Dezember. Ref. Zentralbl. f. Gynäkol. Nr. 49, S. 1349. 1902. — Chrobak: Wien.Gesellsch. f. Geburtsh. u. Gynäkol. v. 26. Febr. 1907. Diskussion zum Vortrag R. v. Braun. Ref. Zentralbl. f. Gynäkol. Nr. 47, S. 1478. 1907. — Derselbe: Wien. Gesellsch. f. Geburtsh. u. Gynäkol. v. 29. Okt. 1907. Ref. Zentralbl. f. Gynäkol. Nr. 22, S. 752. 1908. — Derselbe: Zur Frage der Erweiterung der Gebärmutter. Zentralbl. f. Gynäkol. Nr. 51, S. 1617. 1908. — Debrunner: Ein Fall von Uterusperforation mit der Kürette. Gynaecologia Helvetia. 9. Jg. Ref. Zentralbl. f. Gynäkol. Nr. 37, S. 1226. 1910. — Denk: Ausgedehnte Darmresektion mit Ausgang in Heilung. Wien. klin. Wochenschr. Nr. 52, S. 1649. 1907. (Mit Literatur.) — Dienst: Gesellsch. f. Geburtsh. u. Gynäkol. Breslau v. 19. Juli 1904. Ref. Zentralbl. f. Gynäkol. Nr. 2, S. 55. 1905. — Dietrich: Über die Notwendigkeit einer allgemeinen Statistik der Behandlung des Abortus febrilis. Zentralbl. f. Gynäkol. Nr. 12, S. 467. 1922 — Derselbe: Die Sammelstatistik des fieberhaften Abort. Zentralbl. f. Gynäkol. Nr. 48, S. 1912. 1922. — Derselbe: 18. Versammlung der dtsch. Gesellsch. f. Gynäkol. Arch. f. Gynäkol. Bd. 120, S. 14. — Döderlein: Münch. Gynäkol. Gesellsch. v. 26. März. 1908. Ref. Zentralbl. f. Gynäkol. Nr. 39, S. 1285. 1908. — Derselbe Münch. Gynäkol. Gesellsch. v. 13. Juli 1911. Ref. Zentralbl. f. Gynäkol. Nr. 2, S. 59. 1912. — Derselbe: Münch. Gynäkol. Gesellsch. v. 16. Juli 1914. Ref. Zentralbl. f. Gynäkol. Nr. 4, S. 53. 1915. — Derselbe: Aus meiner Gerichtsmappe. VII. Anklage des Dr. G. wegen fahrlässiger Tötung. Münch. med.

Wochenschr. Nr. 27, S. 875. 1923. — DERSELBE: 18. Versammlung der Dtsch. Gesellsch. f. Gynäkol. Arch. f. Gynäkol. 120. Bd., S. 28. 1923. — DERSELBE: Berliner Klinik. Herausgegeben v. Dr. Friedrich Michelsson. Fischers med. Buchhandlung H. Kornfeld, Berlin W 62. 1925. Über die Behandlung der Fehlgeburt. — DUBROWITSCH: Statistisches zur Frage der Behandlung des fieberhaften Abortes. Zentralbl. f. Gynäkol. Nr. 33, S. 1327. 1923. — EBER-HART: Über Uterusperforation mit Tubenherabzerrung. Zentralbl. f. Gynäkol. Nr. 48, S. 611. 1912. — EHRENBERG: Tentamen abortus provocandi deficiente graviditate. Zentralbl. f. Gynäkol. Nr. 41, S. 1373. 1912. — EICHLAM: Ein Fall von Uterusperforation mit schwerer Darmverletzung. Zentralbl. f. Gynäkol. Nr. 31, S. 624. 1916. — EKSTEIN: Über die rationelle Abortus-behandlung als die beste Prophylaxis gegen die artefizielle Uterusperforation. Monatsschr. f. Geburtsh. u. Gynäkol. Bd. 43, S. 247. 1916. — ELKAN: Konser-vative oder aktive Aborttherapie. Med. Klinik Nr. 36, S. 1227. 1923. — ENGELHORN: Gynäkol. Gesellsch. Dresden v. 20. Dez. 1923. Ref. Zentralbl. f. Gynäkol. Nr. 30, S. 1672. 1924. — ENGELMANN: Niederrhein.-westfälische Gesellsch. f. Geburtsh. u. Gynäkol. v. 11. Jan. 1914. Ref. Zentralbl. f. Gynäkol. Nr. 20, S. 738. 1914. — DERSELBE: Über Abort und Abortbehandlung. Med. Klinik Nr. 16, S. 493. 1922. — DERSELBE: Über die durch die mangelhafte Ausbildung der Ärzte in der praktischen Geburtshilfe, insbesondere in der Abortbehandlung, bewirkten Schäden und deren Vermeidung. Zentralbl. f. Gynäkol. Nr. 20, 1058. 1925. — ENGLER, B.: Beitrag zur Frage der aktiven oder konservativen Abortbehandlung. Korrespondenzbl. f. Schweizer Ärzte H. 29. 1917. Ref. Zentralbl. f. Gynäkol. Nr. 34, S. 959. 1920. — FALK: Die Bedeutung der Phlebektasien und ihrer Folgezustände für den Frauenarzt. Festschr. f. F. v. Winkel. Arch. f. Gynäkol. Bd. 82, S. 302. 1907. — FEHIM: Über Darmverletzung bei Abortausräumung. Arch. f. Gynäkol. Bd. 106, S. 243. 1917. — FELLNER, L.: Der Einfluß der Uterusnerven auf die Atonie des nichtpuerperalen Uterus. Zentralbl. f. Gynäkol. Nr. 26, S. 742. 1906. — FIEDLER: Gynäkol. Gesellsch. Hamburg v. 18. Nov. 1922. Ref. Zentralbl. f. Gynäkol. Nr. 4, S. 180. 1923. — FINK: Neues Material zur Bewertung der Winterschen Abortuszange. Münch. med. Wochenschr. Nr. 10. 1924. — FISCHER: Über die Ruptur des graviden Uterus in einer alten Kaiserschnitt-narbe. Zeitschr. f. Geburtsh. u. Gynäkol. Bd. 70, S. 838. 1912. — FLEISCH-MANN: Wiener Gesellsch. f. Geburtsh. u. Gynäkol. v. 26. Juni 1894. Ref. Zentralbl. f. Gynäkol. Nr. 40, S. 980. 1894. — FRAENKEL: Über Verletzungen des Spatium vesico-uterinum bei der Aufstöpslung und deren Behandlung. Monatsschr. f. Geburtsh. u. Gynäkol. Bd. 55, S. 340. 1921. — FRANKENSTEIN: Spätfolgen einer Sonderperforation des Uterus. Zentralbl. f. Gynäkol. Nr. 11, S. 270. 1920. — FRANKL: Wiener Gesellsch. f. Geburtsh. u. Gynäkol. v. 20. Mai 1913. Ref. Zentralbl. f. Gynäkol. Nr. 7, S. 272. 1914. — DERSELBE: Pathologische Anatomie und Histologie der weiblichen Genitalorgane. Leipzig: F. C. W. Vogel. 1914. — v. FRANQUÉ: Beitrag zu den Unglücksfällen bei geburtshilflichen Operationen und ihrer gerichtsärztlichen Begutachtung. Vollmanns Sammlung klinischer Vorträge. N. F. Nr. 524 (Serie XVIII, H. 14, Gynäkol. H. 194). 1909. — DERSELBE: Perforation des Uterus bei der Nach-geburtslösung aus einem Uterus unicornis. Med. Klinik Nr. 49. 1916. — DER-SELBE: Grundsätzliches der Technik der Abortausräumung. Monatsschr. f. Geburtsh. u. Gynäkol. Bd. 69, S. 320. 1925. — DERSELBE: Abortbehandlung. Med. Klinik N. 12, S. 425. 1925. — FRANZ, C.: Kriegschirurgie. Dr. W. Klin-kardt. Leipzig 1920. — FRANZ, K.: Gynäkologische Operationen, S. 269. Berlin: J. Springer. 1925. — FREUND, H.: Oberrhein. Gesellsch. f. Geburtsh.

u. Gynäkol. c. 20. Okt. 1918. Ref. Zentralbl. f. Gynäkol. Nr. 4, S. 72. 1919. —
FREUND, R.: Uterusverletzungen. Med. Klinik, Nr. 38, S. 1558. 1913. —
FRIEDEMANN: Bemerkungen zur Uterusausräumung in der Allgemeinpraxis.
Münch. med. Wochenschr. Nr. 7. 1922. — FRITSCH: Müllers Handbuch der
Geburtshilfe. Stuttgart 1889. 12. Abschn. Gerichtliche Geburtshilfe. —
DERSELBE: Gerichtliche Geburtshilfe. Stuttgart: F. Enke. 1901. (2. Aufl. d.
Abschn. in Müllers Handbuch.) — DERSELBE: Der künstliche Abort. Dtsch.
med. Wochenschr. Nr. 48. 1904. — DERSELBE: Fruchtabtreibung in P. Ditt-
richs Handbuch der gerichtsärztlichen Sachverständigentätigkeit. Wien-
Leipzig: W. Braumüller. 1911. — FROMME: Gesellsch. f. Geburtsh. u. Gynäkol.
Leipzig v. 17. Mai 1909. Ref. Zentralbl. f. Gynäkol. Nr. 31, S. 1093. 1909. —
FROMME, F.: Über Uterusverletzungen bei der Aborttherapie, ihre Diagnose,
Behandlung und strafrechtliche Bedeutung. Prakt. Ergebn. d. Geburtsh.
u. Gynäkol. VI. Jg. H. 2, S. 266. 1914. — FROMMER: Über Uterus-
perforationen. Wien. klin. Wochenschr. Nr. 2, S. 37. 1924. — GANS:
Spontane Uterusruptur im Beginn der Geburt. Dtsch. med. Wochenschr.
Nr. 28, S. 1230. 1908. — GARDLUND: Beitrag zur Entstehung und zu den
Komplikationen der Uterusperforation. (Schwedisch.) Ref. Ber. über d. ges.
Gynäkol. Bd. I, S. 386. 1923. — GELLER: Über Drüsengewebe in der Kaiser-
schnittnarbe der Gebärmutter. Zeitschr. f. Geburtsh. u. Gynäkol. Bd. 88.
S. 34. 1925. — GEYL: Notiz über die Paralyse der Gebärmutter während der
Kürettage. Arch. f. Gynäkol. Bd. 31, S. 376. 1887. — GLÄSER: Zur Uterus-
perforation und Tubensondierung. Zentralbl. f. Gynäkol. Nr. 6, S. 139. 1898. —
GOLDSCHMIDT: Zwei Fälle von Uterusperforation mit schwerer Darmver-
letzung. Dtsch. med. Wochenschr. Nr. 8, S. 238. 1924. — GRÄTZER: Ein
Beitrag zur Frage der Abortbehandlung. Med. Klinik Nr. 35, S. 1118. 1922. —
GRABICH: Aktive oder abwartende Behandlung der septischen Aborte.
Monatsschr. f. Geburtsh. u. Gynäkol. Bd. 64, S. 308. 1923. — GRASER: Über
Adrenalininjektion zur Vermeidung der Blutung bei Entfernung von Pla-
zentarresten bei Abort. Zentralbl. f. Gynäkol. Nr. 25, S. 866. 1909. — GREKOW:
Zur Behandlung der Verletzungen des Darmes und des Mesenteriums,
speziell der Flexura sigmoidea bei geburtshilflich-gynäkologischen Operatio-
nen. Zeitschr. f. Geburtsh. u. Gynäkol. Bd. 68, S. 444. 1911. — GRUBE:
Praktische Erfahrungen über die Behandlung des septischen Abortes. Med.
Klinik Nr. 17, S. 534. 1922. — GUERARD v.: Instrumentelle Zerreißung des
Uterus bei eingebildeter Schwangerschaft. Zentralbl. f. Gynäkol. Nr. 27,
S. 708. 1898. — DERSELBE: Zur instrumentellen Zerreißung des Uterus.
Versammlung dtsch. Naturforscher und Ärzte zu Hamburg. Ref. Zentralbl.
f. Gynäkol. Nr. 41, S. 1138. 1901. — GUGGENBERGER: Zur aktiven Abort-
behandlung. Zentralbl. f. Gynäkol. Nr. 27, S. 1100. 1923, und Demonstration
der 19. Versammlung der dtsch. Gesellsch. f. Geburtsh. u. Gynäkol. (Neues
Instrument.) — GUSSEROW: Berliner Gesellsch. f. Geburtsh. u. Gynäkol. v.
9. März 1894. Ref. Zentralbl. f. Gynäkol. Nr. 21, S. 507. 1894. — HABERDA:
Streitige geschlechtliche Verhältnisse. In Schmidtmanns Handbuch der gerichtlichen Medizin. Bd. I, Berlin: A. Hirschwald. 1904. — DERSELBE:
Über die Berechtigung zur Einleitung der künstlichen Fehlgeburt. Wien.
klin. Wochenschr. Nr. 10, S. 248. 1905. — DERSELBE: Anatomische Befunde
bei mechanischer Fruchtabtreibung. Vierteljahrsschr. f. gerichtl. Med.
III. F. X/2. S. 332. 1895. — DERSELBE: Gerichtsärztliche Erfahrungen über
die Fruchtabtreibung in Wien. Vierteljahrsschr. f. gerichtl. Med. u. öffentl.
Sanitätswesen. III. F. 56. Bd. — DERSELBE: Scheinindikationen bei ärztlicher
Fruchtabtreibung. Wien klin. Wochenschr. Nr. 20, S. 613. 1917. — DERSELBE:

Hofmann-Haberda, Lehrbuch der gerichtlichen Medizin. 10. Aufl. Wien-Berlin: Urban u. Schwarzenberg. 1919. — DERSELBE: Ärztliches Verschulden? Ein Gutachten. Wien. klin. Wochenschr. Nr. 7, S. 170. 1924. — HALBAN: Über Phlebektasien des graviden Uterus und ihre klinische Bedeutung. Monatsschr. f. Geburtsh. u. Gynäkol. Bd. 20. — DERSELBE: Zur Kasuistik der Uterusperforation. Zentralbl. f. Gynäkol. Nr. 16, S. 504. 1912. — DERSELBE: Wiener Gesellsch. f. Geburtsh. u. Gynäkol. v. 12. Dez. 1912. Ref. Zentralbl. f. Gynäkol. Nr. 20, S. 652. 1912. — DERSELBE: Wiener Gesellsch. f. Geburtsh. u. Gynäkol. v. 20. Mai 1913. Ref. Zentralbl. f. Gynäkol. Nr. 7, S. 275. 1914. — DERSELBE: Zur Therapie der Uterusperforation. Zentralbl. f. Gynäkol. Nr. 12, S. 225. 1916. — DERSELBE: Zur Behandlung der Fehlgeburten. Zentralbl. f. Gynäkol. Nr. 12, S. 439. 1921. — HALBAN und KÖHLER: Die pathologische Anatomie des Puerperalprozesses und ihre Beziehungen zur Klinik und Therapie. Wien-Leipzig: W. Braumüller. 1919. — HAMMERSCHLAG: Die Anwendung der Abortzange. Zentralbl. f. Gynäkol. Nr. 17, S. 560. 1908. — DERSELBE: Nochmals zur Anwendung der Abortzange. Zentralbl. f. Gynäkol. Nr. 32, S. 1054. 1908. — DERSELBE: Über Abortbehandlung. Berlin. klin. Wochenschr. Nr. 51, S. 1497. 1921. — HANDORN: Zur Frage der Therapie des septischen Abortus. Münch. med. Wochenschr. Nr. 10, S. 350. 1922. — HANSBERG: Die Abtreibungsseuche in Deutschland. Ärztliches Vereinsblatt H. 1340. 1925. (Zit. nach Vollmann l. c.) — HEGAR, A.: Der fahrlässige Abort. Beitr. z. Geburtsh. u. Gynäkol. Bd. XVIII, S. 307. 1913. — HEBERER: Zur Behandlung des fieberhaften Abortus. Zentralbl. f. Gynäkol. Nr. 24, S. 859. 1921. — HEIMANN: Uterusperforation mit Darmvorfall. Berlin. klin. Wochenschr. Nr. 13, S. 331. 1916. — HEINEBERG: Uteruskürettage, eine schlechte Angewohnheit. Therapeutic. gaz. 1920. Aug. 15. Ref. Zentralbl. f. Gynäkol. Nr. 16, S. 592. 1921. — HELLENDALL: Zur Behandlung des fieberhaften Abortus. Zentralbl. f. Gynäkol. Nr. 40, S. 1448. 1921. — DERSELBE: Perforation des Uterus bei Abort mit Darmvorfall durch den „Ursano-Dilatator". Zentralbl. f. Gynäkol. Nr. 28, S. 1535. 1924. — HEMPE: Inauguraldiss. Breslau 1923. Zur Therapie und Pathologie des Aborts. Zentralbl. f. Gynäkol. Nr. 24, S. 1330. 1924. — HENKEL: Beiträge zur Perforation des Uterus. Dtsch. med. Wochenschr. Nr. 23, S. 965. 1919. — HERFF v.: Sind Quellstift so notwendig? Zentralbl. f. Gynäkol. Nr. 43, S. 1425. 1908. — HEROLD: Tubargravidität oder Uterusperforation? Zentralbl. f. Gynäkol. Nr. 37, S. 2062. 1925. — HERZ, A.: Die Behandlung des fieberhaften Abortus in der Dresdener Frauenklinik in den Jahren 1914—1919. Arch. f. Gynäkol. 112. Bd., S. 273. 1920. — HERZ, E.: Zur Uterusperforationsfrage. Zentralbl. f. Gynäkol. Nr. 7, S. 215. 1908. — DERSELBE: Zur schnellen Erweiterung der Gebärmutter nebst einigen Bemerkungen zur Technik der Abortausräumung. Zentralbl. f. Gynäkol. Nr. 32, S. 1048. 1912. — HERZFELD: Ruptur des schwangeren Uterus. Zentralbl. f. Gynäkol. Nr. 44, S. 1219. 1901. — DERSELBE: Wiener Gesellsch. f. Geburtsh. u. Gynäkol. v. 20. Mai 1913. Ref. Zentralbl. f. Gynäkol. Nr. 7, S. 270. 1914. — HEYN: Über Uterusperforationen. Klin. Wochenschr. Nr. 26, S. 307. 1922. — DERSELBE: Über Uterusperforation und ihre Behandlung. Zeitschr. f. Geburtsh. u. Gynäkol. 87. Bd., S. 92. 1924. — DERSELBE: Der fieberhafte Abort. Zeitschr. f. Geburtsh. u. Gynäkol. 83. Bd., S. 692. 1921. — HEYNEMANN: Zur Technik der Ausräumung bei Fehlgeburten. Zentralbl. f. Gynäkol. Nr. 23, S. 1236. 1925. — HIRSCH, M.: Die Fruchtabtreibung, ihre Ursachen, ihre volkshygienische Bedeutung und die Mittel zu ihrer Bekämpfung. Stuttgart: F. Enke. 1921. — DERSELBE: Die Uterussonde ist ein gefährliches und entbehrliches Instrument. Zentralbl.

f. Gynäkol. Nr. 36, S. 1442. 1922. — Hoehne: Medizinische Gesellsch. Kiel
v. 29. Juni 1911. Ref. Berlin. klin. Wochenschr. Nr. 37, S. 1702. 1911. —
H nck: Ref. Münch. med. Wochenschr. Nr. 22, S. 1090. 1906. —
Hofstätter: Tentamen abortus provocandi deficiente graviditate. Haberdas
Beitr. z. gerichtl. Medizin, Bd. V. Wien: F. Deuticke. 1922. — Derselbe:
Über eingebildete Schwangerschaften. Berlin-Wien: Urban u. Schwarzenberg.
1924. (Daselbst auch reichlich Literatur.) — Holzbach: Oberrhein. Gesellsch.
f. Geburtsh. u. Gynäkol. v. 15. 10. 1922. Ref. Zentralbl. f. Gynäkol. Nr. 7,
S. 282. 1923. — Hornung: Ein Fall von kriminellem Abort mit bemerkens-
werten Komplikationen. Zentralbl. f. Gynäkol. Nr. 15, S. 535. 1921. — Hyde:
Report on an case of perforation of the Uterus duc to choriepithelioma and
simulating ruptured ectopic. New-York Obst. Soc. 9. Febr. Americ. Journ. of
obst. Vol. 71, p. 967. Ref. Jahresber. f. Geburtsh. u. Gynäkol. 1915. —
Jakob, J.: Inauguraldiss. München 1905. Gefahren der intrauterinen instrumentellen Behandlung. Ref. Zentralbl. f. Gynäkol. Nr. 19, S. 561. 1906. —
Jakobson: Zur Frage der Uterusperforation. Ref. Zentralbl. f. Gynäkol.
Nr. 24, S. 782. 1912. — Janssen: Bonner Dissertation 1909. Beiträge zur
Frage der Uterusperforation. (Aus dem Knappschaftskrankenhaus zu Barden-
berg.) Ref. Zentralbl. f. Gynäkol. Nr. 7, S. 350. 1910. — Janssen, W.: In-
auguraldiss. Über perforierende Uterusverletzungen und ihre Therapie. (Uni-
versitäts-Frauenklinik Berlin. Bumm.) 1913. Ref. Zentralbl. f. Gynäkol. Nr. 13,
S. 495. 1914. — Jaschke v.: Die Behandlung akuter bedrohlicher Ver-
letzungen der weiblichen Genitalien. Dtsch. med. Wochenschr. Nr. 47, S. 1289.
1919. — Derselbe: Die Behandlung des fieberhaften Abortes. Zentralbl. f.
Gynäkol. Nr. 44, S. 1859. 1921. — Josef, S.: Über Uterusperforationen.
Med. Klinik Nr. 28, S. 963. 1923. — Derselbe: Uterusperforationen. Klin.
Wochenschr. Nr. 8, S. 314. 1926. — Kaiser: Dresdner Gynäkol. Gesellsch.
v. 21. März 1912. Ref. Zentralbl. f. Gynäkol. Nr. 28, S. 932. 1912. —
Kakuschkin: Zur Frage der Uterusperforation. Geburtsh. gynäkol. Sektion des
II. Pirogowschen Kongresses russischer Ärzte in St. Petersburg. Ref.
Zentralbl. f. Gynäkol. Nr. 42, S. 356. 1910. — Katz, G. (Berlin): Zwei Fälle
von Gebärmutterdurchbohrungen auf krimineller Basis. Zentralbl. f. Gynäkol.
Nr. 50, S. 2833. 1925. — Katz, H.: Folgen und Ausgänge perforierender
Gebärmutterverletzungen nach mechanischen Eingriffen mit Einwandern des
verletzenden Werkzeuges in die Bauchhöhle. (Festschr. f. A. Haberda.)
Dtsch. Zeitschr. f. d. ges. gerichtl. Med. Bd. I, H. 10/11. 1922. (Literatur.) —
Kausch: Handbuch der praktischen Chirurgie. Herausgegeben von Garre-
Küttner-Lexer. III. Bd. Stuttgart: F. Enke. 1923. — Kehrer: Über Uterus-
ruptur und Uterusperforation. Gynäkol. Gesellsch. Dresden. 19. März 1914. Ref.
Zentralbl. f. Gynäkol. Nr. 32, S. 1135. 1914. — Derselbe: Entwurf zu den Richtlinien für die operative Technik der frühzeitigen Schwangerschaftsunterbre-
chung. Zentralbl. f. Gynäkol. Nr. 29, S. 1163. 1923. — Keller: Perforations
accidentelles de l'uterus. Bull. de la soc. d'obstetr. et de gynecol. Jg. 12, H. 5,
S. 382. 1923. Ref. Ber. über d. ges. Gynäkol. Bd. II, S. 272. 1924. —
Kentmann: Myometritis oedematosa und Sondenperforation. Monatsschr.
f. Geburtsh. u, Gynäkol. Bd. VIII, S. 333. 1898. — Kermauner: Gerichtliche Geburtshilfe. Handbuch der ärztlichen Sachverständigentätigkeit.
Herausgegeben v. P. Dittrich. Bd. VI. Wien: W. Braumüller. 1911. — Derselbe: Fehlgeburt. Wien. med. Wochenschr. Nr. 6, S. 262, Nr. 7, S. 318, Nr. 8,
S. 370. 1921. — Derselbe: Wiener Gesellsch. f. Geburtsh. u. Gynäkol. v.
9. Nov. 1920. Ref. Zentralbl. f. Gynäkol. Nr. 12, S. 452. 1921. — Kiriak:
Wahre und falsche Perforierungen der Gebärmutter im Laufe der Kürettage.

Gynäkologie (Bukarest 1905) H. 5 und 6. Ref. Zentralbl. f. Gynäkol. Nr. 8, S. 264. 1906. — DERSELBE: Echte und falsche Perforationen durch Auskratzungen. Wien. klin. therap. Wochenschr. H. 25/26. 1906. Ref. Zentralbl. f. Gynäkol. Nr. 7, S. 229. 1907. — KLAUBER: Tentamen abortus provocandi deficiente graviditate uterina. Zentralbl. f. Gynäkol. Nr. 11, S. 325. 1912. — KLIEN: Gesellsch. f. Geburtsh. u. Gynäkol. Leipzig. v. 19. Okt. 1908. Ref. Zentralbl. f. Gynäkol. Nr. 5, S. 182. 1909. — KOBER: Zur Frage der Uterusruptur in frühen Monaten der Schwangerschaft. Münch. med. Wochenschr. Nr. 36, S. 1499. 1902. — KOBLANCK: 10. Versammlung der dtsch. Gesellsch. f. Gynäkol. Würzburg 1903. Verhandlungen d. dtsch. Gesellsch. Bd. X, S. 626. 1904. — DERSELBE: Berliner Gesellsch. f. Geburtsh. u. Gynäkol. v. 14. Jan. 1921. Ref. Zentralbl. f. Gynäkol. Nr. 26, S. 1009. 1921. (Diskussion zum Vortrag Bumms.) — KOLDE: Beitrag zur Frage der aktiven Therapie beim fieberhaften Abort. Monatsschr. f. Geburtsh. u. Gynäkol. Bd. 51, S. 17. 1920. — KOLISCH: Krimineller Abortus. Feldärztliche Tagungen der k. u. k. Isonzoarmee. Stzg. v. 14. März 1918. Wien. med. Wochenschr. Bd. 68, S. 1720. 1918. — KOSSMANN: Paralyse des nichtschwangeren Uterus. Münch. med. Wochenschr. Nr. 12, S. 394. 1900. — DERSELBE: Zentralbl. f. Gynäkol. Nr. 44, S. 1309. 1904. — DERSELBE: Zentralbl. f. Gynäkol. Nr. 8, S. 225. 1905. — DERSELBE: Zentralbl. f. Gynäkol. Nr. 41, S. 1247. 1905. — DERSELBE: Zentralbl. f. Gynäkol. Nr. 50, S. 1529. 1905. — KOUWER: Niederländische Gynäkologische Gesellsch. v. 8. Okt. 1905. Ref. Zentralbl. f. Gynäkol. Nr. 50, S. 1546. 1905. — KÖHLER: Gesellsch. f. Geburtsh. u. Gynäkol. Hamburg v. 28. Jan. 1919. Ref. Zentralbl. f. Gynäkol. Nr. 24, S. 477. 1919. — KÖHLER, R.: Wiener Gesellsch. f. Geburtsh. u. Gynäkol. v. 7. Nov. 1916. Ref. Zentralbl. f. Gynäkol. Nr. 41, S. 53. 1917. — DERSELBE: Wiener Gesellsch. f. Geburtsh. u. Gynäkol. v. 15. Jan. 1918. Ref. Zentralbl. f. Gynäkol. Nr. 11, S. 193. 1918. — KRITZLER: Uterusperforation oder Uteruserschlaffung. Zentralbl. f. Gynäkol. Nr. 25, S. 1355. 1924. — KRIWSKY: Ein Fall von Uterusperforation bei künstlichem Abort mit Durchtritt des Bougies in die Bauchhöhle. Zeitschr. f. Geburtsh. u. Gynäkol. Bd. 29, S. 29. 1914. — KRULL: Gynäkol. Gesellsch. Dresden v. 19. März 1914. Ref. Zentralbl. f. Gynäkol. Nr. 32, S. 1137. 1914. — KULIGA: Niederrhein.-westfälische Gesellsch. f. Geburtsh. u. Gynäkol. v. 11. Jan. 1914. Ref. Monatsschr. f. Geburtsh. u. Gynäkol. Bd. 39, S. 550. 1914. — KUNTSCH: Über instrumentelle Uterusperforation. Zentralbl. f. Gynäkol. Nr. 51, S. 1590. 1907. — KÜSTNER: Vereinigung der Breslauer Frauenärzte v. 19. Mai 1903. Zentralbl. f. Gynäkol. Nr. 43, S. 1292. 1903. — DERSELBE: Breslauer Gynäkol. Gesellsch. v. 12. Dez. 1911. Ref. Zentralbl. f. Gynäkol. Nr. 16, S. 515. 1912. — DERSELBE: 15. Versammlung der dtsch. Gesellsch. f. Gynäkol. Halle 1913. Verhandlungen d. dtsch. Gesellsch. f. Gynäkol. Bd. XV. — LANDAU, L.: Zwei Todesfälle nach Ausschabung der Gebärmutter. Fahrlässige Tötung? Zwei Gutachten. Ärztliche Sachverständigen-Zeitung H. 17/18. 1900. — LAPOINTE: Ein Beitrag zu gewissen auf Gangrän beruhenden Perforationen des Uterus post abortum. Ann. de Gyn. et d'obstétr. 1906. Oct. Ref. Zentralbl. f. Gynäkol. Nr. 46, S. 1461. 1907. — LATZKO: Wiener Gesellsch. f. Geburtsh. u. Gynäkol. v. 12. Dez. 1911. Ref. Zentralbl. f. Gynäkol. Nr. 20, S. 650. 1912. — DERSELBE: Wiener Gesellsch. f. Geburtsh. u. Gynäkol. v. 20. Mai 1913. Ref. Zentralbl. f. Gynäkol. Nr. 7, S. 270. 1914. — DERSELBE: Wiener Gesellsch. f. Geburtsh. u. Gynäkol. v. 11. Jan. 1916. Ref. Zentralbl. f. Gynäkol. Nr. 8, S. 155. 1916. — DERSELBE: Wiener Gesellsch. f. Geburtsh. u. Gynäkol. v. 15. Jan. 1918. Ref. Zentralbl. f. Gynäkol. Nr. 11, S. 194. 1918.

— DERSELBE: Zur Behandlung des fieberhaften Abortus. Zentralbl. f. Gynäkol. Nr. 12, S. 425. 1921. — DERSELBE: Die Behandlung des Abortus. Wien. med. Wochenschr. Nr. 11, S. 518, und Nr. 17, S. 790. 1923. — LÄMMLE: Zur Therapie des fieberhaften Abortus. Zentralbl. f. Gynäkol. Nr. 6, S. 216. 1924. — LESSER: Demonstration einiger Verletzungen der Geschlechtsteile bedingt durch instrumentelle Provokation des Abortus. Ref. Zentralbl. f. Gynäkol. Nr. 8, S. 126. 1886. — LEWIS: Verletzungen in der Schwangerschaft. Med. Record. 1903. April 12. Ref. Zentralbl. f. Gynäkol. Nr. 28, S. 878. 1903. — LIEB-MANN, C. (Triest): Über die Perforation der Uteruswände mittels der Sonde. Deutsch v. Dr. S. Hahn, Berlin: Denickens Verlag. Ref. Zentralbl. f. Gynäkol. Nr. 12, S. 303. 1879. (Referent Fritsch.) — LIEPMANN: Geburtshilfliches Seminar. 3. Aufl. Berlin: A. Hirschwald. 1921. — DERSELBE: Violente Verletzungen bei der Behandlung des Abortus in bildlicher Darstellung. Med. Klinik Nr. 34, S. 1053, und Nr. 35, S. 1086. 1922. — DERSELBE und WELS: Perforationen des Uterus bei Behandlung des Abortus. Med. Klinik Nr. 40, S. 1269. 1922. (Reichlich Literatur.) — LINZENMEIER: Ein Fall von innerer Blutung während der Geburt. Ref. Zentralbl. f. Gynäkol. Nr. 20, S. 1101. 1924. — LORCH: Zur Differentialdiagnose zwischen traumatischer Ruptur und Perforation der schwangeren Gebärmutter. Inauguraldiss. Straßburg. 1914. Ref. Zentralbl. f. Gynäkol. Nr. 41, S. 1316. 1914. — LORENZ: Über einen Fall von doppelter violenter Uterusperforation bei Uterus bicornis. Diss. Münch. 1922. Ref. Zentralbl. f. Gynäkol. Nr. 43, S. 2429. 1925. — LOVRICH: Ärzteverein Budapest v. 12. Mai 1903. Ref. Zentralbl. f. Gynäkol. Nr. 24, S. 776. 1904. — DERSELBE: Die konservative Behandlung des Abortus. Ref. Zentralbl. f. Gynäkol. Nr. 25, S. 1376. 1924. — LÖNNE: Das Problem der Fruchtabtreibung. Berlin: J. Springer. 1924. — LÖVINC: Über Behandlung der Aborte. Ref. Zentralbl. f. Gynäkol. Nr. 24, S. 1330. 1924. — MACÉ: Über die histologische Beschaffenheit des Uterusgewebes in drei Fällen von Uterusperforation. Socéité d'obstétrique de Paris v. 19. Juni 1902. Ref. Zentralbl. f. Gynäkol. Nr. 22, S. 672. 1903. — MACKENRODT: Gesellsch. f. Geburtsh. u. Gynäkol. Berlin v. 8. Nov. 1907. Ref. Zentralbl. f. Gynäkol. Nr. 5, S. 157. 1908. — MAHLO: Die Arbeitsmethoden der Abtreiberinnen und ihre Bedeutung für den praktischen Arzt. Dtsch. med. Wochenschr. Nr. 31. 1922. — MALÉEFT, Y. (Diss. Lyon 1905): Étude clinique des perforations uterines abortives. Ref. Zentralbl. f. Gynäkol. Nr. 34, S. 963. 1906. — MALY: Über eine seltenere Art des Zustandekommens von Uterusverletzungen. Zentralbl. f. Gynäkol. Nr. 21, S. 763. 1913. — MANSFELD: Die Behandlung des Kindbettfiebers in Spital und Praxis. Wien. klin. Wochenschr. Nr. 32. 1918. — MARCHAND: Der Prozeß der Wundheilung. Dtsch. Chir. Lfg. 16, S. 209 und 289 ff. Stuttgart: F. Enke. 1901. — MARTIN: Gesellsch. f. Geburtsh. u. Gynäkol. Berlin v. 9. März 1894. Ref. Zentralbl. f. Gynäkol. Nr. 21, S. 508. 1894. — DERSELBE: Verhandlungen der dtsch. Gesellsch. f. Gynäkol. Bd. 8, S. 521. 1899. — MARX, A. M.: Über Veränderungen an der Oberfläche des Uterus durch Gasbazillen. Zentralbl. f. Gynäkol. Nr. 22, S. 773. 1921. — DERSELBE: Zur Differentialdiagnose zwischen Abortus, Schwangerschaft und Erkrankung. Zeitschr. f. Geburtsh. u. Gynäkol. Bd. 84, S. 742. 1922. — MATTHAEI: Drei Fälle von Uterusperforation mit Resektion größerer Darmabschnitte. Geburtshilfl. Gesellsch. Hamburg v. 27. Juni 1924. Ref. Zentralbl. f. Gynäkol. Nr. 20, S. 1096. 1925. — MAUCLAIRE: Vier Fälle von schwerer Perforation des Uterus mittels Kürette oder der intrauterinen Sonde. Ref. Zentralbl. f. Gynäkol. Nr. 50, S. 1358. 1902. (IV. Internat. Gynäkol.-Kongreß Rom.) — DERSELBE: Ref. Zentralbl. f. Gynäkol. Nr. 31,

S. 957. 1903. — MENGE: Forensisches zur Abortausräumung. 17. Tagung der Dtsch. Gesellsch. f. Gynäkol. Innsbruck. 1922. Verhandlungen der dtsch. Gesellsch. f. Gynäkol. Bd. 117. S. 135. 1922. — MENZEL: Kasuistische Mitteilungen. Beitr. f. Geburtsh. u. Gynäkol. Festschrift f. Prof. Fritsch. Leipzig: Breitkopf & Härtl. 1902. Ref. Zentralbl. f. Gynäkol. Nr. 3, S. 88. 1903. — MICHEL: Operativ geheilter Fall von Querabreißung des colon sigmoideum. Zentralbl. f. Gynäkol. Nr. 32, S. 883. 1920. — MICHOLITSCH: Beitrag zur Uterusperforation. Zentralbl. f. Gynäkol. Nr. 31. S. 634. 1919. — MIQUEL: Schwere Gebärmutterverletzungen nach Kürettage und Sondierungen. Diss. Paris 1902. Ref. Zentralbl. f. Gynäkol. Nr. 44, S. 1312. 1903. — MISSLER: Die Behandlung fieberhafter Aborte und ihre Resultate. Zeitschr. f. Geburtsh. u. Gynäkol. Bd. 32, S. 382. 1920. — MORLET (Diss. Paris 1905): Perforation de l'uterus puerperal post part. et post abortum. Ref. Zentralbl. f. Gynäkol. Nr. 6, S. 198. 1907. — MUELLER, A.: Zur Kasuistik der Uterusperforation mit Darmverletzung. Zentralbl. f. Gynäkol. Nr. 13, S. 311. 1917. — MÜLLER, K.: Demonstration von Uterusperforationen. Geburtshilfl. gynäkol. Gesellsch. in Wien v. 13. Jan. 1925. Ref. Zentralbl. f. Gynäkol. Nr. 17, S. 933. 1925. — NEBESKY: Zur Behandlung des Abortus. Beitr. z. Geburtsh. u. Gynäkol. Bd. VIII, S. 140. 1904. — NEUGEBAUER, F. v.: Tentamen abortus provocandi deficiente graviditate. Zentralbl. f. Gynäkol. Nr. 4, S. 100. 1912. — NIKOLAY: Über einen Fall instrumenteller Uterusperforation mit Verletzung des Mesenteriums und Kontinuitätstrennung des Darmes. Inauguraldiss. München. 1912. Ref. Zentralbl. f. Gynäkol. Nr. 47, S. 1735. 1913. — NÜRNBERGER: Die Stellung des Abortus in der Bevölkerungsfrage. Monatsschr. f. Geburtsh. u. Gynäkol. Bd. 45, S. 23. 1917. — DERSELBE: Geburtshilfl. Gesellsch. Hamburg v. 15. März 1921. Ref. Zentralbl. f. Gynäkol. Nr. 20, S. 724. 1921. — OFFERMANN: Beitrag zur Behandlung des fieberhaften Abortus und einiges über den kriminellen Abort überhaupt. Zeitschr. f. Geburtsh. u. Gynäkol. Bd. 84, S. 356. 1922. — OKINTSCHITZ: Einige Fälle von Uterusperforation bei kriminellem Abort. (Russisch.) Ref. Zentralbl. f. Gynäkol. Nr. 40, S. 1409, 1911. — OLSHAUSEN: Berliner Gynäkol. Gesellsch. v. 9. März 1894. Ref. Zentralbl. f. Gynäkol. Nr. 21. S. 508. 1894. — ORTHMANN: Berliner Gynäkol. Gesellsch. v. 9. März 1894. Ref. Zentralbl. f. Gynäkol. Nr. 21, S. 507. 1894. — DERSELBE: Zur instrumentellen Uterusperforation bei Abort. Berlin. klin. Wochenschr. Nr. 48, S. 1549. 1907. — DERSELBE: 12. Versammlung d. dtsch. Gesellsch. f. Gynäkol. Dresden. 1907. Verhandlungen d. dtsch. Gesellsch. f. Gynäkol. Bd. XII. S. 734. 1908. — OSTERLOH: Verletzungen der Gebärmutter. Münch. med. Wochenschr. Nr. 21. 1903. — OTTOW, B.: Die Ätiologie und Entstehung der zentralen Zervixrupturen und der Fistula cervicis laqueatica. Zentralbl. f. Gynäkol. Nr. 32, S. 1803. 1925. — OSWALD: Über Uterusruptur bei manueller Plazentalösung. Beiträge z. Geburtsh. u. Gynäkol. Bd. VIII, S. 72. 1904. — PALM: Berliner Gesellsch. f. Geburtsh. u. Gynäkol. v. 24. Okt. 1913. Ref. Zentralbl. f. Gynäkol. Nr. 21, S. 778. 1914. — PARSCH: Eigenartige Darmverletzung nach Uterusperforation. Med. Klinik, Nr. 21, S. 386. 1923. — PAWLOVSKY: Künstlicher Abort. Zwei Komplikationen. Arch. de la conferencia demed. del. hosp. Ramos Mejia. Bd. VI, H. 4, S. 27. 1922. (Spanisch.) Ref. Jahresber. üb. d. ges. Gynäkol. 37. Jg., S. 846. 1925. — PEHAM: Wiener Gesellsch. f. Geburtsh. u. Gynäkol. v. 8. Febr. 1916. Ref. Zentralbl. f. Gynäkol. Nr. 12, S. 229. 1916. — DERSELBE: Zur Bedeutung von Uterusnarben für Schwangerschaft und Geburt. Wien. klin. Wochenschr. Nr. 23, S. 637. 1925. — PFEIFFER: Ein Fall von Prolaps des Colon sigmoideum durch eine bei der

Kürettage entstandene Perforationsöffnung im Uterus. Ref. Zentralbl. f. Gynäkol. Nr. 9, S. 232. 1917. — PETZOLD: Artifiziell traumatische Uterusperforationen in frühen Monaten der Schwangerschaft. Arch. f. Gynäkol. Bd. 112, S. 291. 1920. — PEYSER: Ein Beitrag zur Statistik des fieberhaften Abortes. Zentralbl. f. Gynäkol. Nr. 17, S. 684. 1923. — PICK, I. (Berlin): Beitrag zum Kapitel der Perforationen des graviden Uterus nebst Folgerungen für die Therapie des Abortus. Gynakol. Rundschau, H. 21. 1909. Ref. Zentralbl. f. Gynäkol. Nr. 12, S. 499. 1911. — PIELSTRICKER: Ein Fall von Uterusabszeß mit Durchbruch in die Bauchhöhle. Inauguraldiss. Bonn. 1916. Ref. Zentralbl. f. Gynäkol. Nr. 34, S. 963. 1920. — PINKUS, A.: Berliner Gesellsch. f. Geburtsh. u. Gynäkol. v. 25. April 1902. Ref. Zentralbl. f. Gynäkol. Nr. 27, S. 733. 1902. — POCZOBUT (Luck): Über Mißbrauch von Excochleationen und intrauterinen Injektionen bei Gebärmuttererkrankungen, besonders im Wochenbettfieber. Medycyna H. 23/24, 1909. Ref. Zentralbl. f. Gynäkol. Nr. 28, S. 973. 1910. — POLLAK: Heterotopie im histologischen Aufbau eines fibrösen Uteruspolypen. Wien. klin. Wochenschr. Nr. 3. 1903. — PRINZING: Darf man den fieberhaften Abort ausräumen ? Zentralbl. f. Gynäkol. Nr. 11, S. 401. 1921. — PUPPE: Gerichtsärztliche Beurteilung instrumenteller durch Ärzte bewirkter Uterusperforationen. Monatsschr. f. Geburtsh. u. Gynäkol. Bd. 36, S. 291. 1912. — RAEMI-BOESCH: Ein Fall schwerster Verletzung bei manueller Ausräumung eines Abortes. Schweiz. med. Wochenschr. Jg. 53, Nr. 2, S. 41. 1923. — REIFFERSCHEID: Nordwestdeutsche Gesellsch. f. Gynäkol. v. 12. Nov. 1921. Ref. Zentralbl. f. Gynäkol. Nr. 5, S. 199. 1922. — REINSTALLER: Ein Beitrag zur Kenntnis der artifiziellen Uterusperforationen. Klin. Wochenschr. Jg. 2, Nr. 17, S. 792. 1923. — RÉVÉSZ: Fälle von Uterusperforation. (Ungarisch.) Ref. Zentralbl. f. Gynäkol. Nr. 45, S. 1304. 1920. — RICHÉ: Inauguraldiss. Paris. 1910. Contribution à l'étude des perforations uterines instrumentales. Ref. Zentralbl. f. Gynäkol. Nr. 25, S. 835. 1908. — RICHTER (Dresden): Gynäkol. Gesellsch. Dresden v. 19. März 1914. Ref. Zentralbl. f. Gynäkol. Nr. 32, S. 1135. 1914. — RICHTER, Fr.: Uterusperforationen bei instrumenteller und digitaler Abortausräumung. Diss. Rostock 1922. cit. nach Heyn (l. c.). — RICHTER, G.: Uterusgangrän. Inauguraldiss. Würzburg. 1921. Ref. Zentralbl. f. Gynäkol. Nr. 32, S. 1135. 1914. — RICHTER, J.: Zur Klinik der Uterusperforation. Zentralbl. f. Gynäkol. Nr. 2, S. 41. 1917. — RIEDINGER: Ein Fall von Perforatio uteri und Prolaps des Darmes. Zentralbl. f. Gynäkol. Nr. 52, S. 1481. 1920. — ROEMER: Ausreißung einer umgestülpten Gebärmutter in der Nachgeburtszeit. Arch. f. Gynäkol. Bd. 26, S. 137. 1885. — ROUVILLE, G. de (Montpelliere): Revue franc. de Gynaec. Jg. 18, H. 5. Ref. Zentralbl. f. Gynäkol. Nr. 24, S. 1333. 1924. — RÜHL: Über Uterusperforationen bei Ausräumung von Aborten und Vorschläge zu deren Verhütung. Monatsschr. f. Geburtsh. u. Gynäkol. Bd. 36, S. 637. 1912. — SACCHI: Perforation des Uterus bei einem absichtlichen kriminellen Abort. Gerichtl. geburtshilfl. Studie. Rassegna d'ost. e. Gin. 1902. Aug. Sept. Ref. Zentralbl. f. Gynäkol. Nr. 51, S. 1545. 1903. — SAENGER: Kurze Bemerkung zu dem Aufsatz von Boldt. Monatsschr. f. Geburtsh. u. Gynäkol. Bd. IX, S. 362. 1899. — SAENGER, H.: Zur Frage der aktiven Abortbehandlung. Münch. med. Wochenschr. Nr. 6. 1922. — SALOMON: Zahlreiche Blasen- und Mastdarmverletzungen durch Abtreibungsversuch einer Nichtgraviden. Med. Klinik Nr. 42, S. 1395. 1923. — SAMUEL: Über Behandlung des Abortes. Münch. med. Wochenschr. Nr. 9. 1922. — SAVULESCU-GEORGESCU-CAUFMANN: Beitrag zum Studium der Uterusperforationen bei Abortversuchen. (Rumänisch.) Rev. de obstetr. ginecol. puericult. Jg. 5, H. 1, S. 3.

Ref. Ber. über d. ges. Gynäkol. usw. Bd. VIII, S. 767. 1925. — Schauta: Therapie des Abortus. Allg. Wien. med. Ztg. XI. Jg. 1895. — Derselbe: Wiener Gesellsch. f. Geburtsh. u. Gynäkol. v. 29. Okt. 1907. Ref. Zentralbl. f. Gynäkol. Nr. 22, S. 747. 1908. — Derselbe: Wiener Gesellsch. f. Geburtsh. u. Gynäkol. v. 28. Nov. 1911. Ref. Zentralbl. f. Gynäkol. Nr. 19, S. 608. 1912. — Derselbe: Wiener Gesellsch. f. Geburtsh. u. Gynäkol. v. 12. Juli 1911. Ref. Zentralbl. f. Gynäkol. Nr. 20, S. 650. 1912. — Schäffer: Wechselnder Tonus der Gebärmutter auf intrauterine Reize hin. Zentralbl. f. Gynäkol. Nr. 40, S. 1209. 1905. — Schäfer: Abtreibungs- und Ausräumungsversuch bei fehlender Schwangerschaft, kompliziert mit schwerer Darmverletzung. Berliner Gesellsch. f. Geburtsh. u. Gynäkol. v. 10. März 1916, Zeitschr. f. Geburtsh. u. Gynäkol. Bd. 79, S. 356. 1917. — Scheffzek: Beiträge zur Extrauterin- und Nebenhorngravidität. Arch. f. Gynäkol. Bd. 83. S. 422. 1907. — Schenk: Zur instrumentellen Perforation des Uterus. Münch. med. Wochenschr. Nr. 22, S. 888. 1901. — Schiller: Gynäkol. Gesellsch. Breslau v. 21. Febr. 1905. Ref. Zentralbl. f. Gynäkol. Nr. 25, S. 795. 1905. — Schindler: Über instrumentelle Perforation bei Abortausräumung. Frauenarzt H. 9. 1910. Ref. Zentralbl. f. Gynäkol. Nr. 9, S. 381. 1911. — Schley: Über Durchbohrungen der Gebärmutter. Inauguraldiss. Berlin. 1919. Ref. Zentralbl. f. Gynäkol. Nr. 45, S. 1304. 1920. — Schlüter: Über einen Fall schwerer Verletzung des Colon sigmoideum bei Abortausräumung. Zentralbl. f. Gynäkol. Nr. 18, S. 464. 1920. — Schmid, H. H.: Tentamen abortus provocandi deficiente graviditate. Zentralbl. f. Gynäkol. Nr. 44, S. 1457. 1912. — Derselbe: Uterusperforation und Darmverletzung beim Fruchtabtreibungsversuch an der nichtschwangeren Gebärmutter. Münch. med. Wochenschr. Nr. 28, S. 883. 1921. — Schmitt, W.: Zur Frage der Abortbehandlung. Münch. med. Wochenschr. Nr. 34. 1922. — Schneider: Zur Behandlung des septischen Abort. Med. Klinik Nr. 39, S. 1254. 1922. — Schnitzler: Abortus febrilis. Inauguraldiss. Bonn. 1924. Ref. Zentralbl. f. Gynäkol. Nr. 25, S. 1377. 1924. — Schottmüller: Krimineller Abort. Ärztlicher Verein Hamburg. Ref. Jahresber. f. Geburtsh. u. Gynäkol. 1915. — Derselbe: Das Problem der Behandlung infizierter Aborte. Münch. med. Wochenschr. Nr. 22, 1921. — Derselbe: Nordwestdeutsche Gesellsch. f. Gynäkol. v. 12. Nov. 1921. Ref. Zentralbl. f. Gynäkol. Nr. 5, S. 201. 1922. — Schubert, F.: Zur Abortusfrage. Zeitschr. f. d. ges. Anatomie Abt. II. Zeitschr. f. Konstitutionslehre. Bd. 11, H. 2/5, S. 548. 1925. — Schugt: Ein Fall von Uterusperforation mit schwerer Verletzung und nachfolgender ausgedehnter Resektion des Dünndarms. Zentralbl. f. Gynäkol. Nr. 15, S. 814. 1925. — Schuliger: Inauguraldiss. Zürich. 1915. Über Abortbehandlung und die dabei vorkommenden Verletzungen. Ref. Zentralbl. f. Gynäkol. Nr. 9, S. 232. 1917. — Schulze-Vellinghausen: Beitrag zur instrumentellen Perforation des Uterus. Zentralbl. f. Gynäkol. Nr. 27. S. 723. 1902. — Schultze: Über violente Uterusperforationen in der Gravidität. Inauguraldiss. Greifswald. 1921. Ref. Zentralbl. f. Gynäkol. Nr. 43, S. 2428. 1925. — Schütze: Über Perforation des Uterus bei Kürettage. Zeitschr. f. Geburtsh. u. Gynäkol. Bd. 69, S. 470. 1912. — Schwab: Zur Frage der Behandlung der Uterusperforationen. Zentralbl. f. Gynäkol. Nr. 36, S. 1451. 1923. — Schweitzer: Gesellsch. f. Geburtsh. u. Gynäkol. Leipzig v. 16. Febr. 1914. Ref. Zentralbl. f. Gynäkol. Nr. 27, S. 967. 1914. — Derselbe: Entstehung, Verhütung und Behandlung der artifiziellen Uterusperforationen bei Abort. Monatsschr. f. Geburtsh. u. Gynäkol. Bd. 42, S. 148. 1915. — Seegert: Verlauf und Ausbreitung der Infektion beim septischen Abortus. Zeitschr. f. Geburtsh. u. Gynäkol. Bd. 57, S. 344. 1906. — Sellheim: Prinzipien und Gefahren der Abortbehandlung. Münch. med. Wochenschr. Nr. 10, S. 394. 1902. — DERSELBE: Grenzen der Gefühlskontrolle bei intrauteriner Anwendung von Instrumenten. Zentralbl. f. Gynäkol. Nr. 27, S. 1458. 1924. — DERSELBE: Unglücksfall, Fahrlässigkeit und Unfähigkeit in der Geburtshilfe. Zentralbl. f. Gynäkol. Nr. 1, S. 1. 1926. — SIEFART: Kritische Bemerkungen über Abortbehandlung. Berlin. klin. Wochenschr. Nr. 46. 1921 und Klin. Wochenschr. Nr. 5. 1922. — SIEGEL: (Zit. nach Kausch l. c.). — SIGWART: Tentamen abortus provocandi deficiente graviditate. Zentralbl. f. Gynäkol. Nr. 16, S. 503. 1912. — DERSELBE: Zur Therapie perforierender Uterusverletzungen. Berlin. klin. Wochenschr. Nr. 37. 1912. — DERSELBE: Die Ausschaltung der Peritonitisgefahr bei der operativen Behandlung der Uterusruptur und der perforierenden Uterusverletzungen. Arch. f. Gynäkol. Bd. 100, S. 196. 1913. — DERSELBE: Verhängnisvolle Folgen einer Fehldiagnose. Forensisches zur Abortausräumung. Zentralbl. f. Gynäkol. Nr. 45, S. 1008. 1922. — DERSELBE: Eine seltene Verletzung des Uterus. Zentralbl. f. Gynäkol. Nr. 12, S. 473. 1922. — DERSELBE: Die bakteriologische Indikationsstellung bei der Behandlung des fieberhaften Aborts. Zentralbl. f. Gynäkol. Nr. 38, S. 1506. 1922. — SIMON, W.: Zur Sammelstatistik des fieberhaften Abortes. Zentralbl. f. Gynäkol. Nr. 38, S. 1508. 1922. — DERSELBE: Chirurgische Behandlung der Abtreibungsperitonitis. Monatsschr. f. Geburtsh. u. Gynäkol. Bd. 58, H. 1/2, S. 40. 1922. — SIMONS: Über Nebenverletzungen bei Sondierung, Erweiterung und Ausschabung des Uterus. Inauguraldiss. Köln. 1922. Ref. Zentralbl. f. Gynäkol. Nr. 9, S. 556. 1924. — SMITT DE: Zur Kasuistik des Abortus provocatus. Arch. f. Gynäkol. Bd. 67, S. 743. 1902. — SPÄT: Instrumentelle Uterusperforation infolge Einwuchses von Chorionzotten in die Gebärmuttermuskulatur. Dtsch. med. Wochenschr. Nr. 47, S. 1479. 1917. — SPINNER: Abtreibungshandlungen bei nicht schwangerem Uterus. Vierteljahrsschr. f. gerichtl. Med. Bd. 58. 1919. — SSADOWSKI: Zur Kasuistik der Uterusperforationen mit Darmverletzung. Zentralbl. f. Gynäkol. Nr. 41, S. 1329. 1908. — STAUDE: Hamburger geburtshilfl. Gesellsch. v. 16. Febr. 1904. Ref. Zentralbl. f. Gynäkol. Nr. 22, S. 731. 1904. — STAVRIDES: Perforation de l'uterus à la suite de manœvres abortives, hæmatocèle du ligament large infectée. Pleurésie hémorragique. Bull. de la soc. obstétr. et de gynecol. Jg. 12, H. 4, S. 270. 1923. Ref. Ber. über d. ges. Gynäkol. II. Bd., S. 240. 1924. — STEFFEN: Die an der Kieler Universitäts-Frauenklinik v. 1. Jan. 1914 bis 31. Dez. 1919 beobachteten Fälle von fieberhaftem Abort. Inauguraldiss. Kiel. 1920. Ref. Zentralbl. f. Gynäkol. Nr. 38, S. 1386. 1921. — STEIN: Die aktive Behandlung fieberhafter Aborte usw. Monatsschr. f. Geburtsh. u. Gynäkol. Bd. 64, H. 3/4, S. 155. 1923. — STEINBERG: Über Narbenruptur des graviden Uterus nach abdominaler Schnittentbindung. Zentralbl. f. Gynäkol. Nr. 7, S. 396. 1926. — STEPHAN: Nordwestdeutsche Gesellsch. f. Gynäkol. Hamburg v. 2. Okt. 1920. Ref. Zentralbl. f. Gynäkol. Nr. 1, S. 42. 1921. — DERSELBE: Über die Folgen der scharfen Abrasio bei Abortausräumung. Nordwestdeutsche Gesellsch. f. Gynäkol. v. 24. V. 1924. Ref. Zentralbl. f. Gynäkol. Nr. 35, S. 1929. 1924. — STIX: Aktive und konservative Behandlung des febrilen Abortus. Monatsschr. f. Geburtsh. u. Gynäkol. Bd. 52, S. 394. 1920. — STOECKEL: Medizinische Gesellsch. Kiel. 25. Juli 1912. Ref. Münch. med. Wochenschr. Nr. 46, 1912. — DERSELBE: Schwalbes Handbuch der therapeutischen Technik. Leipzig: G. Thieme. 1921. 5. Aufl. S. 973 ff. — DERSELBE: Uterusperforation mit schwerer Verletzung der Adnexe. Zentralbl. f. Gynäkol. Nr. 35, S. 1410. 1922. — DERSELBE: Lehrbuch der Geburtshilfe. II. Aufl. Jena: G. Fischer. 1923. — STOLZ: Noch einmal zur Technik der Laminariadilatation. — STRAKOSCH: Zur Abortbehandlung. Zentralbl. f. Gynäkol. Nr. 41, S. 1155. 1920. — STRASSMANN, P.: Paralyse des Uterus. Zentralbl. f. Gynäkol. Nr. 3, S. 65. 1905. — DERSELBE: Gesellsch. f. Geburtsh. u. Gynäkol. v. 14. Jan. 1921. Ref. Zentralbl. f. Gynäkol. Nr. 28, S. 1011. 1921. — STREIBEL: Zur Behandlung der frischen subperitonealen parametranen Abortverletzung. Zentralbl. f. Gynäkol. Nr. 41, S. 1229. 1924. — STROHBACH: Gynäkol. Gesellsch. Dresden v. 17. März 1910. Zentralbl. f. Gynäkol. Nr. 24, S. 817. 1910. — DERSELBE: Gynäkol. Gesellsch. Dresden v. 19. März 1914. Ref. Zentralbl. f. Gynäkol. Nr. 32, S. 1135. 1914. — STUMPF: Winkels Handbuch der Geburtshilfe. III. Bd. 3. T. Wiesbaden: J. F. Bergmann. 1907. — SÜSSMANN: Uterusperforation bei künstlichem Abort mit Herausreißen des Rectum u. Sigmoideum. Vorläufige Heilung durch Bildung eines Anus praeternaturalis, endgültige durch Implantation eines Dünndarmstückes. Zentralbl. f. Gynäkol. Nr. 10, S. 606. 1926. — SZEKETY: Ein Fall von Uterusperforation bei der Kürettage. Ref. Zentralbl. f. Gynäkol. Nr. 50, S. 1728. 1909. — TASCHEK: Zwei Fälle schwerer Uterusverletzung bei kriminellem Abort. Ref. Zentralbl. f. Gynäkol. Nr. 24, S. 1333. 1924. — THALER: Wiener Gesellsch. f. Geburtsh. u. Gynäkol. v. 28. Nov. 1911. Ref. Zentralbl. f. Gynäkol. Nr. 19, S. 608. 1912. — DERSELBE: Wiener Gesellsch. f. Geburtsh. u. Gynäkol. v. 8. Febr. 1916. Ref. Zentralbl. f. Gynäkol. Nr. 12, S. 228. 1916. — DERSELBE: Wiener Gesellsch. f. Geburtsh. u. Gynäkol. v. 9. Nov. 1920. Ref. Zentralbl. f. Gynäkol. Nr. 12, S. 446. 1921. — TISSIER und VEZARD: Perforation eines graviden Uterus mit lokalisierter Gangrän. Société d'obstétr. de Paris v. 19. Dez. 1906. Ref. Zentralbl. f. Gynäkol. Nr. 45, S. 1422. 1907. — TÖPFER: Geburtshilfl. Gesellsch. Hamburg v. 11. April 1905. Ref. Zentralbl. f. Gynäkol. Nr. 29, S. 927. 1905. — TREUB: Ref. Zentralbl. f. Gynäkol. Nr. 28, S. 802. 1906. — VAN TUSSENBROEK: Über wechselnden Tonus des Gebärmuttermuskels mit Bezug auf die Gefahr einer Perforation bei der Kürettage. Zentralbl. f. Gynäkol. Nr. 34, S. 1054. 1905. — DIESELBE: Zentralbl. f. Gynäkol. Nr. 42, S. 1305. 1905. — DIESELBE: Zentralbl. f. Gynäkol. Nr. 50, S. 1544. 1905. — DIESELBE: Zentralbl. f. Gynäkol. Nr. 2, S. 57. 1906. — UMFRAGE über die Behandlung des septischen Abortes. Med. Klinik Nr. 48 bis 51. 1921 und Nr. 5. 1922. — UTHMÖLLER: Abortbehandlung und Uterusperforation. Zentralbl. f. Gynäkol. Nr. 32, S. 1150. 1921. — v. VALENTA: Uterusperforation mit Metallkatheter bei kriminellem Abort. Gynäkol. Rundschau H. 14, 1919. — VANVERTS: Abwarten oder Eingreifen bei komplizierten Aborten. Ref. Zentralbl. f. Gynäkol. Nr. 38, S. 1388. 1921. — VEIT: Gesellsch. f. Geburtsh. u. Gynäkol. Berlin v. 9. März 1894. Ref. Zentralbl. f. Gynäkol. Nr. 21, S. 506. 1894. — DERSELBE: Gesellsch. f. Geburtsh. u. Gynäkol. Berlin v. 22. Nov. 1912. Ref. Zentralbl. f. Gynäkol. Nr. 25, S. 940. 1913. — VOGT: Über die Behandlung der Fehlgeburt. Med. Klinik Nr. 9, S. 307. 1925. — VOLLMANN: Die Fruchtabtreibung als Volkskrankheit. Im Auftrage des Geschäftsausschusses des deutschen Ärztevereinsbundes. Leipzig: G. Thieme. 1925. — WAGNER, G. A.: Wiener Gesellsch. f. Geburtsh. u. Gynäkol. v. 11. Jan. 1916. Ref. Zentralbl. f. Gynäkol. Nr. 8, S. 154. 1916. — WALLACE: Gesellsch. f. Geburtsh. u. Gynäkol. in Nordengland. Ref. Zentralbl. f. Gynäkol. Nr. 22, S. 626. 1901. — WARNEKROS: 18. Versammlung der deutschen Gesellsch. f. Gynäkol. Heidelberg. Arch. f. Gynäkol. Bd. 120, S. 2 bis 5 und 24 bis 31. 1923. — WEBER: Über den diagnostischen und therapeutischen Wert der Kolpotomia posterior. Arch. f. Gynäkol. Bd. 109, S. 715. 1918. — WEIBEL: Zur Frage der Uterusperforation. Zentralbl. f. Gynäkol. Nr. 52, S. 1649. 1908. — DERSELBE: Wiener Gesellsch. f. Geburtsh. u. Gynäkol. v. 28. Nov. 1911. Ref.

Zentralbl. f. Gynäkol. Nr. 19, S. 610. 1912. — DERSELBE: Wiener Gesellsch. f.
Geburtsh. u. Gynäkol. v. 11. Jan. 1916. Ref. Zentralbl. f. Gynäkol. Nr. 8,
S. 154. 1916. — DERSELBE: Wiener Gesellsch. f. Geburtsh. u. Gynäkol. v.
28. Jan. 1919. Ref. Zentralbl. f. Gynäkol. Nr. 26, S. 531. 1919. — WEIL: Zur
Frage der instrumentellen Uterusperforation. Arch. f. Gynäkol. 83. Bd.,
S. 733. 1907. — v. WEINZIERL: Die uneheliche Mutterschaft. Eine sozial-
gynäkologische Studie usw. Berlin-Wien: Urban & Schwarzenberg. 1925. —
WEISSENBERG: Der künstliche Abortus und die dabei zu beobachtenden
Erscheinungen. Zentralbl. f. Gynäkol. Nr. 33, S. 1817. 1924. — WEMMER:
Kurzer Beitrag zur Frage des kriminellen Abortus. Zentralbl. f. Gynäkol.
Nr. 17, S. 615. 1921. — WERTHEIM: Wiener Gesellsch. f. Geburtsh. u. Gynäkol.
v. 11. Jan. 1916. Ref. Zentralbl. f. Gynäkol. Nr. 8, S. 154. 1916. — WILDE-
GANS: Artifizielle Uterusperforationen. Dtsch. med. Wochenschr. Nr. 42,
S. 1338. 1923. — WILLE: Nordwestdeutsche Gesellsch. f. Gynäkol. Ref.
Zentralbl. f. Gynäkol. Nr. 5, S. 198. 1922. — WINTER: Gynäkol. Gesellsch.
Berlin v. 12. Nov. 1886. Ref. Zentralbl. f. Gynäkol. Nr. 50, S. 818. 1886. —
DERSELBE: Schlußwort zur Behandlung des fieberhaften Abortes. 18. Tagung
der dtsch. Gesellsch. f. Gynäkol. Heidelberg 1923. Verhandlungen d. dtsch.
Gesellsch. f. Gynäkol. Arch. f. Gynäkol. Bd. 120, S. 17. 1923. — DERSELBE:
Die zwölfjährige Diskussion über den fieberhaften Abort. Zentralbl. f. Gynäkol.
Nr. 38, S. 1489. 1923. — WULFF: Perforatio uteri spusia, relaxatio uteri.
Ref. Ber. über d. ges. Geburtsh. u. Gynäkol. V. Bd., S. 87. 1924. — WUR-
ZINGER: Inauguraldiss. München. Die Abortbehandlung an der II. Gynäkol.
Klinik v. 1. Okt. 1920 bis 30. Sept. 1921. Ref. Zentralbl. f. Gynäkol. Nr. 25,
S. 1376. 1924. — ZACHARIAS: Fränkische Gesellsch. f. Geburtsh. u. Gynäkol.
v. 11. Nov. 1911. Ref. Münch. med. Wochenschr. Nr. 1. 1912. — ZELNIK: Über
die Behandlung des fieberhaften Abortus. Wien. klin. Wochenschr. Nr. 27.
1920. — DERSELBE: Ein Beitrag zur Diagnostik und Therapie der Uterus-
perforation. Wien. med. Wochenschr. Nr. 9. 1921. — DERSELBE: Wiener
Gesellsch. f. Geburtsh. u. Gynäkol. v. 8. Nov. 1921. Ref. Zentralbl. f. Gynäkol.
Nr. 9, S. 358. 1922. — ZIMBLER: Ein Fall von Uterusperforation durch einen
Fremdkörper. Münch. med. Wochenschr. Nr. 32. 1913.

Manzsche Buchdruckerei. Wien